“护理技能提高”丛书

肿瘤肠造口
实用技术

杨文琴 / 著

/ 山西出版传媒集团　山西科学技术出版社 /

图书在版编目（CIP）数据

肿瘤肠造口实用技术 / 杨文琴著 . — 太原 : 山西科学技术出版社 , 2022.4

ISBN 978-7-5377-6164-2

Ⅰ . ①肿… Ⅱ . ①杨… Ⅲ . ①肠肿瘤 — 造口术 Ⅳ . ① R735.3

中国版本图书馆 CIP 数据核字（2022）第 016680 号

肿瘤肠造口实用技术

ZHONGLIUCHANGZAOKOU SHIYONGJISHU

出 版 人 阎文凯

著 者 杨文琴

策划编辑 翟 昕

责任编辑 杨兴华

助理编辑 文世虹

封面设计 吕雁军

出版发行 山西出版传媒集团 · 山西科学技术出版社

地址：太原市建设南路 21 号 邮编 030012

编辑部电话 0351-4922078

发行部电话 0351-4922121

经 销 各地新华书店

印 刷 山西基因包装印刷科技股份有限公司

开 本 880mm × 1230mm 1/16

印 张 16.25

字 数 246 千字

版 次 2022 年 4 月第 1 版

印 次 2022 年 4 月山西第 1 次印刷

书 号 ISBN 978-7-5377-6164-2

定 价 98.00 元

前　言

恶性肿瘤是当今危害人类健康的严重疾病之一，它与心脑血管疾病共同构成对人类健康的最大威胁。据报道，全世界每年新发生癌症病例约 1000 万，死于癌症的病例为 600 万 ~700 万。在我国，每年新发生癌症病例约 160 万，死于癌症的病例约 130 万。近年来随着人们生活水平的提高，我国大肠癌的发病率在逐年升高，而且呈现三低状态：低年龄化，发病年龄降低；低位化，难以保肛；低分化，恶性程度增高。越来越多的结直肠癌患者中有不少年轻人被迫接受造口手术，这些患者迫切需要得到规范化的造口护理知识和技能。为此，本书的出版希望能为造口术后相关护理人员提供帮助。

造口术作为一种挽救患者生命的重要治疗措施被广泛地应用于临床。目前，中国已有造口患者 100 多万人，据统计，每年至少新增 10 万人。在发达国家，造口患者人口占比达到 1‰。这样的数据不能不引起广大医务人员的关注。

由于造口术改变了正常人的生理功能，且使得患者的腹部外形发生异常的变化，患者失去了肛门括约肌的控制功能，最隐秘的排便器官由腹壁造口代替。据大量的软科学研究表明，这类患者存在不同程度的羞耻、焦虑与抑郁感；另据相关研究表明，这类患者中，有 30%~40% 存在不同类型的造口并发症，给患者带来了巨大的躯体痛苦和心理阴影；造口的存在在很大程度上影响患者的社交，使患者产生孤立、自卑和无助感，尤其是在乡村，患者得不到及时有效的造口护理指导，以及相关的造口健康知识宣教，更是处于无所适从的状态。

2016年8月，习近平总书记在全国卫生与健康大会上强调：没有全民健康，就没有全面小康。造口患者是一类徘徊在痛苦边缘，饱经折磨的人群，需要每位相关护理人员用精湛的造口护理技术帮他们解决病痛；用阳光心态来感召他们拥有热爱生活的勇气；用爱心驱散他们心中的阴霾；用耐心鼓励他们树立勇于战胜疾病的斗志。近年来，我国护理人员对该研究领域更多集中在肠造口相关并发症、生活质量、健康教育等局部研究，缺乏更深层次的系统研究，且目前尚无一部完整的肿瘤造口护理全书。作为一名医务人员，我们有责任、有信心将我国的造口事业发展地更为规范，帮助更多的患者提高生活质量。这就是本书的撰写初衷。

本书在撰写过程中，得到中国医学科学院肿瘤医院山西医院（原名山西省肿瘤医院）院领导的大力支持，得到山西省抗癌协会、山西省老年学和老年健康学会、山西省医师协会胃肠外科医师分会领导的大力支持，并对第二军医大学附属长海医院徐洪莲老师提供的造口灌洗图片以及同行、患者朋友的配合，在此一并表示感谢！

本书作者作为山西省抗癌协会、山西省老年学和老年健康学会、山西省医师协会胃肠外科医师分会伤口、造口失禁专业委员会的主任委员，通过多年的兼职造口工作，在临床和门诊积累了一些病历资料，希望通过此书的出版，和大家一起分享造口方面的知识和经验。作者本人也希望在自己的有生之年能为山西、为中国的造口事业贡献自己的微薄之力，由于本人水平有限，再加上管理工作之余加班做此项工作，精力难免不足，不能完整、规范地收集图片，也未能及时整理病历且全程地跟踪患者，可能在书中会存在一些不足之处，还望各位老师批评指正，十分感谢大家，谢谢！

著者

2021.5.3

目 录

第四章　肿瘤常见造口并发症的症状及处理

第五章　造口产品的选择

第六章　造口患者的生活护理

扫码掌握肿瘤肠造口技术核心问题

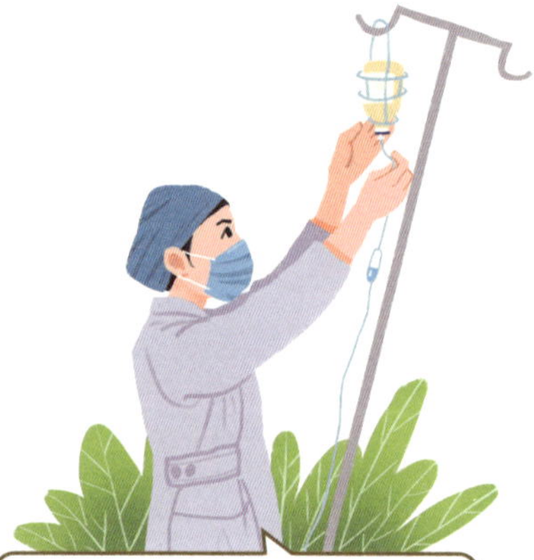

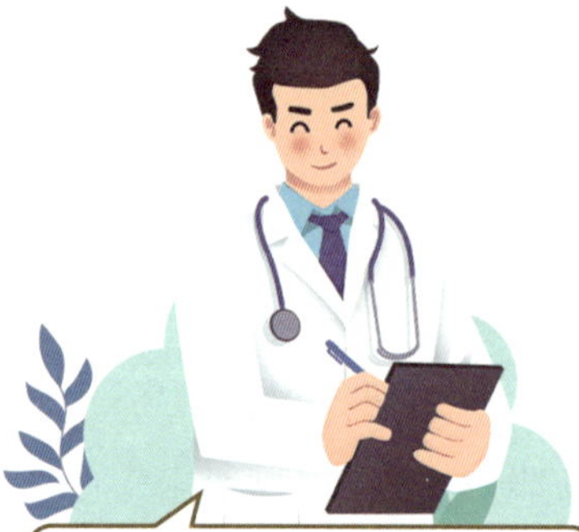

人文关怀课程

配套电子书

更有专家共识、医学学习工具待你探索

扫码解锁
本书配套资源

操作步骤指南

①微信扫描本书二维码。
②选取您需要的资源，点击获取。
③如需重复使用，可再次扫码，或将添加到微信“收藏”功能。

第一章

肿瘤肠造口发展史及护理展望

造口一词源于希腊文（stoma），意为“嘴”或“开口”。肠造口是外科最常见的手术方式之一，因治疗需要，将一段肠管从腹腔拉至腹壁，并将开口缝合于腹壁切口上以排泄粪便和尿液。本书提到的肠造口是指排泄粪便的造口，即人们通常所说的“人工肛门”。随着我国肠道肿瘤患者的不断增加，肠造口患者的数量也在呈增长趋势，每年新增的肠造口患者大约可达 10 万人，且患者越来越趋于年轻化。肠造口的存在严重影响了患者的生理、心理及社会功能，国内外研究者对此类人群的关注度也越来越高。

一、世界造口治疗的发展史

造口的最早记载始于 18 世纪，有一个叫 George Deppe 的患者，他于 1706 年在战争中腹部受伤，粪便从腹部开口中流出，非常幸运地保住了生命，并带着从伤口中脱垂的结肠生活了 14 年。

1710 年，Alexis Littre 医师（法国）设想在左髂窝行肠造口术治疗先天性肛门闭锁。后来，他在一具死于先天性肛门闭锁并发症的 6 天男婴尸体上试行了这一手术，但因未获取皇家科学基金支持，终未能完成试验。

1776 年法国 Pillore 医师为 1 例直肠癌所致的完全性肠梗阻患者施行选择性

盲肠造口术。术后因发生腹胀，该医师使用一套针为患者施行远端肠管减压，发生渗漏导致粪性腹膜炎，且插管之前，他让患者口服水银，导致患者术后 28 天死亡，直接死亡原因是水银重力挤压致坏疽。这是外科肠造口治疗的正式开始。

1793 年，一名在海军和陆军医院工作过的医师 Duret（法国），为一个出生仅 3 天的先天性肛门闭锁的婴儿成功地施行了选择性的腰部结肠造口术，术后患者带着人工肛门存活了 45 年。

1793 年，Faget 为 1 例直肠坐骨窝广泛化脓的患者施行了直肠切除术。这是世界上第 1 例直肠切除术。

1797 年，Finit 医师为 1 例乙状结肠癌伴完全性肠梗阻患者在脐上正中行横结肠造口术，术后肠梗阻缓解，但因患者已有肝转移，术后 28 天死于恶病质。

1839 年，Jean Zulenma Amussat（法国）报告结肠造口 29 例，其中 21 例为先天性肛门闭锁，8 例是成人恶性肿瘤。术后 4 例婴儿、5 例成人成活。Amussat 认为手术死亡主要原因是腹膜炎，因此他提出在左腰区腹膜外行降结肠造口术。因此，Amussat 被誉为“腰部结肠造口之父”。

1850 年，James Luke（英国）首次经左侧腹部切口行乙状结肠造口术。

1855 年，Karl Thiersch（德国）为了保护远端结肠吻合口，给患者做了预防性横结肠造口术，患者不幸死于腹膜炎。

1881 年，Schitsinger 和 Madelung 医师发明了单腔造口术，亦即将近端结肠做人工肛门，远端结肠封闭后送回腹腔。这是末端结肠造口术的开始。

1884 年，Moydi（英国）提出经腹袢式结肠造口术，并用鹅羽作为支撑棒支撑结肠造口。

1887 年，Allingham（英国）主张在肠腔切开前，先将结肠浆膜层与腹膜及皮肤缝合，可以预防造口回缩。

Mayor（1904 年）和 Miles（1908 年）分别介绍了他们腹会阴联合切除的直肠技术，早期围手术期死亡率非常高，但术后的远期生存率提高很多，所以其手术原则一直沿用至今。

1905 年，Patey（英国）主张结肠造口后立即打开肠壁，并将结肠黏膜与皮肤一期缝合，预防造口狭窄与回缩。

1908 年，William Ernest Miles（英国）改进了 Mayor 的腹会阴切口手术，将腹部及会阴两组独立的手术一起完成，是治疗直肠癌的一个里程碑。

1917 年，J.P.Lockhart Mummery（英国）总结了其做的 50 例结肠造口术，最早提出了“造口护理”的理念。1927 年，他又提出了结肠灌洗的原则。

1923 年，Hartmann（法国）报道治疗乙状结肠癌的 Hartmann 术，要点是乙状结肠及上端直肠切除、远端直肠残端封闭和降结肠造口。

1939 年，Dixon（美国）采用乙状结肠直肠低位前切除术治疗直肠癌，成为直肠癌手术治疗史上另一个里程碑。它使部分高位直肠癌患者摆脱了永久性结肠造口的痛苦，提高了患者的生活质量。

1952 年，B.Brooke（英国）首次将回肠外翻并立即行黏膜皮肤缝合，建立回肠单腔造口，解决了回肠造口的许多并发症，为回肠造口术开辟了新领域。

1958 年，P.Sames 及 C.Goligher（英国）同时报道了腹膜外结肠造口的手术方法，用于预防乙状结肠造口时的内疝并发症。

1969 年，N.G.Kock（英国）报道了回肠储袋术，用于替代回肠造口器材，尝试最终替代回肠造口术的途径。

造口术的改进，大大提高了患者的生活质量。随着吻合器的广泛使用，临时性回肠造口逐渐增多，结肠造口逐渐减少，回肠造口的比例已占 3/4。医师们还试图研究可控性结肠造口、造口栓和皮下装置，但这些方面的研究进展不大。肠造口治疗术的改进和产品的不断更新换代，使造口患者的生活质量不断提高，已越来越接近正常人的生活。

二、造口产品的演变史

伴随着造口这个“新器官”的产生，人们一直在探索造口袋质量的持续改进。刚开始患者使用的是呈“小皮囊”状的人工肛袋，材料为橡胶、塑料，有的用碗收集粪便，有的使用塑料环套塑料袋收集粪便，全是自行设计的。在 20 世纪早期，没有专门的厂家生产可供使用的造口产品。随着社会的进步，人们生活水平的提高，生产造口产品的厂家越来越多，质量也逐步改善，造口袋从一件式到两件式，从无粘性到有粘性，从无保护的粘贴胶到可保护皮肤的水果胶，从裁剪型到可塑型底盘，从没有任何功能发展到可防臭、防响声、防过敏等。随着最新一代的 MIO 产品上市，由于该产品底盘具有很好的延展性和可塑性，适合各种类型皮肤的粘贴，特别适合对凹陷皱褶处皮肤的粘贴，可以在很大程度上增加患者的舒适感觉，减少造口并发症的发生，且造口袋体现了人性化的设计，使造口产品贴近临床，不断满足患者的需要，质量在逐步提高。

三、肠造口治疗师的发展史——造口治疗师的产生

诺玛·基尔·汤普森（Norma Gill Thompson）是美国的一位家庭主妇，18 岁结婚，28 岁时不幸患溃疡性结肠炎，接诊的医师是美国克里夫兰（Cleveland）临床医学中心的肛肠科主任（Rupert B Turnbull Jr），为她做了全结肠切除及回肠造口术。从此她成为一名造口患者，亲身经历了造口给患者带来的痛苦和不便。她发誓要帮助后来的造口患者，她的真诚和热情引起了 Turnbull 医师的兴趣。1958 年 8 月她被邀请到美国克里夫兰基金会医院肛肠科帮助患者做康复工作，并接受 Turnbull 医师的培训。在他们的共同努力下，Norma Gill Thompson 在克里夫兰成了首位“造口治疗师”。她精心地护理造口患者，帮助他们康复。这就是现代造口治疗护理的起源。

四、造口人的活动史——造口人的纪念日

由于全世界的造口患者普遍存在着负性心理、生理变异等因素的困扰，所以不管他们生活在哪里，属于哪种肤色，他们都需要得到整个社会的关爱，需要人们对他们的理解和认可。为了引起全世界对造口患者的关注和支持，世界造口医师协会（WCET）把 1993 年 10 月 2 日定为第一个世界造口日（World Ostomy

Day，WOD），以后每 3 年举行一次活动，每次都在 10 月份第一个星期六。WOD 活动是对造口患者的共同关爱的社会性活动，各个国家或地区可以举办各种不同的有意义的活动，从而唤起全社会关心造口患者，给予他们最大的关怀和支持，鼓励他们更好地生活，使他们心理充满阳光，走出负性生活的阴影。通过 WOD 活动，使世界各地的造口患者认识到他们并不孤独，可以相互帮助、互相理解和支持，使他们自觉地组织起来，通过不同的训练方法进行自我锻炼，促使身体早日康复，从而提高生活质量。每次活动日都有不同有意义的主题，旨在鼓励他们珍爱生命，保护身体。

第二章

肠造口解剖生理对肿瘤患者肠道生理的影响

第一节　腹壁解剖、生理与造口的关系

肠造口主要涉及腹壁和肠管两个解剖结构。腹壁各层次的结构，主要是腹前外侧壁的各层组织，包括皮肤、浅筋膜、肌层、腹横筋膜、腹膜下筋膜、壁腹膜。腹壁具有保护脏器、运动躯干和产生腹压以协助呼吸、排便、分娩等功能。腹部的损伤和腹内器官的病变，必要时需行手术治疗。下面就皮肤的结构与造口的皮肤定位一一做说明。

一、皮肤解剖与造口的关系

皮肤覆盖整个身体的表面，为人体的最大器官，总面积成人为 1.5 ~ 2.0m^2，厚度为 0.5 ~ 4mm（不包括皮下组织），总重量约占个体体重的 16%。皮肤可分为表皮、真皮及皮下组织三层结构，存在于皮肤中的有毛囊、皮质腺、汗腺、神经和指（指甲等结构是由表皮细胞衍生而形成的），统称为皮肤的附属结构（如

图 2–1 所示）。造口周围皮肤的情况是临床护理工作关注的重点，造口周围皮肤并发症的产生将影响造口的健康、造口袋的粘贴和出口的弹性。

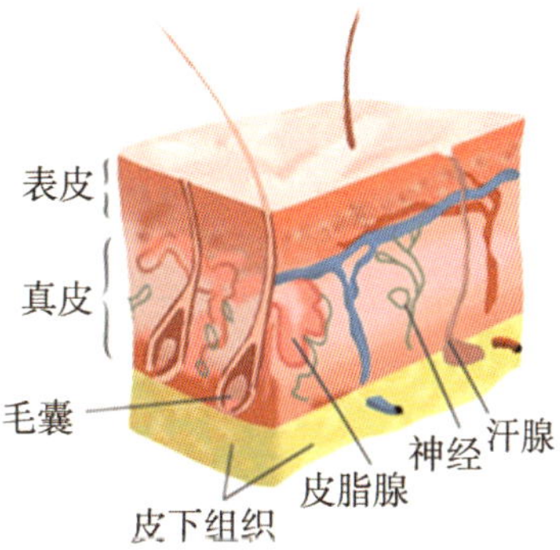

图 2-1　皮肤结构示意图

二、皮肤生理与造口的关系

表皮有四大功能：避免机体脱水、防止紫外线伤害、防止机械伤害、防止免疫攻击。这些功能的完成是角质细胞不断生长与分化的过程。正常的皮肤由 10 ~ 20 层角质细胞组成，根据它们在分化过程中的表型与生化特征被定义为基底层、基层、颗粒层和角化层。在某些因素的刺激下，基层的角质细胞向终末分化，脱离基底层膜而停止分裂，通过基底浅层进入迁徙和成熟的过程。通过基层的角质细胞离开基底层进入角化层约需 14 天，角化层的角质细胞脱落也需 14 天。皮肤角质细胞的生命周期约 28 天，这一过程伴随着细胞核与细胞器的溶解，并形成了多层的细胞角化层而终结。若造口底盘通过胶与皮肤长时间紧密粘贴，不加任何粘胶清除剂的干预，直接用力揭起，会影响角质细胞的生命周期，导致皮肤角化层细胞的非正常丢失，严重者会导致皮肤的机械性损伤，形成剥脱性皮炎。这也是造口底盘要求更换频率的理论基础。

三、腹壁皮肤与造口的关系

腹前外侧壁的皮肤薄而富有弹性，与皮下组织连接疏松，较易分离。皮肤移动性大，可适应腹内压增大时腹部的膨胀，也是在腹壁造口的基础。由于真皮内纤维的排列具有方向性，所以腹部皮肤皮纹也有一定的方向性。造口的切口要遵循皮肤皮纹的方向，可减少疤痕组织的形成。此外，造口处的皮肤要求正常、平坦、活动度大，具有一定的延展性，无凹陷、瘢痕、增生、脱屑、皱褶和骨性突起。局部皮肤平整，便于底盘粘贴，可防止缝隙渗漏，发生粪水性皮炎。

脐向左、右髂前上棘的连线，再由左、右髂前上棘向耻骨连线联合形成的菱形区域为腹部最佳造口位置区（腹壁肌层结构如图 2–2 所示）。

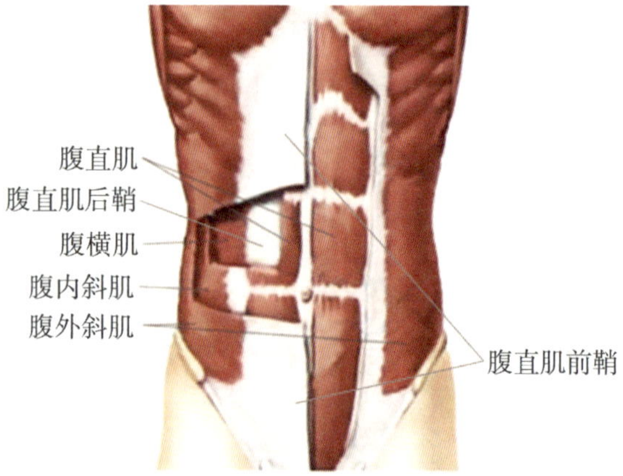

图 2–2　腹壁肌层结构示意图

浅筋膜由脂肪组织及疏松结缔组织构成。脐以上浅筋膜只有一层，主要含有脂肪组织。脐以下浅筋膜分为两层，浅层为脂肪层，富含脂肪，称 Camper 筋膜；深层为富含弹性纤维的膜样组织，称 Scarpa 筋膜。浅筋膜内有腹壁浅动脉、浅静脉、浅淋巴管和皮神经走行。浅筋膜内含有大量脂肪组织。对于肥胖的患者一定要将造口的位置选在视线可触及的范围，这样便于患者的自我造口护理。治疗师应将造口选在肚脐下方脂肪的最高处，可以有效地防止造口被腹部脂肪遮挡视线；且肥胖患者的脂肪容易沉积在此层，由于脂肪组织血运差，腹壁伤口容易脂肪液化，影响伤口的愈合，所以结直肠癌造口患者建议采取一定的措施控制体重，减少脂肪的沉积，有利于患者术后早日康复及便于造口护理。

肌层腹肌位于胸廓与骨盆之间，按其部位可分为前外侧群、后群两部分。与腹壁造口术有关的是前外侧肌群。前外侧肌群构成腹腔的前外侧壁，包括腹前正中线两侧带形的腹直肌和 3 块宽阔的扁肌：腹外斜肌、腹内斜肌和腹横肌。走行方向：腹外斜肌（从外上方走向内下方）、腹内斜肌（从外下方走向内上方）和腹横肌（从后向前横向走行）。

腹外斜肌位于胸下部和腹部的外侧皮下，为腹肌中最宽大的阔肌。通常以 8 个肌齿起自第 5 ~ 12 肋骨的外侧及下缘，肌束向内下方斜行，在髂前上棘与脐连线附近移行为腱膜，腱膜的纤维走行与腹外斜肌相似，从外下方斜向内下方。腱膜的下缘卷曲增厚，形成腹股沟韧带。该韧带附着于耻骨梳，形成腔隙韧带和耻骨梳韧带。腹外斜肌腱膜经过腹直肌前面，参与腹直肌鞘前层的构成，在腹正中线上与对侧腱膜会合，形成白线。

腹内斜肌在腹外斜肌深面，大部分肌束向前上方延伸为腱膜，在腹直肌外侧缘分为前、后两层包裹腹直肌，参与构成腹直肌鞘的前层及后层。腹内斜肌的肌纤维方向与腹外斜肌纤维方向交叉，结合紧密，起到强化的作用。腹内斜肌起自腹股沟韧带的外侧 1/3、髂嵴前 2/3 及胸腰筋膜。腹内斜肌后部肌纤维斜向前上方，止于第 10 ~ 12 肋软骨及肋骨的下缘，中部的肌纤维水平向内，这两部分肌纤维在半月线附近移行为腱膜。该腱膜分为前、后两层，参与腹直肌鞘前、后层的构成，再向内止于白线。下部肌纤维斜向内下方，经过精索（或子宫圆韧带）的前面移行于腱膜，下缘部的腱膜与腹横肌的腱膜形成联合腱（或称腹股沟镰）。联合腱向下止于耻骨梳的内侧端及耻骨结节附近。联合腱参与腹股沟管上壁和后壁的构成，向内侧也参与腹直肌鞘下部前壁的构成。

腹横肌位于腹内斜肌深面，起点较宽阔，自上而下起自第 7 ~ 12 肋软骨的内面、胸腰筋膜、髂嵴和腹股沟韧带外侧 1/3，肌束横向向前延伸为腱膜，腱膜越过腹直肌后面参与组成腹直肌鞘后层，并止于白线。

腹直肌位于腹前壁正中线的两旁，居腹直肌鞘中，为上宽下窄的带形腹肌，起自耻骨联合和耻骨嵴，肌束向上止于胸骨剑突和第 5 ~ 7 肋软骨的前面。肌纤维多被数个锯齿状的腱划所分割。腹直肌鞘由腹外斜肌、腹内斜肌以及腹横肌的腱膜构成，包绕腹直肌。腹直肌鞘分前、后两层，前层由腹外斜肌腱膜与腹内斜肌腱膜的前层愈合而成，前层与腹直肌的腱划融合紧密，若将腹直肌切断，因有腱划的存在，也不易回缩。后层由腹内斜肌腱膜的后层与腹横肌腱膜愈合而成。腹直肌鞘后层与腹直肌腱划愈合不紧密，并在脐下 4 ~ 5cm 处三角扁肌的腱膜全部转到腹直肌的前面构成腹直肌鞘的浅层，使后层缺如，此处是解剖结构的薄弱环节，腹壁造口时应尽量避开。腹直肌鞘的后层由于腱膜中断而形成一凸起向上方的弧形分界线，称弓状线，此线以下腹直肌与后方的腹横筋膜相贴。

在解剖学上，四大肌群的完美组合可构成完整连续的腹壁肌肉全层，是腹壁天然的保护屏障。那么为什么要将造口选在腹直肌内呢？首先，造口术可能直接破坏腹壁肌群的连续性，且会受到腹壁肌肉运动的影响，又都会向骨性结构的起止点收缩，这种张力的存在会影响腹壁与造口肠管的愈合，导致局部缺损越来越大，无可避免地形成造口旁疝，而将造口选在腹直肌处，是考虑到腹直肌较为肥厚，加上腱划的紧密愈合，可有效防止腹直肌收缩时造口较大幅度的移位。腹直肌移动度较小，造口继发的局部缺损也相对较小，造口旁疝的发生率也相应较小。其次，若造口选在腹直肌外，由于腹外斜肌、腹内斜肌、腹横肌是分层次的且移动性较大，发生造口旁疝的风险较高。最后，造口位于腹直肌可使造口平时处于微微关闭的状态，不仅可以预防造口脱垂，还可防止外界异物进入造口。因此临床上术前一般要求做造口定位，定位的选择在腹直肌处，可以再配合患者咳嗽、打喷嚏等增加腹部压力时手成空杯状地按压在造口部位，并建议患者早期佩戴造口腹带给造口周围增加一个垂直于腹壁的支持力或环周压力，相当于加固了一层弹力绷带，可有效地预防造口旁疝和脱垂。

腹横筋膜为衬于腹横肌深面的一层疏松结缔组织膜。腹横筋膜为深筋膜的最内层，腹内筋膜衬于腹横肌深面的部分，为腹内筋膜的一部分，也是围绕整个腹腔内面的结缔组织膜。向上与膈下筋膜相续，后方连于髂腰筋膜和盆筋膜，向下附着于髂嵴内缘及腹股沟韧带，并在腹股沟韧带中点上方一横指处（约 2cm）有一漏斗形裂空，即内环。临床上所使用的腹膜前间隙实际上是指在两层腹横筋膜之间的潜在间隙，里面含有脂肪和疏松结缔组织，腹壁下血管在此间隙内走行。腹横筋膜某一部位存在缺损或裂口是疝发生的重要原因之一，如常见的腹股沟斜疝、腹股沟直疝、股疝、切口疝和切口旁疝等均与之有关，因此临床应重视腹横筋膜的修复，可预防疝的发生，也可进行疝修补术。

腹膜下筋膜又称腹膜下间隙，位于腹横筋膜与腹膜壁层之间的脂肪组织，在上腹壁几乎没有，在下腹壁较厚，尤以腹股沟处为多。由于脂肪的存在，使腹膜与腹壁附着松弛，肥胖者此层的脂肪组织较多，临床上建议肥胖患者锻炼身体，减去腹部多余的脂肪。此外，患者上腹壁较薄弱，向下脂肪组织渐增多，虽然这有助于适应某些器官的扩张，但在炎症侵及此间隙时，往往也容易扩散，所以造口周围皮肤的炎症、皮肤黏膜分离、皮下感染等应给予足够的重视。

腹横筋膜与壁腹膜分割开，形成潜在的间隙，其向后方与腹膜后隙、向下与盆部的腹膜下间隙相延续，当炎症发生于此处时可互相蔓延，临床应予以重视。

壁腹膜即腹壁壁层，为腹前外侧壁的最内层，是一层薄而致密的结缔组织，向下移行于盆腹膜，向后与腹膜后间隙的疏松结缔组织相续，切开此层即为腹膜腔。由于壁腹膜移动性大，腹腔内脏器组织可经腹壁缺损或薄弱处突出时，壁腹膜可形成袋状结构，即为疝囊，造口旁疝的发生与此有关。壁腹膜有躯体神经分布，故反应敏锐，定位准确。壁腹膜对防止腹腔感染的意义重大。此外，还应注意的是，腹壁下动脉的体表投影为腹股沟韧带中、内 1/3 交界处与脐的连线。做造口时应避开此线，可避免损伤腹壁下动脉。

造口的并发症如皮炎、黏膜移位、造口皮肤黏膜分离、造口旁感染等，还有造口旁伤口等与腹壁的解剖及生理有一定的相关性，值得研究人员研究和探索。

第二节　小肠、结直肠解剖生理基础及造口护理关注点

一、小肠

（一）小肠的解剖及组织学特点

小肠是消化管中最长的一段，成人小肠的长度为 5 ~ 7m。上端起自幽门，下端连接盲肠，由十二指肠、空肠和回肠三部分组成。小肠的主要功能是消化、吸收，兼有部分内分泌功能。肠壁分为黏膜层、黏膜下层、肌层和浆膜层四层。

1. 黏膜层

（1）解剖小肠黏膜向肠腔内隆起形成多个环形皱襞，回肠环形皱襞相对于空肠低且较少，黏膜表面有大量小的突起，称小肠绒毛。绒毛表面覆有肠上皮，中间为黏膜固有层，内有中央乳糜管、毛细血管网、平滑肌束和神经纤维。

（2）组织：肠上皮由柱状细胞、杯状细胞和内分泌细胞构成。柱状细胞约占 90%，具有吸收功能，吸收细胞的游离面有大量的密集微绒毛，构成上皮细胞的纹状缘。

（3）意义：这些环形皱襞、绒毛和微绒毛使小肠的吸收面积扩大约 600 倍。杯状细胞可以分泌和合成黏蛋白。在固有层内有肠腺，其顶端开口于绒毛之间的黏膜表面，可分泌肠液。肠上皮除有柱状细胞和杯状细胞外，其底部还有 Paneth 细胞和未分化细胞。Paneth 细胞分泌溶菌酶，有助于控制肠道细菌。未分化细胞可以增殖分化、修复肠上皮，使肠上皮每分钟有几百万个细胞不断地更新，肠上皮细胞的更新周期为 3 ~ 7 天。在固有层的网状组织间隙中，有大量淋巴细胞，包括 T 淋巴细胞和 B 淋巴细胞，还有大量浆细胞、巨噬细胞等，因此小肠具有重要的免疫功能。黏膜底部为黏膜肌，是一层菲薄的环形肌，将黏膜与黏膜下层分割。小肠黏膜具有极强的修复能力，其上皮细胞平均寿命为 2 ~ 5 天，不断增殖的肠上皮细胞可迅速修复黏膜表面的损伤。

2. 黏膜下层

黏膜下层由疏松的结缔组织组成，含有血管、淋巴管和神经丛。

3. 肌层

小肠平滑肌由很厚的环形肌和相对薄弱的纵向肌组成，有肌间神经丛促进肌收缩。消化道平滑肌具有肌肉组织的共同特性，即兴奋性、传导性和收缩性，但有其自身的特点，消化道平滑肌的兴奋性较骨骼肌低，收缩的潜伏期、收缩期和舒张期所用的时间比骨骼肌长，而且变异较大；消化道平滑肌在体外适宜的环境内仍能进行节律性收缩，但收缩缓慢，节律性远不及心肌；消化道平滑肌经常处于微弱的持续收缩状态，即具有紧张性；消化道平滑肌具有很大的延展性；消化道平滑肌对电刺激不敏感，但对机械牵张、温度和化学刺激很敏感，包括内环肌层和外层纵肌两层，两层之间有肌肉神经丛。

4. 浆膜层

回肠的外膜，十二指肠一部分为纤维膜，其余小肠均为浆膜。

（二）小肠的生理功能

食物进入小肠后，便促进了小肠的运动，小肠的运动方式主要分三种：紧张性收缩、分节运动、蠕动。小肠的运动可以促进食糜在小肠内的化学性消化和吸收，另一方面不断将肠内容物推向大肠。

1. 紧张性收缩

小肠的紧张性收缩活动在空腹时即存在，在进餐后显著增强。紧张性收缩可使小肠平滑肌保持一定的紧张度，并可以维持小肠的一定的腔内压。当小肠平滑肌的紧张性降低时，肠管易于扩张，食物的混合与蠕动减慢，对于回肠造口患者来说，会出现腹胀；反之，紧张性增高时，小肠的转运作用加快，回肠造口患者会出现排便次数增多。

2. 分节运动

分节运动是一种以肠壁环形肌为主的节律性的收缩和舒张而产生的运动。在食糜所在的一段肠管上，环形肌在许多点同时收缩，把食糜分成许多节段，原来收缩的部位发生舒张，而原来舒张的部位发生收缩。使原来的食糜节段分为两段，而相邻的两段则合并为一个新的节段，如此反复进行。分节运动一般在进食后才出现可以使食糜在一段肠管内往返移动和搓揉，使其与消化液充分混合，并能增加与肠壁黏膜表面的接触，同时，可挤压肠壁，促进血液和淋巴液的回流。有利于食物乳糜在肠内的吸收。

3. 蠕动

蠕动是一种小肠环形肌与纵向肌相互协调的连续性收缩，可发生在小肠的任何部位，并向肠的远端传播。每一个蠕动波包括食团前方的环肌舒张与纵肌收缩和食团后环肌收缩、纵肌舒张。这种方式的运动有利于肠内容物的推进，但推进速度较慢，1 ~ 2cm/ 分钟，每次推进 4 ~ 5cm，小肠蠕动常伴有分节运动进行。有时小肠会发生逆蠕动。

小肠运动受自主神经及肠壁神经的支配，但肠道内部体液因素可直接作用于小肠平滑肌，或通过肠壁内神经丛对小肠的运动发生影响，多种体液因素可直接作用于平滑肌肌细胞上的相应受体或通过壁内神经丛介导，调节小肠平滑肌的运动。如促胃液素、缩胆囊素、5- 羟色胺可增强小肠蠕动，而促胰液素和胰高血糖素等可抑制小肠蠕动。

另外，肠道内局部因素也会影响小肠运动，包括肠壁的牵张、肠内容物的渗透压、酸碱度及消化产物等，这些因素可刺激肠壁内神经感受器，进而诱发肠壁运动。造口治疗师应了解这些基本知识，对造口患者给予正确的宣教。

（三）小肠造口护理关注点

1. 肠上皮由柱状细胞、杯状细胞和内分泌细胞构成，具有吸收和分泌功能，小肠造口患者的造口处常有少量淡黄色肠液间断或持续涌出，大肠造口会有无色黏稠的肠液分泌，当患者就该分泌物提出疑问时，造口治疗师应告知患者，这些是正常肠液，没必要惊慌。造口治疗师只需将造口及造口周围皮肤上的黏液轻轻地蘸干净，勿损伤肠黏膜。

2. 因小肠液内混有胰液、胆汁等碱性的消化液，对弱酸性的皮肤具有腐蚀性，所以在粘贴造口袋时应防止渗漏，以免造成刺激性皮炎。一旦发生刺激性皮炎，轻则表皮发红、疼痛、有烧灼感，重则表皮缺损，再加上有肠液的刺激，患者疼痛难忍，疼痛评分可达 8 分以上。

3. 小肠中的液体主要有小肠黏膜的肠腺分泌的碱性液体、胆汁、胰液、小肠液。小肠液分泌量很大，通常每天可分泌 1.8L。小肠液呈碱性，大量的小肠液可稀释消化产物，使其渗透压降低，有利于吸收食物。小肠液中除了含有黏蛋白可保护肠黏膜外，还含有多种消化酶（如肠激酶、肽酶、淀粉酶、脂肪酶、核酸酶和麦芽糖酶等）。小肠主要具有消化和吸收功能，小肠中的液体利于消化食物，食物乳糜混合有大量的肠液通过小肠的蠕动等方式被推向小肠的远端，因而排出物量大且稀薄，所以给造口袋的更换带来一定的难度，所以在选择造口产品的时候要特别注意。

4. 大量小肠造口排出物会导致体液丢失，体液失衡必须注意平衡液的补充，应每日不少于 2000ml。

5. 做好心理护理，护理上要做到三耐心：耐心宣教，耐心帮助患者更换造口袋，耐心倾听患者主诉。

二、大肠

（一）大肠的解剖及组织学特点

大肠是消化管的下端，全长 1.5m，可分为盲肠、阑尾、结肠、直肠和肛管五部分，除直肠、肛管和阑尾外，结肠和盲肠具有三种特征性结构，即结肠带、结肠袋和肠脂垂。结肠肠壁由内向外依次为黏膜层、黏膜下层、肌层和浆膜层。

1. 黏膜层：在肠壁内形成半环形皱襞，表面比较光滑。组织结构有上皮层和固有层。上皮为单层柱状上皮，内含有大量的柱状细胞和杯状细胞，固有层含多而长的肠腺和较多淋巴组织。肠腺开口在黏膜表面，大肠造口的黏液较多，属于正常生理情况，应向造口患者及患者家属说明。

2. 黏膜下层：为疏松结缔组织，内含有大量的血管、神经、淋巴管，以及聚集的脂肪细胞，无肠腺。

3. 肌层：分为内环、外纵两层平滑肌，内层肌较厚，外纵肌局部增厚集中形成三条结肠带，结肠之间的环形肌可独立收缩。纵向肌和结肠长度发育速度不一致和分布不均形成了结肠袋。

4. 浆膜层：由间皮覆盖，间皮下面含有大量脂肪细胞形成的肠脂垂。

（二）大肠的生理特点

1. 袋状往返运动：在空腹时，大肠常出现一种非推进性的袋状往返运动，这种运动形式是由环形肌的收缩引起的，它使结肠出现一串结肠袋，结肠内的压力升高，结肠袋中的内容物可向前、后两个方向做短距离移动，但不能向结肠远端移动。袋状运动的功能是碾磨结肠内容物，使其与肠黏膜充分接触，以促进水和电解质的吸收，使粪便变稠、变干、成形。

2. 分节推进运动：这种运动方式是一个或一段结肠袋收缩，使其内容物向前推进一段，收缩结束后，肠内容物不返回原来的位置。这种运动在搓揉和挤压粪便的同时，缓慢地向远端推移粪便。一般见于进食后或副交感神经兴奋时。

3. 蠕动：这种运动方式是结肠的蠕动，表现为一些稳定地向前推进的收缩波和舒张波。收缩波前端的肌肉舒张，常伴有气体，收缩波的后面则保持收缩状态，使该段肠管闭合并排空。蠕动常自结肠肝曲开始，1 ~ 2cm/ 分钟，将内容物推入左半结肠。

4. 集团蠕动：这种运动方式是一种行进很快、传播很远的蠕动，可使结肠内压明显升高。集团蠕动通常开始于横结肠，可将一部分结肠内容物推进至降结肠或乙状结肠。集团运动每日发生 2 ~ 4 次，多发生于饭后，最常发生在早饭后 60 分钟，可能是由于胃内容物进入十二指肠，引起十二指肠 – 结肠反射所致。

5. 排便：排便是个复杂的反射活动过程。当粪便被集团蠕动推进到直肠时，直肠内压升高，刺激直肠壁机械感受器发出冲动，冲动传导至中枢，引起便意和排便反射。如果条件许可排便，大脑皮层可发生兴奋性冲动，兴奋腰骶脊髓的初级排便中枢，初级中枢发出的冲动沿盆神经传出，引起降结肠、乙状结肠和直肠收缩，肛门内括约肌舒张；同时，阴部神经的传出冲动减少，肛门外括约肌舒张，使粪便被排出体外。

6. 抑制性便秘的形成与纤维素防治便秘的作用

如果条件不许可排便，大脑皮层可发生抑制性冲动，暂时终止排便反射的进行。若大脑皮层长时间地发出抑制性冲动，将会逐渐引起直肠对粪便刺激的敏感性降低，再加上粪便在直肠内停留过久，粪便中的水分被持续吸收，使粪块变得硬结、干燥，导致排便困难。含有毒素和废物的粪便反复刺激直肠黏膜也会引起直肠不适感及引发其他疾病。这些情况越来越多地发生在生活快节奏的今天。因此，养成定时排便、及时排便的习惯，对维护人们的健康显得尤为重要。

众所周知，高纤维素食物的摄入可以降低便秘及结直肠癌的发生风险。食物中的膳食纤维仅小部分在小肠中被吸收，约 95% 未被消化的纤维到达结肠，在防止便秘中发挥着重要的作用。食物中的纤维素对肠道功能的影响通过以下三方面起作用：①刺激肠运动，缩短粪便在肠道内的停留时间；②多糖纤维素可以与水结合，形成凝胶，从而限制水的吸收，增加粪便的湿润度及体积，可促进粪便排出；③降低热量的摄入，有利于减肥。

（三）大肠造口护理关注点

大肠液：大肠黏膜存在柱状上皮细胞和杯状细胞，可分泌少量碱性黏稠液体，大肠液的分泌主要由食物残渣对肠壁的机械性刺激引起。大肠液富含黏液和 HCO_3^-，pH 为 8.3 ~ 8.4。其中含有二肽酶和少量的淀粉酶，对物质的分解作用不大，主要是保护肠黏膜并润滑粪便等。故大肠液对皮肤的腐蚀性不太严重，护理上只要将周围皮肤清理干净即可。但由于大肠的特殊蠕动功能，造口发生回缩、旁疝及脱垂等并发症的概率会加大，护理方面应注意观察，采取必要的预防和保护措施。

第三节　消化道血供特点与临床护理的指导

进入消化系统的血液约占心排血量的 1/3，这不仅可以满足胃肠道复杂功能的血供需要，也可以起到贮血库的作用。胃肠道动脉分布的一个明显特点是各相邻动脉间彼此沟通，相互吻合形成动脉弓，由动脉弓发出的分支再相互吻合形成次级动脉弓，这种分布形成一个网络系统，各动脉的支配区域实际上没有明显的界线，任何一支动脉都可以为胃肠道的几个区域供血，胃肠道的任何一个区域都接受多支动脉供血。机体在大量吸收营养物质时，绒毛和黏膜下紧密连接处的血流是平时的 8 倍。

空回肠的血液供应来自肠系膜上动脉，该动脉来源于腹主动脉，约在腹腔干开口处下方 1cm 处分出，向下走行越过胰腺钩突及十二指肠横部前方进入小肠系膜，再向右斜行至右髂窝部，在该处与自身的分支结肠动脉相吻合。自肠系膜上动脉左侧发出 10 ~ 20 个小肠动脉支，这些动脉支在小肠系膜内再分支，彼此吻合形成动脉弓，自动脉弓再发出血管到达肠壁。由于肠系膜的血供垂直于肠管，在做造口手术时要防止系膜扭曲，以免造成肠管缺血、坏死。

结肠的动脉包括肠系膜上动脉的回结肠动脉、右结肠动脉、中结肠动脉及发自肠系膜下动脉的左结肠动脉和乙状结肠动脉。肠系膜上、下动脉各结肠支在结肠系膜内从内侧向肠管方向走行，动脉分支间依次吻合，从回盲部至乙状结肠与直肠移行处，形成一个连续的动脉弓，称为边缘动脉。边缘动脉发出终末支直动脉，直动脉分短支和长支，短支在系膜带处穿入肠壁，长支在浆膜下环绕肠管后穿入肠壁，长短支在穿入肠壁前很少吻合，因此结肠造口手术分离切除肠脂垂时，不可牵拉，以免误伤，影响肠壁血供；在将肠管通过隧道提出体外时，勿将肠管扭曲、过度牵拉，以免损伤动脉和静脉（因结肠的静脉基本与动脉伴行），造成造口缺血或水肿。

另外，吸收是肠管的主要功能之一，肠黏膜上分布的血管较多，造口黏膜出血是常见的造口黏膜并发症。所以临床上应做好对黏膜的保护工作，勿使黏膜受压，勿碰撞黏膜，黏膜一旦轻微出血，不必惊慌，及时喷撒造口粉，用纱布轻轻按压即可止血。

第四节　肿瘤肠造口对肠道生理的影响

一、回肠造口对小肠的生理影响

回肠造口术可使结肠得到充分休息，有利于该部位的吻合口生长，减少结肠瘘的发生。肠造口术不仅使患者心理变化较大，消化道功能也发生了相应的改变。了解这些基本变化，有助于在临床为患者做好宣教。及时有效地纠正造口对消化道生理的负面影响，避免或减少造口并发症的发生，有利于在临床更好地护理患者。

（一）排出物的情况

造口术后早期回肠造口排出液较少但含较多胆汁，胆汁里含有丰富的消化液，所以极易腐蚀皮肤，造成粪水性皮炎。这就是回肠造口难以护理的原因。术后饮食从半流质再到固体食物，排出液由稀变稠，每天排出量也逐渐增加，至 10 天左右趋于平稳。造口术后初期，小肠在逐渐适应之前，每天进入结肠的液体排泄量为 1500 ~ 2000ml，之后逐渐减少。排出液为粥样，若小肠已适应且功能良好时，每天排出量可维持在 200 ~ 700ml。术后 6 个月，回肠造口排出量逐渐减少，排出液似粥样黏稠，呈黄棕色，有食物颗粒。由于排出液中 90% 为水分，故很少见成形粪便。气体和粪便的排出是间歇性的，饮食的改变可导致每天排出量发生相应变化。餐后排出量较多、较快，状若喷泉，喷出的力量较大，给单人更换造口袋带来一定的困难，所以造口治疗师经常建议患者，在更换造口袋之前尽量保持空腹。感染、饮食不当及疾病复发（如克罗恩病）常致造口排出量增加。

（二）排出物的黏稠度

回肠排出量及黏稠度与进食和饮水有关。但饮水量增加并不一定导致回肠排出量大量增加。大部分的水分可经小肠吸收，经尿液排出。食物中的钠含量与肠道吸收水分有关，进而与造口排出量有一定的关系。要素饮食可使造口排出量减少。饥饿可明显降低排出量，有时少至 50 ~ 100ml。葡萄汁等食物会加重粪便湿重，卷心菜等食物纤维会加重粪便干重。若粪便排不出，并伴有造口水肿、腹痛，提示可能有肠梗阻发生。

（三）营养物质的丢失

回肠造口术后，患者的营养状况会受到影响。营养物质通常在小肠吸收。末端回肠是胆盐吸收的主要部位，回肠造口术后有时会发生腹泻或脂肪泻，这与胆盐的储存减少所引起的脂肪吸收不良有关，胆盐储存减少也会引起脂肪及蛋白的吸收不良。每天应适量增加水分、营养物质及矿物质的摄入，保持内环境的稳态。若大量切除末端回肠，必将会影响脂肪的摄入，造成脂肪缺乏。内因子主要在回肠末端吸收，要注意维生素 B_{12} 的吸收情况。

（四）钠钾代谢情况

肠内水分的吸收要靠肠液内溶质经上皮细胞的转运能力。钠的主动转运是决定小肠吸收水分多少的重要因素。回肠造口术后适应良好的患者不会出现体内物质丢失过多等不良临床后果。这类患者的排出液往往是低钠、高钾的，这是由于醛固酮水平增加，参与了回肠液组成的调节，是一种对慢性盐分丢失的适应。据统计，回肠造口患者每天经回肠造口丢失的钠约为 60mmol/d（正常人为 2 ~ 10mmol/d），经回肠造口排出的钾每天为 6 ~ 12mmol。临床上要注意电解质的补充，维持电解质的平衡。

（五）肠道的运动情况

肠道运动功能是指回肠造口患者的消化道运输时间，术后胃内容物的排空速度无明显变化，但胃肠运输时间较正常明显延长。全结肠切除，回肠造口后，小肠的运动速度减慢，目前尚无学者能解释清楚其中的原因，有研究人员推测，可能与结肠切除后，近端小肠肠管代偿性肥厚，加大小肠吸收的面积有关。

（六）造口对肠道细菌的影响

回肠造口后，回肠内菌群的组成与大肠相似。造口末端回肠细菌数量增加约

80 倍，大肠杆菌较正常回肠多见。回肠造口排出细菌数量较正常粪便少，但葡萄球菌、链球菌及真菌排出增加。

二、结肠造口对大肠生理的影响

结肠的功能，主要是储存粪便，吸收水分、无机盐（主要是钠和氯离子）、少量糖、胆盐和其他水溶性物质，但不能吸收蛋白质和脂肪，很少分泌液体，使粪便在逐渐从右半结肠到左半结肠的过程中由稀变稠。当粪便由回肠进入右半结肠时粪便呈液体状。在右半结肠内随着肠管蠕动，肠壁对粪便中的水分和电解质不断吸收，盲肠和升结肠通过一系列环状收缩使肠内容物在其腔内停留，并进行碾磨，而后通过较强的收缩将这些未完全成形的粪便推送至远端结肠。所以，升结肠或近横结肠造口将影响粪便的滞留时间及混合，进而影响结肠对水和电解质的吸收能力。此外，胆酸主要在结肠内吸收，回肠切除后进入结肠的胆酸增多，也可使结肠水和电解质的分泌量增加。因此，近端结肠造口的主要特点是粪便含水量较多，钠的含量也较高，排便无规律，难以控制。由于中段结肠具有环状收缩的运动特点，可使粪便做来回往复运动，所以与升结肠造口相比，横结肠造口或降结肠造口的吸收面积更大，粪便混合得更充分，也可有效地吸收钠，形成渗透梯度，利于水分的吸收，所以横结肠造口及降结肠造口排出的液体少，粪便多成形，容易控制，粪便排出量基本接近于正常。

结肠造口术后，初次排便时，排泄物多为黏液，此后粪便量逐渐增多，排出物不规则，至术后 10 ~ 14 天粪便逐渐变稠。远端结肠造口可储存粪便并能在适当的时间排出，此段肠管每天仅出现 1 ~ 2 次强烈收缩，从而引发 1 ~ 2 次排便。粪便呈固体或半固体状，常由食物残渣及细菌组成，值得注意的是，每次排便都会对周围腹壁形成压力，这样长时间的力学效应可能会成为造口旁疝发生的因素之一。结肠造口术后的饮食不必限制，营养应全面合理。

第五节　改道性结肠炎

改道性结肠炎（Diversion Colitis，DC）是指各种原因行结肠或回肠造口术使肠内容物流出转向后，发生于远端旷置结肠、直肠的非特异性炎症。尽管绝大多数肠道造口患者无明显症状，但几乎所有粪便改道患者均可出现 DC。DC 的临床症状主要有腹痛、里急后重、便血及排出黏液分泌物等，且随着肠管旷置时间延长而炎症日渐加重，进而不同程度影响这类患者的生活质量。

DC 最初由 Morson 和 Dawson 于 1972 年首次提出，当时被描述为一种局限于结肠功能失调时肠黏膜的非特异性炎性反应。结直肠根治术是结直肠癌常见的手术方法，但这种手术方式带来的吻合口瘘的风险较大。临床上为规避这种风险，常合并采用保护性回肠造口术。而造口术造成结肠内容物异常改道，是诱发 DC 的主要原因。有研究表明，在回肠造口术后 3 ~ 36 个月的患者中，DC 的发病率极高，接近 100%；另据一项研究，对 145 例患者的内镜检查数据分析总结，发现 DC 发生率超过 90%。这种情况较严重，临床应予以重视。

一、DC 发生机制

DC 的发生机制尚不十分清楚，目前认为可能与以下原因有关：

1. 肠道菌群失调，粪流改道后，肠道致病菌的局部过度增殖、营养改变、毒素的反复刺激或管腔菌与黏膜层共生关系紊乱等均可引发相应的结果。

2. 短链脂肪酸缺乏同样是 DC 的病因，研究表明，缺血是 DC 的发病原因，可能与粪流中断导致腔壁生理状态的改变有关。

3. 免疫因素研究表明，免疫因素在成人 DC 的发病机制中很可能具有重要作用。免疫系统功能的失衡，异常介质的释放可以破坏肠黏膜的屏障，也是DC发生的原因。

二、DC症状

大多数DC患者无特殊症状，其中最常见的症状是浆液性、血性或黏液性分泌物，也可见腹痛和里急后重等症状，还有报道便血、败血症及双侧输尿管阻塞等重度症状。以上症状可在术后3～36个月出现。

三、DC治疗方法

由于有DC症状的患者例数少且症状不明显，发病机制也尚未明确，治疗的目的在于减少或消除症状，目前尚无DC的标准治疗方法，公认的处理方法为还纳造瘘肠管，恢复肠道连续性，恢复旷置肠管的粪流，这是解决DC症状并帮助肠管恢复正常最可靠且最有效的治疗方法。应通过恢复结肠的连续性和管腔血流的通畅性治疗DC，以达到缓解症状、促使受影响的肠段恢复正常的治疗目的。治疗上可以尝试以下方法。

1. 手术：在众多研究中，再吻合术已被证明可有效缓解结肠炎的症状。一般DC的治疗不需要切除结肠，但当出现肛周脓毒症或肛周瘘管及肛门失禁等难治性症状时，可考虑行结肠切除术。

2. 药物治疗：据报道，DC的药物治疗方法包括短链脂肪酸（SCFA）、5-氨基水杨酸（5-aminosalicylic acid，5-ASA）灌肠、类固醇灌肠及纤维素溶液灌肠等方法，这些治疗方法的有效性有待进一步证实。SCFA（以丁酸为代表）治疗作用机理主要是：SCFA是细菌在结肠腔内糖代谢的副产物，也是结肠黏膜细胞的主要能量来源，改道过程中缺乏丁酸可能导致黏膜萎缩和炎性反应；因活性氧是中性粒细胞中氧化性组织损伤的媒介，SCFA可通过抑制活性氧的产生而减少组织损伤；5-ASA是轻－中度炎症性肠病（IBD）诱导缓解和维持缓解的一线药物，因良好的耐受性、不良反应小、抗炎作用肯定而广受医师和患者的认可。糖皮质激素（Glucocorticoid，GC）是由肾上腺皮质分泌的一类甾体类激素，因其强大的抗炎、抗过敏、抗休克及非特异性抑制免疫等多种作用，被临床上广泛用于抗炎和免疫抑制治疗。纤维素不能被人体消化酶消化降解，而是被结肠厌氧菌迅速代谢成 SCFA、甲烷、CO_2 和 H_2。粪便移植（Fecal Microbiota Transplantation，FMT）是将健康供体的粪便移植至患者的肠管中，是一种有效的治疗克罗恩病和复发性梭状芽孢杆菌感染等肠道疾病的方法。N- 乙酰半胱氨酸（N-Acety-L-cysteine，NAC）具有良好的抗氧化作用，而氧化应激与 DC 患者的结肠黏膜炎症有关，姜黄素具有较强的抗炎和抗氧化作用，已被用于治疗远端溃疡性结肠炎。此外可采取其他方法，如采取白细胞清除术等也可治疗 DC。

3. 饮食与生活方式的改善：结肠的营养失衡很可能是 DC 发病的诱因，但目前研究尚未证实其效果。短链脂肪酸主要指碳原子在6个以下的脂肪酸，包括乙酸、丙酸、丁酸等，建议患者多食用膳食纤维、抗性淀粉、低聚糖和糖醇等，可以直接为肠黏膜细胞提供能量，促进其肠炎愈合。若患者因严重并发症、括约肌功能差等原因无法耐受手术，可考虑采用改善营养均衡的方式适当地补充短链脂肪酸以临时控制症状。而且，改善营养均衡也是常规术前准备的必要步骤。

第三章

肿瘤肠造口的治疗

第一节　肿瘤肠造口的手术类型

肠造口是指在腹壁上做切口，并通过此处将一段肠管拉出体外，翻转缝合于腹壁切口上用以排泄粪便的一种手术方式。肠造口是肛门的改道，代替肛门行使排便的功能，是人造的粪便出口，又称“人工肛门”。

肿瘤肠造口的手术类型主要包括盲肠造口术、回肠袢式造口术、回肠单腔造口术、横结肠袢式造口术、乙状结肠袢式造口术、乙状结肠单腔造口术、隐形肠造口术、节制型肠造口术等。

一、盲肠造口术

（一）定义

盲肠造口术主要目的是在远端结肠梗阻或结肠吻合术中进行减压、顺行性结肠盥洗等（造口位置如图 3-1 所示）。

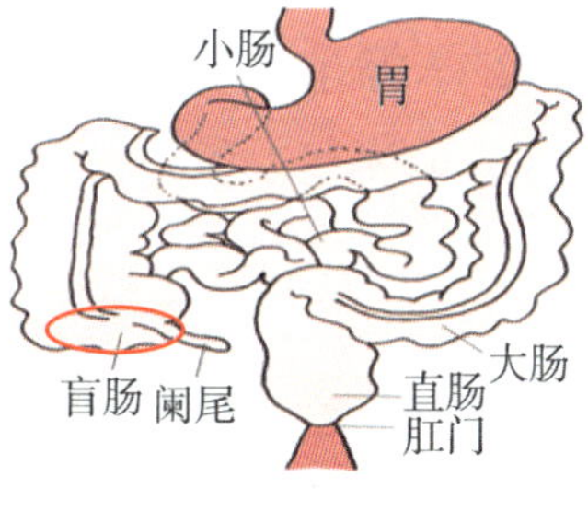

图 3-1　盲肠造口位置

（二）适应证

1. 急性结肠梗阻，患者全身状况差，不能一期切除，尤其是盲袢综合征，盲肠张力最大，术中容易出现缺血、坏死及穿孔的危险。

2. 结肠吻合术中，如吻合不满意，可以行盲肠造口术，以利于减压，防止吻合口瘘。

3. 溃疡性结肠炎患者如不能耐受或口服药物治疗无效，可行盲肠造口，经盲肠行药物灌肠。

4. 假性结肠梗阻保守治疗无效时。

5. 神经源性肠动力缺乏。

6. 先天性肛门闭锁或发育不全。

7. 盲肠扭转。

8. 顽固性便秘，可行经皮盲肠置管造口术，顺行节制性灌肠术。

（三）手术制作步骤

1. 在右下腹脐与髂前上棘连线内 1/3 处行经腹直肌切口。

2. 寻找回盲部，分离盲肠侧腹壁，游离回盲部。

3. 将回盲部肠壁浆肌层与腹膜缝合固定。

4. 将盲肠壁与腹外斜肌腱膜、皮肤真皮层缝合。

（四）护理注意事项

1. 观察造口黏膜及排出量情况（在后续章节再做介绍）。

2. 掌握排泄规律，选择排泄物较少的时间更换造口袋。一般以饭前或饭后 2～4 小时为宜。

3. 造口底盘的更换频率应根据患者的渗漏情况确定。

4. 术后 3 个月内更换造口袋建议合理使用造口附件产品，防止造口皮炎的发生。

5. 建议使用温开水清理皮肤，用反复清洗的经过暴晒的棉布清理造口。

6. 裁剪造口底盘应该使用造口测量尺，造口底盘比开口大 1 ~ 2mm 即可。

7. 注意将造口袋粘贴紧密，取卧位，同心圆多点按压，手呈空心杯状按压 3 ~ 5 分钟，局部保暖，使粘胶牢固地粘贴在造口周围皮肤上。

二、回肠袢式造口术

（一）定义

回肠袢式造口术是将回肠袢在不离断的情况下直接牵出体外进行造口的一种手术方式，多数为临时造口（如图 3–2 所示）。

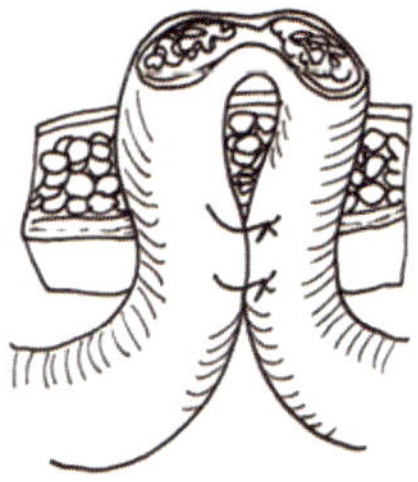

图 3–2　回肠袢式造口

（二）适应证

1. 肠坏死无法一期切除时可作为暂时性肠道转流。

2. 造口远端病灶无法切除，病情危重无法耐受手术切除者。

3. 由于术者或手术条件限制无法切除，病灶影响肠道通畅者。

4. 施行结肠 – 结肠吻合、结肠 – 直肠吻合或回肠 – 直肠吻合手术，已经或者可能发生吻合口瘘者。

5. 远处肠管病变，需要暂时旷置者。

6. 其他情况：复杂肛瘘手术后，肛门及会阴部严重感染者；部分麻痹性肠梗阻经其他肠减压方法效果不佳者，腹压增高已影响呼吸和循环者。

（三）优点

回肠袢式造口术与其他造口相比，具有制作和关闭造口手术简单、造口臭味不大等优点。

（四）缺点

消化液丢失过多，容易引起水电解质代谢紊乱和消化液渗漏，造成局部皮炎。

（五）手术制作步骤

1. 建立造口隧道：在腹部标志好的造口部位切直径 2cm 大小的纵向切口，垂直向下纵向进腹，十字切开腹直肌前鞘，纵向分开腹直肌，再十字切开腹直肌后鞘和腹膜。

2. 造口制作：分离开欲造口肠段并提出腹壁外，一般找到回盲部后，逆行寻找回肠造口部位（距离回盲部 30 ~ 40cm）；在靠近肠壁的肠系膜处选择无血管区域做一缝隙，用玻璃棒或硬橡胶管穿过裂隙，将肠袢搁置在腹壁上。肠壁的浆肌层和腹膜用丝线间断缝合；在肠系膜对侧横向切开肠腔 2/5 周，然后将肠壁全层与皮肤做间断缝合。

（六）护理注意事项

1. 术前需做造口体表定位。

2. 观察肠黏膜颜色

正常黏膜是红色或粉色，表面光滑湿润。如果出现黏膜苍白、发紫、暗黑，或者伴有臭味说明造口有缺血情况，严重者可有坏死情况发生，应立即通知医师，采取必要的处理方法，可以剪除部分缝线，情况严重者需重做造口。

3. 观察肠黏膜水肿情况

术后 7 ~ 10 天内造口肠管会出现水肿现象，属于肠管切断重建造口的应急反应，无需处理，一般会自行缓解。如果水肿持续存在，应寻找原因，观察是否伴有低蛋白血症，是否伴有缝线过紧影响血运，是否存在心肾问题等，若存在以上问题应积极纠正。

4. 水肿造口的护理

（1）应使用一件式造口袋，底盘柔软，剪孔大于实际造口 3 ~ 4mm，以免摩擦造口黏膜，加重水肿情况。

（2）采取局部高渗溶液湿敷（硫酸镁、高糖、高盐、蜂蜜等）。

（3）配合医师治疗心肾疾病等。

5. 观察排泄情况

回肠造口位于上位，故排气要早于结肠造口，排泄物较稀，为液体状。因此术后要正确裁剪底盘和更换造口袋，防止渗漏，造成粪水性皮炎。揭底盘时应该使用粘胶剥离剂，以防损伤皮肤角质层。

6. 进食

均衡饮食，不必忌口；保持干湿分开；注重心理护理。

7. 其他

玻璃棒不宜太早去除，防止肠管向下回缩，一般在术后 2 ~ 4 周去除。

三、回肠单腔造口术

（一）定义

包扎回肠近端，远端回肠封闭或切除（如图 3-3 所示）。

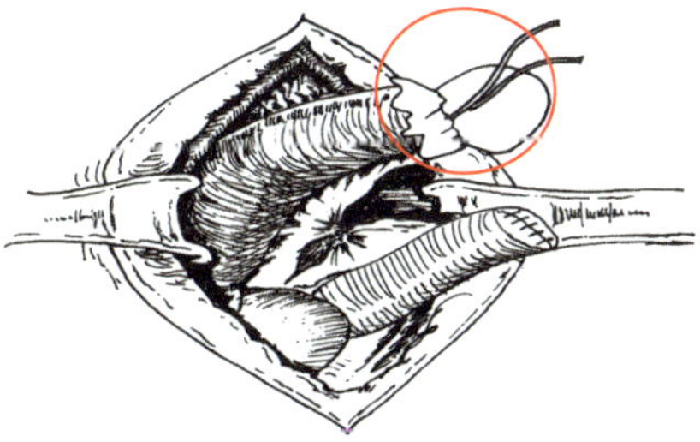

图 3-3 回肠单腔造口

（二）适应证

1. 家族性腺瘤性息肉病或多发性结肠癌和溃疡性结肠炎患者行全结肠直肠切除术做永久性肠道转流。

2. 溃疡性结肠炎患者暂时行肠道转流以利病变部位愈合等。

（三）禁忌证

因其并发症较多，除非有明确的适应证，否则一般不宜采用此术式，近端小肠有梗阻性病变者为绝对禁忌。

（四）手术制作步骤

1. 造口部位选择右下腹腹直肌处，或依据疾病情况而定。

2. 造口制作过程

（1）预造口肠管处理选取右下腹正中左侧绕脐切口，分离末端回肠系膜，切断、结扎系膜中的动脉弓，切断肠管，用橡胶手套包裹近端。

（2）制作隧道：在右下腹腹直肌预定造口处消毒后，用止血钳提起预定造口皮肤的中点，做一圆形可容 2 指的造口隧道。

（3）造口制作：用止血钳将腹直肌后鞘提起，将欲造口回肠拉出腹壁之外，拉出肠管断端约 6cm，注意牵拉时动作应轻柔，并避免肠管扭曲。先用丝线将回肠相应水平的浆肌层与腹直肌前鞘、皮下做一圈间断吻合固定，注意勿伤及回肠血管，以免影响造口血供。再将肠管断端的浆膜层外翻，使其反折成高度 3cm 的乳头。用细丝线将肠管断端的黏膜层、浆肌层与皮肤真皮层做一周环形间断外翻适距缝合。

（五）护理注意事项

1. 术后应重点观察造口的黏膜颜色、光泽、水肿及有无异味等情况。

2. 回肠单腔造口早期排出量大，富含消化酶，应防止造口周围皮肤发生粪水性皮炎；手术 2 周后每日或隔日用手指扩张造口 1 ~ 2 次，每次不少于 5 ~ 10 分钟。以防止造瘘口狭窄，注意补充水分和电解质。

3. 其他护理同回肠袢式造口术。

四、横结肠袢式造口术

（一）定义

横结肠袢式造口多用于临时性造口，它是针对横结肠脾区至远端的结直肠或者盆腔病变引起的梗阻或穿孔而进行的一种临时性粪便改道方式（如图 3-4 所示）。

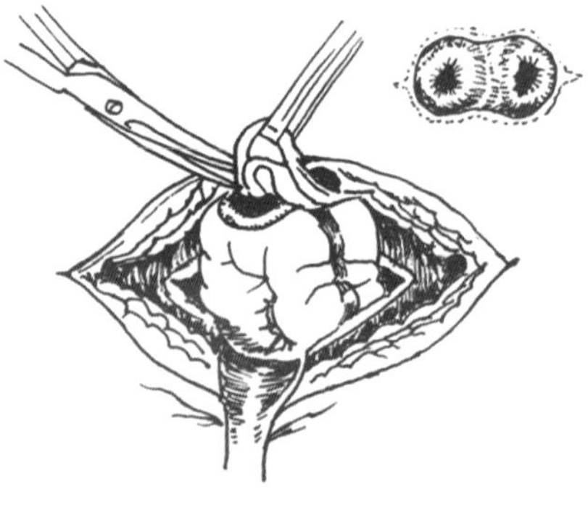

图 3-4　横结肠袢式造口

（二）优点

易于提出腹壁外，便于操作；相比于回肠造口，横结肠造口可以及时引流结肠、回肠腔内的潴留物。适用于：①急诊情况下，做造口的肠道准备不充分；②右下腹有手术史，因粘连导致末端回肠难以提出体外。

（三）缺点

位于肋弓下，会影响自身更换造口袋的视线（尤其是肥胖者、颈椎病患者）；位置特殊，正好位于肋弓与裤腰线之间，不易隐藏；气味较大，影响社交；有研究认为，与回肠造口相比，横结肠造口会增加脱垂和旁疝的风险；在二期还纳手术中吻合口瘘及腹腔感染的概率较高。

（四）适应证

1. 梗阻性疾病：先天性畸形，如先天性肛门闭锁、先天性巨结肠等；结直肠肿瘤；慢性缺血引起的肠动力障碍；直肠癌伴急性梗阻时需做先期减压手术等。

2. 炎症性疾病：直肠外伤、直肠周围或肛周疾病引起的严重感染，需做暂时性结肠造口，可以转流粪便，减轻污染。

3. 姑息性治疗：晚期直肠癌呈冰冻骨盆者、无法切除肿瘤者。

4. 损伤性原因：医源性损伤，如术中或内镜检查过程中造成左半结肠或直肠损伤并肠道准备不足，或创伤等外力导致左半结肠、直肠或肛周损伤。

5. 结肠性疾病：结肠穿孔、结肠瘘、结肠梗阻。

6. 其他：肠扭转、粪便失禁、肛周疾病、压力性溃疡、会阴部感染等。

（五）手术制作步骤

1. 由专业的造口治疗师进行造口定位。最好位于腹直肌上，距离肋弓突起、肚脐、腹壁瘢痕 5cm 以上，选择横结肠在体表投影第 10 肋水平，可选在腹直肌表面第 10 肋水平进行造口。

2. 目前比较常见切口的位置包括右上腹直肌、上腹中线、左上腹直肌位置；可选择横向或纵向切口；一般选择腹直肌第 10 肋水平外 1/3 的横向切口，长 5 ~ 6cm，这样做造口的优点在于：①容易提出体外；②术后粪便转流通畅。但缺点是可能损伤腹直肌，为了避免损伤腹直肌，也有学者提出经右上腹腹直肌纵向切口行横结肠袢式造口术。关于两种术式的优劣，还需要进一步的科研证实。

3. 造口的制作

（1）切开腹壁。腹壁切口尽量不损伤腹直肌纤维。用电刀切开皮肤及皮下组织，纵向切开腹直肌前鞘，沿腹直肌纤维方向分开腹直肌肌束，将腹直肌牵拉至两侧进而切开腹直肌后鞘，纵向切开腹直肌后鞘及腹膜后进腹。这样做的好处是可以防止造口旁疝及脱垂的发生。

（2）游离肠管。入腹后首先看到的是大网膜，大网膜下是横结肠，选择游离度较好的右半横结肠一段作为拟外置肠管，靠近拟外置横结肠壁，游离部分大网膜及胃结肠韧带长 6 ~ 7cm，再次观察结肠带明确辨认横结肠，分离附着于横结肠上的大网膜，将游离的横结肠及相关组织提出至腹壁外。切口大小的选择以确认横结肠能足够游离，且在提出腹壁外后无明显张力为原则，以避免术后造口因为张力牵拉而回缩。

（3）外置肠袢。在外置横结肠系膜中点靠近肠壁选择无血管区用血管钳戳一小孔，将医用乳胶引流管经刺孔穿入，提拉乳胶引流管，将拟外置横结肠提出腹壁外。注意：一定要保持肠袢方向与切口一致。外置肠袢应高于皮肤 3 ~ 4cm，才能方便以后的造口护理，固定外置肠袢。

（4）固定肠袢。固定外置肠袢需要考虑腹壁切口的大小，若切口过大，需要将两端切口间断缝合使其缩小，以防肠管回缩。适宜的切口长度为能够容纳外置肠袢以外还有一指宽度。

（5）置支架棒。为了预防造口回缩进入腹腔，常需要在外置肠袢下放置一根直径 3 ~ 5cm 的玻璃棒或硬塑料管作为支架，注意避开血管，小玻璃棒或塑料棒与乳胶管结合形成一个小小的闭环，起支撑肠袢的作用。

（6）开放造口。横结肠袢式造口做一期切开。造口的制作方式有两种：一种是横向切开横结肠前臂接近 1/3 周，使肠壁外翻；另一种是沿横结肠袋纵向切开 2 ~ 3cm。造口与皮肤一期缝合，用可吸收线行造口肠管全层与皮肤的一期缝合。

（六）护理注意事项

同单腔乙状结肠造口术，但应特别注意两点：

1. 注意支架棒不可过早拆除，防止造口回缩至腹腔：①因为术后 10 天左右外置肠管才能与周围组织粘连固定；②先行造口手术的吻合层次减少，视情况 2~4 周拆除。

2. 结肠造口尽可能一期开放，提倡早期进行造口护理。

五、乙状结肠单腔造口术

（一）定义

乙状结肠单腔造口术是指由于疾病原因（直肠或肛门发生恶性肿瘤、放射性肠炎、直肠瘘或直肠病变需行暂时性肠道转流），在乙状结肠制作的造口，用以排泄粪便，分为临时性和永久性两种，大部分属于永久性。（如图 3–5 所示）

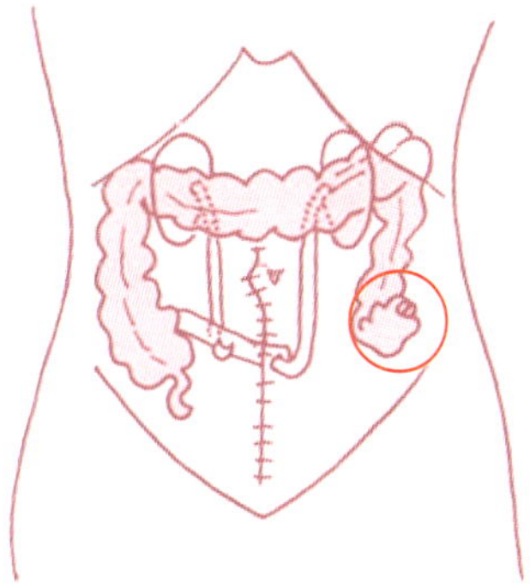

图 3–5　乙状结肠单腔造口

（二）适应证

1. 腹会阴联合直肠癌根治术后行永久性腹部人工肛门。

2. 直肠病变需暂时性的肠道转流。

3. Hartmann 术（指经腹直肠癌切除、近端造口、远端封闭手术）后近端肠管造口，可以是永久性的，也可以是临时性的。

4. 放射性肠炎或直肠瘘管需行永久性肠道转流。

5. 晚期直肠癌姑息切除的患者。

6. 患者一般情况较差，无法耐受长时间的麻醉、手术。

7. 合并肠梗阻，术前无法进行肠道准备的急诊手术患者。

（三）腹膜内造口手术制作步骤（一般在腹腔镜下制作）

1. 制作隧道在预定造口部位用鼠齿钳提起皮肤，用手术刀切除直径 2.0cm 皮肤，用电刀切除与皮肤直径一致的皮下组织，纵向十字切开腹直肌前鞘，钝性分离腹直肌纤维后纵向十字切开腹直肌后鞘及腹膜。

2. 游离肠袢、游离降结肠以保证在无张力条件下进行结肠造口，系膜裁剪时注意保护边缘动脉弓，通过隧道将乙状结肠提出腹壁造口。肠管末端应高出皮肤 3 ~ 4cm（因为在缝合皮肤与肠管黏膜前，多需要切除造口外肠管约 1cm）。这个过程应注意两点：① 提出造口外的肠管不宜过短，过短容易造成造口回缩、凹陷，为造口后期护理带来不便；② 腹腔内游离的乙状结肠不宜保留过长，否则易导致结肠迂曲，粪便通过不畅，影响排便。

3. 缝合一般将乙状结肠与腹壁至少缝合两层，防止造口脱垂及旁疝的形成。切开腹膜后将腹直肌前鞘与腹膜间断缝合 6 ~ 8 针，然后将乙状结肠提到腹壁外，将乙状结肠与腹直肌前鞘与腹膜缝合，开放展开后，将肠管与皮肤缝合。要间断缝合关闭乙状结肠系膜与侧腹壁的裂隙，避免形成内疝。

（四）腹膜外造口手术制作步骤

腹膜外造口在欲造口点做一直径约 2cm 的圆形切口，应在腹膜与腹直肌后鞘之间进行钝性分离，后壁的分离应在无血管平面的疏松间隙中进行，游离腹膜外隧道，扩大隧道至 2 ~ 3 指；将游离好的肠管循系膜面向内下方向在游离好的隧道中拖出腹壁外，自隧道拖出横断的近端乙状结肠约 4cm，将腹膜与肠壁系膜及浆肌层间断缝合、腹直肌前鞘与浆肌层间断缝合，最后采用肠壁全层、浆肌层和真皮层的三点式缝合法缝合造口。

（五）护理注意事项

1. 造口定位（前面已经叙述）。

2. 乙状结肠单腔造口基本属于永久性造口，与患者终身相伴，做好造口产品及附件产品的选择和使用，要做好皮肤护理，防止造口黏膜及造口周围皮肤并发症的产生。

3. 做好宣教　责任护士应做好宣教，告知患者及其家属如何规范更换造口装置，如何观察并发症，如何寻求专业帮助。

4. 做好考核　造口患者在离院之前，要做好考核，其掌握了基本的更换造口装置技术、了解了基本的知识方可离院。

5. 心理护理及家庭支持：鉴于乙状结肠单腔造口终身携带的特殊性，患者需要接受这个事实并能保持平稳的心态，同时需要得到家属的理解和支持，这需要造口治疗师、责任护师给予正确引导和个性化心理护理指导。

6. 预防造口并发症，一旦发生，及时处理。

六、乙状结肠袢式造口术

（一）定义

当直肠、肛门、会阴部位发生严重损伤或局部创面发生严重污染等情况时，直肠、肛门及会阴部可行缝合修补术，因乙状结肠具有系膜且活动性大，可行暂时性的乙状结肠袢式造口术，转流粪便，以预防伤口感染，利于创面愈合（如图 3-6 所示）。

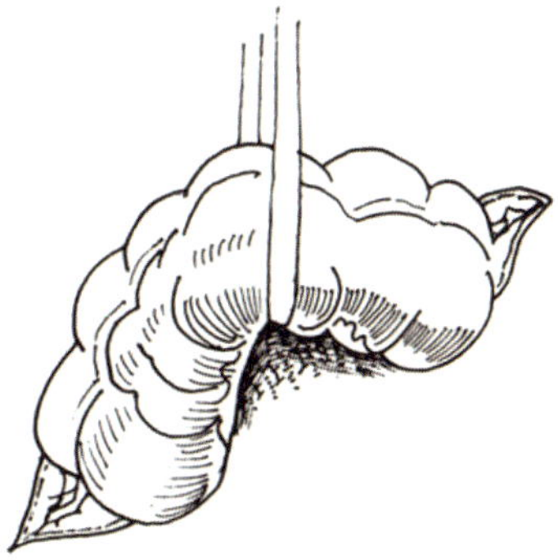

图 3-6　乙状结肠袢式造口

（二）适应证

1. 肠坏死无法一期切除作为暂时性肠道转流。

2. 各种原因导致直肠、肛门和会阴处的严重损伤，因局部创面损伤及污染严重，直肠、肛门及会阴部可行缝合修补术，行暂时的乙状结肠袢式造口术，以预防伤口感染，利于创面愈合。

3. 各种原因导致急性肠梗阻，如直肠放疗性狭窄或直肠炎性狭窄或直肠肛门先天性畸形等导致肠管极度扩张并伴有大量的积粪、积气，患者全身情况欠佳，一期手术有困难和风险较大者，需做分期手术。

4. 伴有远处脏器浸润和转移的直肠、肛门晚期恶性肿瘤，无法行切除或根治性切除时，可通过此手术方式解决近端结肠梗阻或避免造口远端肠管在腹腔内形成闭袢性肠梗阻。

5. 其他直肠、肛门和会阴部的反复发作性炎症和复杂性瘘管等，需行比较复杂的手术治疗，可先行暂时性乙状结肠袢式造口术，以利于粪便转流，便于后续治疗。

（三）造口手术制作步骤

1. 造口定位。左下腹斜切口或左下腹经腹直肌切口，十字切开腹直肌前鞘，分离腹直肌肌纤维，切开腹膜，分离游离乙状结肠系膜，将乙状结肠肠段无张力牵出腹外。

2. 肠管减压。术前有肠梗阻导致乙状结肠及近端肠管显著膨胀、扩张者，需在此肠段的结肠带上做一荷包缝合，保护好手术野，于其中央纵向切开肠壁，用吸引器管插入近端结肠给予充分减压。

3. 肠系膜戳孔。将拟造口的肠管提出腹壁，右手持止血钳在肠系膜无血管区戳一小孔，放置支架棒，将肠管提出腹外。

4. 关闭切口。先在切口两端的腹膜缝闭数针，注意松紧适度，防止太紧，以防造成狭窄压迫肠管引起梗阻，以能在乙状结肠造口旁插入一指为宜，如果切口过长，可逐层缝合至皮肤。将肠段上的浆肌层、肠脂垂或系膜分别与腹膜层、腹直肌前鞘层和切口皮下真皮层做间断缝合固定。

5. 制作造口。用电刀或手术刀在外置肠段的结肠带上纵向切开肠壁全层，长为 3 ~ 4cm 或 4 ~ 5cm，手指探查造口近端管腔、远端管腔是否通畅、狭窄，向外翻转肠壁切缘后与皮肤间断缝合，造口形成。

（四）护理注意事项

1. 造口定位（见附：造口定位）。

2. 乙状结肠袢式造口术后需粘贴不带碳片的一件式无菌透明造口袋，原因如下：①一件式无菌造口袋便于手术台上操作，术后直接粘贴造口袋，方便造口分泌物的收集；②无碳片造口袋便于术后观察肠造口的排气情况；③透明造口袋便于术后动态观察肠管颜色、活力。

3. 给予健康宣教及心理支持。

4. 预防造口并发症。

5. 全身治疗

（1）持续胃肠减压，缓解肠梗阻，减轻腹胀：保持引流管通畅；保持引流管固定牢固，防止脱管；注意观察引流液的性质和量，对于胃液不多、无明显腹胀症状者，可以尽早拔除胃管。对术前无明显梗阻、手术顺利的患者，术后当天即可拔除胃管，以适应快速康复医学理论。

（2）注意观察液体的点滴情况：液路是否通畅，局部有无肿胀，有无液体反应。特别强调，为了维持抗生素的血药浓度，抗生素必须在规定的时间内输入，临床护理工作量大，一定注意此项工作的落实。

（3）注重营养：术后排气，肠蠕动恢复，停止胃肠减压，胃肠功能逐渐恢复，可以给予口服肠内营养，并逐渐恢复饮食，先给予流质饮食、半流质饮食，逐渐改为高热量、高蛋白质、高维生素的少渣普通饮食。

七、隐形肠造口术

（一）定义

隐形肠造口：若患者属于晚期结直肠癌、盆腔或其他肿瘤，而且经剖腹探查证实病变较晚，有腹膜转移或癌肿波及大血管无法手术，虽然近期排便情况尚好，术中探查病变部位也无完全梗阻，但是本次手术无法切除病灶也无法行旁路手术，预计患者在近期内将发生肠梗阻者，在关腹前将病变近端肠管拖至腹膜外埋藏于皮下并标记，粪便可正常通过隐形造口处，避免发生肠梗阻时行二次开腹人工肛门术，只需在标记处皮下局部麻醉切开肠管，从而减轻患者的痛苦（如图 3–7 所示）。

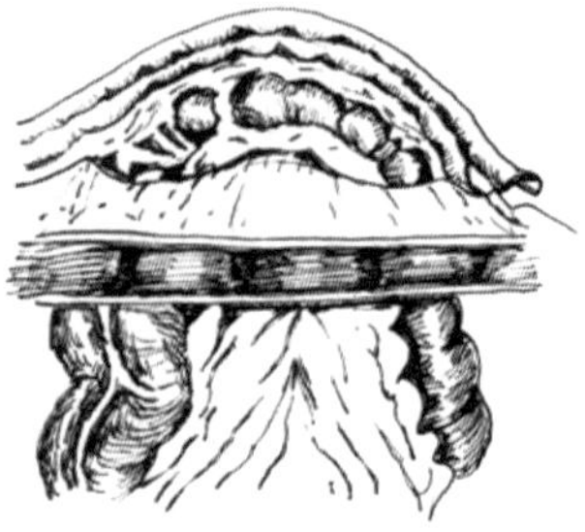

图 3–7　隐形肠造口

（二）适应证

1. 晚期结直肠癌、盆腔或其他肿瘤，剖腹探查证实病变已处于晚期，无法手术者。

2. 晚期结直肠肿瘤已发生广泛腹膜及远处转移者。

3. 晚期肿瘤，目前虽未发生明显肠梗阻者，若术中未进行预防性结肠造口，术后可能会出现肿瘤部位梗阻，需再次开腹手术者。

4. 无法接受人工肛门者。

5. 肿瘤波及大血管无法手术者。

（三）意义

1. 患者可以免除再次开腹行人工肛门手术的痛苦。

2. 患者在死亡前未出现肠梗阻，无须行隐形肠造口切开术。

3. 减轻了患者对人造肛门的苦恼。

4. 减少了造口产品的费用及负担。

（四）手术制作步骤

1. 游离肿瘤近端肠管，将肿瘤近端肠管自切口拖出，肠系膜无血管区切开 2～3cm 系膜裂孔，先后将切口两侧腹膜、腹壁筋膜经肠系膜裂孔用细丝线间断缝合数针，缝合时注意缝合面应有一定的宽度，其出入肠袢处松紧适度，以能容纳一指尖为宜，注意肠管血供及功能，保证术后肠内容物能够顺利通过隐形造口处肠袢。

2. 建立隧道，切除切口处皮下脂肪，使之成皮下隧道后，将造口处肠袢远端6 ~ 8cm肠管置于该隧道内，然后将切口处腹壁及皮下组织用细丝线间断缝合关闭，切口中间1 ~ 2cm皮肤及皮下组织暂不缝合，待其自然愈合，便于观察术后肠造口黏膜的血运情况。注意保证缝合后造口处肠袢有足够的空间，不影响隐形造口肠袢肠管血供及功能。在拟切开肠袢肠管处皮下注射印度墨汁或者美兰溶液，作为日后患者发生肠梗阻时切开肠管处的标志。

3. 固定隐形肠袢位于腹壁及皮下组织之下，腹壁筋膜之上；若发生肠梗阻，可在病房或急诊手术室进行局部麻醉，在梗阻结肠标志上垂直于原切口方向切开皮肤及皮下组织，在肠系膜垂直于肠管长轴方向切开肠袢，并用可吸收线将肠管切缘与皮肤做间断缝合。

（五）护理注意事项

1. 术后尽量不使用腹带，若必须使用则应注意环周压力不可过大，观察腹壁、腹部伤口及皮下隐形肠管有无受压，如出现造口处肠管受压，需要及时行造口处皮肤及皮下组织切开减压。

2. 给予患者饮食宣教，饮食应柔软少刺激。注意观察患者排便情况，若患者出现不明原因的肠梗阻（排除粪便等原因），告诉患者必须就医（患者应留主管医师电话号码，以便出现紧急情况时可随时使用）。

3. 患者发生肠梗阻切开隐形肠造口后，需要观察造口黏膜的颜色及周围皮肤情况。若有水肿及其他并发症时要及时处理。佩戴合适的造口袋，配合使用造口附件产品，预防造口皮炎及其他并发症的发生。并配合医师给予全身治疗，如抗生素、白蛋白等。

4. 造口护理。隐形造口若要开放，需在造口治疗师或其他专业人员的指导下进行，要掌握如下技巧。

（1）造口产品的选择是否合适。

（2）造口袋的更换流程及注意点。

（3）造口的皮肤黏膜和周围皮肤的观察（造口黏膜的颜色、水肿、缺血等具体情况及家庭可做的处理），什么情况下必须返院就诊等。

（4）排便情况的观察。

（5）心理、营养及活动等给予宣教。

（6）正常复诊的时间。

八、节制型肠造口术

（一）定义

造口手术会破坏造口患者排便自控能力，改变患者的排便途径，导致患者生理及心理的状态发生明显改变。由于人工肛门的排便不受意识控制，给患者的工作和生活带来极大的不便。为了解决这一问题，临床工作者做了大量的科研工作。节制型回肠造口术也应运而生，节制型回肠造口术又称节制型人工肛门，可以有效地增强造口者的术后自主控制粪便的能力，给患者心理、工作和社交带来方便，从而提高患者的生活质量。增加结肠造口的“节制性”主要有两种思路：①装置栓堵；②“新括约肌”重建（如图 3–8 所示）。

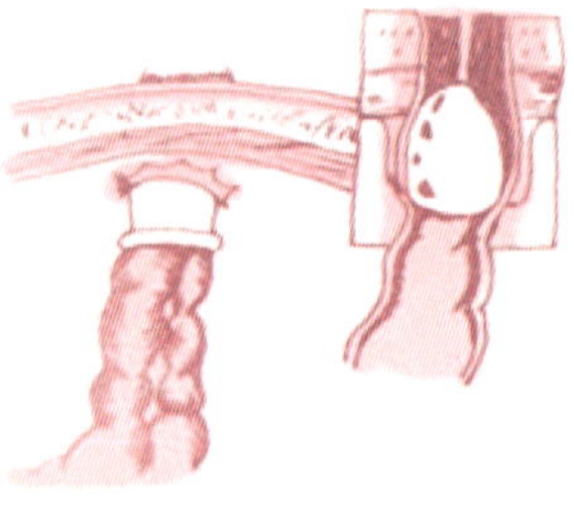

图 3–8　自制奶嘴回肠造口节制

（二）产生背景

回肠造口有三个特点导致回肠造口很难护理。

1. 回肠造口排泄物一般为液体状（后期逐渐过渡为糊状）。

2. 回肠造口排泄量大，缺乏规律性。

3. 回肠造口的分泌物内含有大量的碱性肠液，其内含有胆汁和胰酶，可消化脂肪和蛋白质，并能腐蚀皮肤。给护理人员带来了很大的工作量，也给患者带来了很大的痛苦。设计和构思节制型回肠造口意义重大。

（三）适应证

严重的溃疡型结肠炎、家族性腺瘤型息肉病等疾病需行全大肠切除术的患者，须行永久性回肠造口术。

（四）种类

1. 装置栓堵

（1）磁圈性节制型人造肛门

1975 年 H.Feustel 和 G.Herring 术中在肠造口周围植入一磁性圈，磁性圈通过磁力吸引插入人造肛门的磁性闭孔塞，通过 N 极和 S 极的相互吸引而造成造口的关闭，阻止粪便的外溢。该设计的远期效果并不乐观，所以在临床未能推广。

（2）硅环植入节制型肠造口术

Plager 在 1983 年首次将硅环植入节制型肠造口术应用于 Miles 术后肠造口患者身上。在术中将硅环埋入腹腔并缝合于腹壁造口处，造口肠段从环内引出，引出时注意避免肠管扭曲和打折。术后一周开始用可容纳 30ml 液体的硅气球作为栓子堵塞造口而阻止粪便溢出。由于可能会发生硅环包裹及肠坏死、肠瘘，其安全性和有效性有待进一步评估证实。

（3）结肠造口栓

1984 年 Burcharth 等设计出一种新颖的一次性结肠造口栓，是造口栓研究史上的一大进步。栓子类似蘑菇伞造型：“伞柄”具有聚亚胺酯泡沫制成的，压缩于一个溶水性薄膜内的栓子；伞面是黏附于造口周围皮肤上的基板，既用于保护皮肤，又为栓子提供附着处。栓子插入造口内，薄膜很快溶解，吸水膨胀后的泡沫能完美地封闭肠腔，实现对造口的良好控制。此外栓子还具有过滤器的作用，分为一件式和两件式。两件式还可与造口袋配合使用。由于外形薄，隐蔽性好，结肠造口栓显著提高了患者的生活质量，包括性生活质量。

2. 尝试重建新括约肌

研究证明，平滑肌比横纹肌的收缩力强而持久，且移植的平滑肌不因失去神经而作用消失，具有括约肌功能。1979 年，Schmidt 等尝试通过在人工肛门口附近移植新括约肌来节制粪便外溢。他们首先于近端正常结肠末端取下一段 10cm 的正常结肠段，去除其肠壁外侧脂肪、系膜及肠壁内黏膜层，仅留下结肠浆膜肌层，纵向沿结肠带切开残留的浆肌层肠管，在抗生素溶液内浸泡 5 分钟，在距离外置结肠末端 2cm 处，将浆肌层供体一端与其前方结肠缝合，并将这段肠管拉伸到原来长度的 2 倍以克服肌肉痉挛，随后包绕在结肠周围，再将其缝合 1 周，随后包裹段结肠与腹壁固定，造口一期开放。李光华等人于 1998 年报告 90 例直肠癌 Miles 术并 Schmidt 术或改良 Schmidt 术，结果满意，无手术死亡，无远期并发症，也无功能丧失。为提高手术成功率及减少并发症应做到以下几点：① 需严格掌握手术适应证；② 患者病情允许且患者自愿承担风险；③ 注意无菌技术、操作的精细度，并仔细观察患者血供。

1999 年至 2003 年，胡建华等在施行 Miles 手术时，通过将乙状结肠造口近端外翻，行浆肌层与浆肌层缝合，从而形成结肠人工折叠，大大地改善了造口的节制能力，手术 23 个月后，患者造口予卫生纸覆盖即可，无须佩戴造口袋。

（五）护理注意事项

1. 节制型肠造口毕竟不是正常肛门括约肌，没有正常的排便生理过程。不受自主神经和躯体神经的支配，没有自主的排便意识和神经反馈调节。控制粪便的效果有待进一步探讨和研究。对于此类患者必须做详细的宣教。

2. 造口栓价格较贵，对于患者经济负担较大，在使用之前，应向患者交代清楚。

3. 造口栓毕竟是异物，会引起机体的诸多不适，如腹部不适、栓子脱落、造口处水肿及湿疹等。患者一旦感知到不适，要及时通知造口治疗师或医师，给予相应的处理。

4. 责任护士需定期对施行节制型肠造口术的患者进行随访，耐心倾听患者的主诉，及时与患者沟通，及时处理异常及不适情况，并给予心理疏导和心理支持。

第二节　肿瘤肠造口的改良与护理关注点

在临床工作中为了节省工作时间，减少浆肌层的缝合损伤，提高工作效率，可以不完全采用传统造口的缝合方式，可以根据患者的具体病情、全身情况及手术者的习惯加以改良。

一、单腔造口术的改良

传统的单腔造口成形腹壁的腹膜及腹直肌后鞘层、腹直肌前鞘、皮下组织皮肤分别与肠管缝合，这样可以减少造口并发症的发生（回缩、脱垂、造口隧道的积液感染等），但是步骤复杂，耗费时间也较多。值得注意的是，做什么样的造口还要结合患者的实际情况，比如肥胖患者做造口改良术一定要在腹腔内将肠管浆膜与腹膜加固 4 ~ 8 针，以防造口回缩或脱垂。

1. 造口缝合层次减少，可将腹直肌前后鞘和腹膜用 1 号丝线缝合，或直接将腹膜后鞘用 1 号丝线缝合在皮下后不剪断，随后将丝线穿针再和肠管浆膜缝合，这样只需要单次过针，可减少过两边组织时因视野不清造成的意外损伤。同时造口的缝合层数减少，由 4 层减至 2 ~ 3 层，减少了缝合的时间，也可将腹膜后鞘层拉至皮下使肠管通过皮下隧道浆膜化，减少瘢痕形成所致的造口狭窄。

2. 造口形状发生变化，传统一般造口成形后距离皮肤的高度是 1.5 ~ 2cm，比较少见造口与皮肤平齐的“扁平型造口”，而改良后的造口直接将肠管与皮肤缝合，这样的造口优点是造口部位不受腰带的压迫，但容易导致渗漏及皮炎，会给护理工作带来一定的难度。

二、双腔造口术的改良

双腔造口术与传统造口术不同的地方在于，为防术后回缩或脱垂，从腹腔内再将肠管系膜同腹膜加固 4 ~ 8 针。

在肿瘤切除后不宜做一期吻合的患者，可行不连续的肠管双腔造口，即“袢式造口”，多在预防性的造口中使用。主要特点是先将远端肠管与近端肠管行端侧吻合，再将近端肠管拉出腹壁行单腔造口。优点是利于造口成形和还纳，也可减少吻合口瘘的可能。

1. 通常回肠及结肠造口支架棒的拔除时间是术后第 7 天，但因造口改良术后造口的缝合层次减少，建议术后 4 周拔除支架棒。

2. 在处理造口并发症时，尽量不要过早拆除造口缝线，防止造口回缩。

3. 向患者本人和家属做造口相关知识的健康宣教和更换造口袋的流程培训，并考核患者及家属的接受程度；正确佩戴造口袋，更换造口袋时，注意观察造口周围皮肤的情况，防止造口底盘渗漏而引起皮炎。

4. 注意观察造口黏膜的高度，防止造口回缩或脱垂，一旦发现异常情况即刻报告主管医师；观察造口黏膜的颜色、色泽及气味；观察排泄物的情况，如有异常，及早请示主管医师。

5. 做好患者的心理护理。鼓励造口志愿者到病房为患者现身说法，以排除患者的焦虑情绪；组织患者参加造口联谊会，以便接触到更多的造口患者，互诉心声；鼓励造口患者坚持自己的爱好，在病房中为其创造更多的条件，以便发挥其主观能动性，提高生活的热情，增强战胜疾病的勇气。

6. 患者出院后，造口治疗师应对造口患者进行访视。造口治疗师或造口访问者访问时应要求家属全程参加，这个行为非常重要。因为家属很可能是造口患者更换造口依赖的对象，而且家属也是造口患者的至亲，可以给患者传递支持的力量及营造温暖的环境。家属的参与也体现了亲人之间的关心和爱护，使患者树立起积极乐观的心态，有利于疾病的康复。

第三节　结直肠癌肠造口治疗情况和造口特点

一、结直肠癌患者常用的治疗方法

近40年来，综合治疗已经取代传统的单一治疗，因为综合治疗在相当多的肿瘤治疗中可以提高治愈率且改善患者的生活质量。传统的治疗方法首先是手术治疗、介入栓塞，其次是化疗、放疗、免疫、靶向和中医中药治疗。结直肠癌的治疗方法中，目前公认的有外科手术、化疗、放疗等，以外科为中心的综合治疗方法大幅度地提高了结直肠癌的治疗效果。

二、结直肠癌患者在什么情况下采取造口手术

（一）结肠癌患者需要造口的情况

1. 术前评估全身状况，年龄偏大、全身情况欠佳者；糖尿病患者或血糖有较大波动者；营养不良（低蛋白血症、贫血等）、高凝血状态、肠道有出血史或合并感染者等，所有可能影响肠壁愈合效果的，术前需预备造口术。

2. 从术中局部情况看，肿瘤引起的梗阻情况、肠壁水肿情况、梗阻近端肠管扩张情况、术中肠道准备不理想、侵袭范围较广，会导致吻合口瘘的风险，应行肿瘤切除一期吻合术，同时需做近端预防性肠造口术。

3. 急腹症患者，如结肠穿孔腹腔感染明显而全身情况差无法耐受一期吻合、肿瘤局部晚期无法切除、肿瘤腹腔内广泛转移，甚至粘连，可以行治疗性造口术。其造口部位有横结肠、盲肠及末端回肠造口等。

（二）直肠癌患者需要造口的情况

直肠癌治疗中分为临时性造口和永久性造口。当直肠癌一期切除吻合后，是否需增加近端肠道临时性造口取决于下面一些情况。

1. 吻合口低位或超低位者。

2. 术前接受新辅助放疗的，吻合口情况不好，如张力大、吻合口血运不佳，存在吻合口瘘的风险。

3. 术前肠道梗阻导致术中肠壁水肿，梗阻近端肠管扩张或肠道准备不理想者。

以上情况的存在，均可导致吻合口瘘的风险，需行近端肠道预防性造口。

永久性造口主要用于腹会阴联合直肠癌根治切除术（Miles 手术）、腹直肠癌切除、直肠癌近端造口、直肠癌远端封闭手术（Hartmann 手术）、直肠癌术后局部复发等。

造口方式有单腔、双腔、经腹膜造口术。

三、不同治疗方法的造口情况

（一）放疗肠造口皮炎

特点：造口黏膜红色，缺少光泽，周围可见暗紫色色素沉着，周边呈星状分布，患者主诉奇痒，皮肤干燥、弹性差（如图 3–9 所示）。

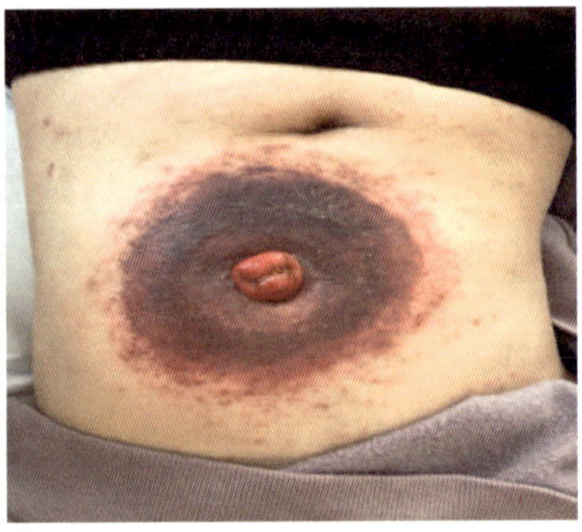

图 3–9　放疗肠造口皮炎

（二）化疗肠造口

特点：造口黏膜呈淡红色，有光泽，周围皮肤黏膜分离或皮肤破溃处伤口久治不易愈合（如图 3-10 所示）。

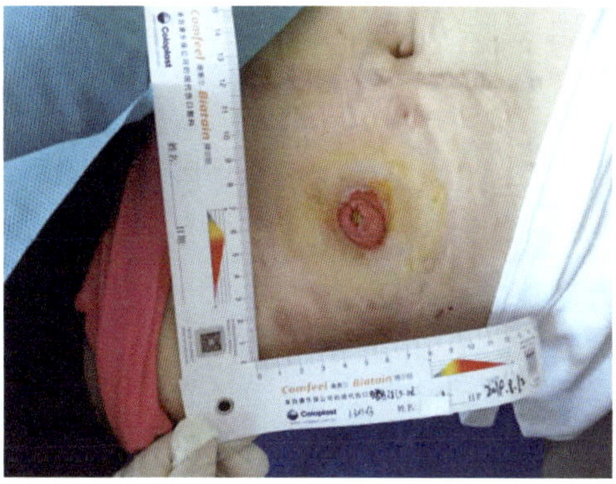

图 3-10　化疗肠造口

（三）手术肠造口

特点：造口黏膜水肿，周围皮肤平整无皱褶，伴或不伴有皮肤、黏膜分离（吻合钉常见）。一般正常的肿瘤肠造口外观呈鲜红色或粉红色，肠黏膜透亮，伴有不同程度的水肿，高度为皮肤水平面的 1 ~ 2.5cm（现在流行的扁平造口与皮肤等高度），周围的皮肤平整无皱褶、无瘢痕。（如图 3-11 所示）

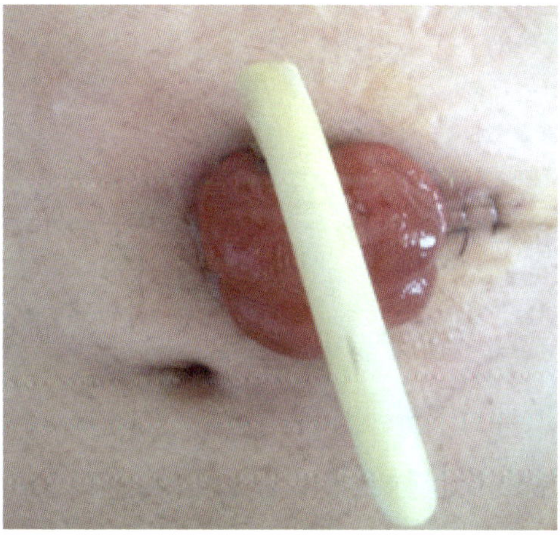

图 3-11　手术肠造口

（四）靶向药物治疗后造口

特点：造口周围皮肤呈现散在的皮疹，患者因感到皮肤瘙痒而抓挠皮肤，应做好止痒，预防感染，造口黏膜未见明显异常（如图 3-12 所示）。

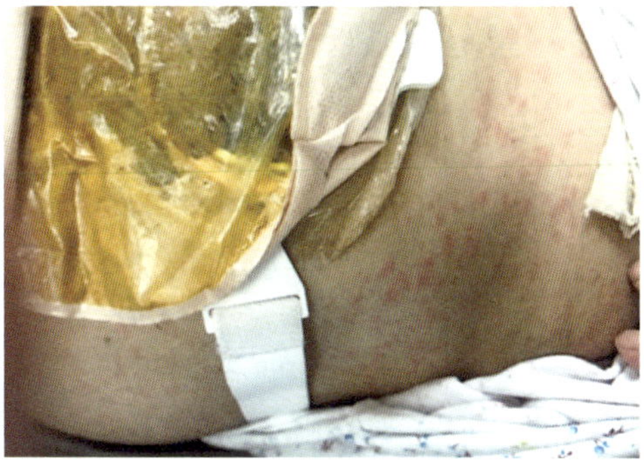

图 3-12　靶向药物治疗后造口

（五）肿瘤肠造口

特点：造口处肿瘤来源主要是转移或局部组织恶变。肿瘤特点是局部突起，或菜花样表现，伴或不伴有棘皮样外观。局部恶变者一般有使用不透气的橡胶（非正规厂家造口底盘）史，并有反复渗漏史、慢性皮炎反复发作史。肠造口肿瘤一旦破溃，伤口部位一般会出现出血、渗液、有恶臭味等特征（如图 3–13 所示）。

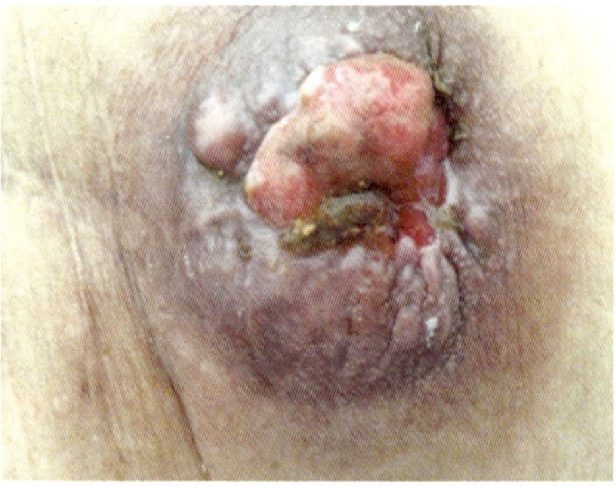

图 3–13　肿瘤肠造口

四、小肠、结直肠造口的解剖特点

小肠肠壁基本结构：小肠壁分为黏膜、黏膜下层、肌层和浆膜层四层，黏膜（包括部分黏膜下层）向肠腔内隆起形成多个环形皱襞，在空肠内高且多，在回肠远端变低且数量减少，黏膜表面有大量小的突起，称小肠绒毛。大肠壁的结构包括黏膜、黏膜下层、肌层和外膜四层。黏膜表面无绒毛，也无环形皱襞。黏膜表面上皮由吸收细胞和杯状细胞组成。结肠上皮细胞经常脱落，不断由肠腺来补充。造口黏膜上的血管分布较多，故轻微触碰易引起造口出血。造口黏膜的感觉神经不发达，黏膜不会感到疼痛，所以一定要保护好造口黏膜。因为有杯状细胞分布，所以造口黏膜处会不断有无色黏稠的肠液流出。小肠造口的解剖特点提示在临床护理工作中应注意以下三点：①小肠造口排泄物稀薄，有腐蚀性，需要及时更换底盘，1~2 日即需更换 1 次；②为了观察底盘的渗漏情况，不建议在造口底盘周围使用弹力胶贴；③由于回肠造口的排泄量大，建议大量饮水（>2000ml/ 日）和补充电解质。大肠造口的解剖特点提示在护理中应注意以下三点：①大肠造口粪便排出量大，要及时倾倒和清理造口袋；②容易产生臭气（味），引起社交尴尬，应选择两件式、带炭片、不透明的造口袋；③由于解剖因素，易发生旁疝，所以建议早期佩戴造口腹带。

第四节　肿瘤肠造口还纳术

预防性结肠造口或回肠造口作为肠道排泄物的暂时出口，缓解了肠道的压力，使吻合口免受粪便的污染，利于生长、吻合，但预防性肠造口的存在，给患者带来一定的生活不便及社交障碍，而且造口并发症的存在也给患者带来了极大的痛苦。一般在术后 8 ~ 12 周，建议施行肠造口还纳术（关闭术）。本节以结肠造口为例谈谈肠造口还纳术。

不是每一个肠造口患者都适合做肠造口还纳术，肠造口还纳术必须符合以下条件：①吻合口愈合完全，不存在狭窄和梗阻情况；②造口周围皮肤及腹腔不存在炎症感染情况；③原发疾病已得到控制；④全身情况可以耐受手术过程。

一、结肠造口的还纳过程

结肠造口比回肠造口更接近肛门，废用的肠道较少，更接近人的生理状态。但由于解剖复杂，游离过程困难，因此还纳过程较回肠造口复杂。下文将介绍袢式造口和单腔造口的还纳过程。

（一）术前准备

口服聚乙二醇电解质散行机械性近端肠道清洁，远端肠管自肛门处灌肠。治疗和控制造口周围皮肤并发症。

（二）手术步骤

1. 麻醉后取水平仰卧位。

2. 填塞或关闭结肠造口：结肠造口内细菌较多，易污染手术切口，先清洁造口，按规范使用碘伏消毒造口及造口周围 15cm 的皮肤，采用碘伏纱布或油纱填塞近远端造口或采用缝合法封闭结肠造口，防止肠内容物流出，降低术后切口感染的风险。之后按照腹部手术的要求重新消毒、铺巾，更换手术器械。

3. 游离结肠造口：利用有齿镊紧紧地抓持皮肤，腹部切口可根据填塞及缝合方式的不同选择梭形切口或类圆形切口。切开真皮层进入皮下组织。使用 Allis 钳抓持造口边缘处皮肤，或中央部已经缝合的皮肤，切缘处皮肤使用甲状腺拉钩对抗牵拉，用电刀邻近肠壁向下切开至腹直肌前鞘层面。沿肠壁周围切开腹直肌前鞘，分离肠壁。要求肠管的各个方向均需充分游离，切开腹膜进入腹腔，手指探查造口周围有无粘连，自粘连较少处切开腹膜，充分游离肠壁，用切口保护套保护切口。

4. 切除吻合

（1）侧侧吻合：在条件允许的情况下（如张力足够小或无张力），将游离后的结肠提出腹壁外达 5cm 以上，就可行结肠近远端的侧侧吻合。具体方法：于距离造口 2cm 处的近远端结肠对系膜缘各做一 0.5cm 切口，将直线型切割闭合器的粗头端置入近端结肠，细头端置入远端结肠，在确保系膜未被闭合器夹闭的前提下，收紧并激发闭合器。肠管近远端侧壁融合并开通，开通激发后使用卵圆钳夹持较干燥的碘伏棉球置入近远端肠道，确保无出血和黏膜桥的存在。使用直线型切割闭合器闭合残端，切除外置肠袢，包括周围瘢痕组织及部分正常组织肠壁，系膜分段缝合关闭系膜裂孔。用 4 – 0 可吸收线加固缝合数针，根据需要在肠腔内留置引流管。

（2）端端吻合

1）手工缝合：若结肠游离度有限，不足以将结肠提出行侧侧吻合，则切除造口约 0.5cm 的肠壁（包括皮肤和瘢痕组织），用 4 – 0 可吸收线沿横轴单层间断缝合肠壁，在无张力情况下完成吻合。

2）吻合器吻合：若结肠游离足够，拟行端端吻合时，亦可使用圆形吻合器吻合。具体方法：游离结肠造口后，距造口近远端各约 5cm 切除造口及部分肠管，远端肠管置入抵针座。于近端肠管距断端约 5cm 结肠带处用电刀切开一长约 2cm 的纵向切口，置入吻合器行近远端结肠端端吻合，缝合关闭纵向切口，加固缝合吻合口。

5. 关腹横结肠造口位于上腹部，造口还纳时往往张力较大，可能无法单独关闭腹膜层，可与前鞘层一起缝合；乙状结肠造口还纳切口位于下腹部，张力较小，可单独缝合腹膜层和前鞘层。连续缝合或间断缝合方式均可。表皮缝合时应注意，因切口多为污染切口，所以在关腹前应使用大量生理盐水进行冲洗，防止术后引起切口周围皮下感染。

二、造口过程（如图 3-14 所示）

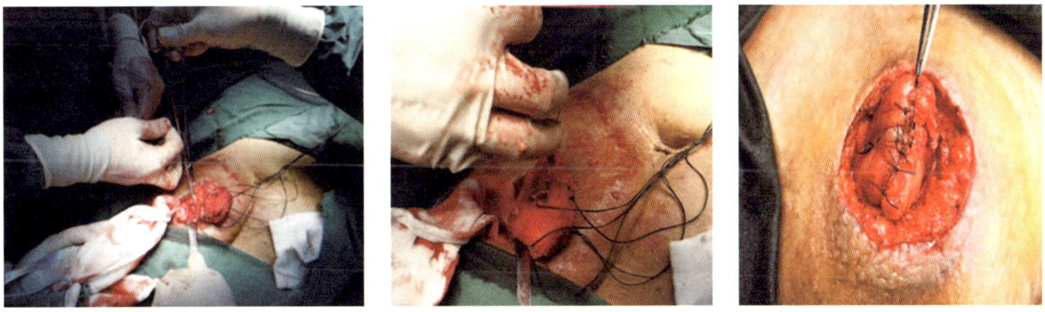

图 3-14 造口手术过程

三、护理

1. 注意观察造口还纳并发症

（1）切口感染率达 8% ~ 18%。主要表现：切口周围皮肤出现红肿热痛，有脓性或咖啡色分泌物。切口感染的预防方法：在做造口周围切口前，要填塞或关闭造口，然后重新消毒铺巾。缝合皮肤关闭造口后再行消毒铺巾，可以降低术后切口感染的风险。若发生感染后，采用负压冲洗伤口，藻酸盐银离子敷料填塞伤口，效果较好。

（2）迟发性吻合口瘘发生率为 2%。主要表现：常在 1 周左右出现，患者感觉发热，引流管出现粪汁样便。主要原因是在造口还纳之前，吻合口瘘迟迟不闭合，在造口还纳之后原直肠吻合口瘘就会表现出来。考虑吻合口瘘与新结肠的容积减少和顺应性下降有关。一旦出现，应及时剖腹探查，再次行造口手术。

（3）肠梗阻发生率为 5.7% ~ 11.8%。主要表现：患者出现剧烈腹胀、腹痛、呕吐等症状，造口梗阻的主要原因是腹腔粘连、吻合口水肿等。一旦发生，应给予禁食、肠外高营养支持，使肠道得到充分休息。若无效，需要给予手术治疗。

（4）切口疝发生率为 9.3%。主要表现：腹壁切口处有肿块，可有疼痛、腹胀等不适，严重者肠管嵌顿，形成完全性肠梗阻。主要原因：腹壁各层缝合不紧密或切口愈合不良，患者增加腹压（咳嗽、打喷嚏等）时肠管通过切口缝隙进入腹壁。预防措施：手术医师应认真缝合好腹壁各层次；患者咳嗽、打喷嚏时，捂住腹壁。切口疝需要手术治疗。

2. 切口局部观察：观察敷料是否干燥，若有渗出物，判断是脓性的、血清性的，还是全血性的，若渗出量大，或者伴有异味时，应告知医师，给予及时解决。

3. 若术中安放皮下引流条或引流管，要观察引流是否通畅，注意引流物的性质及量。

4. 患者排气后，遵医嘱给予流质饮食，观察患者有无进食不适情况。

5. 造口还纳前一定要做好皮肤护理，防止皮炎的发生，因为造口炎症会使炎症播散，也可导致皮肤分离困难。

6. 注意监测患者的生命体征，观察有无发热、寒战、粪性分泌物排出等吻合口瘘并发症，若有则报告医师及时处理。

第五节 肿瘤腹腔镜结肠造口术及造口还纳术

造口术是结直肠肛门外科常见的手术方式，相比较传统的开腹造口术，腹腔镜造口术具有操作简单、创伤小等优势，在临床得到了广泛推广。常见的造口位置有末端回肠、横结肠、乙状结肠。下面以乙状结肠造口术为例谈谈结肠造口术及造口还纳术。

一、腹腔镜乙状结肠造口术

（一）适应证

1. 严重结肠外伤，伴有多处穿孔或较广泛挫伤，严重污染腹腔。

2. 直肠癌、结肠癌晚期，手术无法切除。

3. 结肠炎性病变，如局限性结肠炎、溃疡性结肠炎、放射性结肠炎等。

4. 直肠膀胱瘘、直肠阴道瘘或直肠骶尾部瘘修补前行结肠造口术，使粪便改道，以便修补的瘘道愈合。

（二）禁忌证

1. 全身情况差，或因心肺疾病等原因不能耐受全身麻醉者。

2. 因多种原因可能导致腹腔广泛粘连者。

（三）术前准备

1. 做术前评估，注意肺功能和心血管的情况，鼓励患者吹气球、做深呼吸运动。

2. 术前禁食 12h，禁水 4h，备皮，皮试，备血，术区划线，术前放置胃管及尿管，准备手术术后用物。

3. 准备器械：30° 腹腔镜，肠钳，抓钳，组织钳，分离钳，吸引器，10mm 套管 1 个，5mm 套管 2 个。

（四）手术步骤

1. 体位：患者取仰卧位，双腿分开，给予腹部消毒、铺单。手术开始后将体位调整为头低足高右低倾斜位。

2. 套管入体腔位置：在脐上缘做切口，放置 10mm 套管，建立气腹，插入 30° 腹腔镜。在腹腔镜直视下置入其余套管，在右下腹麦氏点处将 5mm 套管作为主操作孔，距离此套管头侧 10cm 处置入 5mm 套管，作为辅助操作孔。

3. 探查腹腔及盆腔情况：有无腹水及粘连；针对肿瘤患者，观察肿瘤的位置、大小、活动程度，伴（或不伴）有肝脏及其他部位的转移情况。

4. 造口制作

（1）游离拟造口肠管。用肠钳提起肿瘤近端的乙状结肠肠管，分离结肠与侧腹壁之间的疏松结缔组织，游离乙状结肠，尽量游离出足够的肠壁，用抓钳夹取拟造口肠壁。

（2）制作造口。造口部位一般选在腹部反麦氏点部位，切开约 4cm 直径的圆形皮肤，皮下组织，切开腹外斜肌腱膜，逐层至腹腔。用抓钳将拟造口肠管提出腹外，选择肠系膜无血管区域放置支撑管。逐层间断缝合肠管壁和腹膜、腹外斜肌腱膜、皮下，注意不可使各层开口太大以免导致造口回缩，要加固缝合，也不可使开口太小以免形成造口狭窄，纵向切开拟造口处肠壁，逐层缝合造口与肠壁皮肤，造口形成。

（3）检查重新建立气腹，放入腹腔镜，仔细检查有无活动性出血点，给予彻底止血，清点手术器械，放尽气腹，退出套管，逐层缝合各个套管孔。

（4）乙状结肠单腔造口的制作方法：充分游离乙状结肠后，腹腔镜下运用直线切割闭合器于结肠欲切断处双向闭合肠管。切断肠管后将远端肠管留置于腹腔，用抓钳将近端拟造口肠管提出腹壁，与皮肤逐层缝合，完成造口。

（五）术后护理

1. 2周后拆除支架棒，注意带支架棒时造口袋的护理。通常情况是，支架棒下的造口看起来底径非常大，需要裁剪的直径也应该比较大，但如果将底径裁剪得过大，势必会导致粪便渗漏，如果造口袋裁剪得过小，则难以将造口袋套上；还会影响黏膜血运；过小的底盘会摩擦造口黏膜，刺激造口黏膜引起黏膜出血、增生。该如何解决这个问题呢？临床比较合理的解决方法是三部曲。

（1）注意观察，当将造口黏膜由基底掀起时就会发现其实造口黏膜与皮肤交界处的根部是小于造口黏膜冠部的，而支架棒的径长又远远超过冠部。

（2）裁剪底盘是关键，裁剪底盘应以造口基底为标准，视情况而定，大于基底0.2～0.5cm即可，比如术后黏膜有水肿明显者裁剪时应适当大些，反之可裁剪小些。

（3）上底盘是关键的一步，先将底盘粘胶纸揭起，将圆环从双侧剪开，以便贴袋时便于撕下背衬纸。先将一侧支架棒轻轻托起，将造口底盘套入该侧支架棒，再用棉棒将造口黏膜轻轻托起，顺势将底盘套入黏膜，放到黏膜根部，同法将另一侧黏膜套入，从断端将底盘背衬纸揭起，平稳按压底盘，同心圆多点按压。教患者手呈空杯状按压底盘，加压，加温，使底盘粘贴更为牢固。

2. 有研究表明，乙状结肠袢式造口术后具有较高的切口感染风险，而末端回肠袢式造口还纳术后具有较高的肠梗阻风险，小肠常有不同程度的粘连，导致造口还纳后发生肠梗阻的风险增加，严重者可能需要再次手术，需要引起临床医务工作者关注，及时发现并发症并给予处理。

3. 注意观察造口并发症。

4. 防治气腹相关并发症的发生

（1）二氧化碳气体吸收引起高碳酸血症。

（2）充气引起的气栓和皮下气肿。

（3）腹腔内压力过高，影响心肺功能。

二、腹腔镜结肠造口还纳术

1. 术前准备及手术器械的使用同结肠造口术。手术中的体位摆放及套管放置同相应的造口术。

2. 建立气腹，建立气腹后应首先探查腹腔及盆腔，查看有无肠粘连情况发生。若有，腹腔镜下松解粘连。游离造口肠管周围组织，暴露肠管。环形切开造口处皮肤，游离肠管，并将肠管牵出腹腔。切除腹壁段肠管，于肠管近端置入抵针座，还纳腹腔，从肛门置入吻合器，行断端吻合。注意查看肠管的张力及活动度，如吻合器张力大，肠管活动度过低，容易造成肠瘘，可适当腹腔镜下游离肠管。如肠管游离度大，可扭曲、打折，在这种情况下也可适当延长造口处切口，行腹壁外肠管吻合。

要注意，造口还纳术毕竟属于二次手术，为了避免腹腔镜手术在建立气腹、置入套管针过程中损伤肠管等腹部组织，在术前应对腹部组织解剖、肠管粘连情况做充分的评估。如腹腔镜失败，应及时中转开腹手术。此外，腹腔镜造口关闭在探查腹腔、取组织活检时应避免组织脱落，以免造成组织播散及污染腹腔。在手术的整个过程中应保持腹腔无菌状态。

3. 护理

（1）注意观察局部伤口情况，观察有无渗液，腹部有无痉挛疼痛、排气及排便情况。如有异常情况发生，要及时通知主管医师以排查原因并解决问题。

（2）其余护理同造口还纳术后护理。

第六节　肠造口患者的常用药物治疗与不良反应观察

一、靶向药物

1. 贝伐珠单抗。贝伐珠单抗为重组人源化单克隆抗体，可选择性地与人内皮生长因子结合，阻碍其与位于肿瘤血管内皮细胞上的受体（KDR 和 Fit－1）结合，抑制肿瘤血管生成，从而抑制肿瘤生长。临床主要用于转移性结直肠癌等的治疗。贝伐珠单抗的特殊不良事件：胃穿孔（包括胃肠道穿孔或胃肠道瘘形成、腹腔脓肿）；鼻中隔穿孔是其严重的并发症；涉及内脏瘘的形成，需要干预治疗的伤口裂开及伤口愈合并发症；出血；动静脉血栓事件；高血压；蛋白尿；可逆性后部白质脑病综合征（PRES）。

2. 西妥昔单抗。西妥昔单抗主要是拮抗表皮生长因子受体（EGFR）信号转导通路后抑制由该受体介导的肿瘤增殖，主要用于转移性结直肠癌。西妥昔单抗的特殊不良反应为皮肤毒性，包括皮疹、皮肤干燥、脱屑和甲沟炎，皮疹多见痤疮样皮疹。有 3% 的严重输液反应，致死率低于 0.1%，其中 90% 发生于第一次使用时，以突发性气道梗阻、荨麻疹和低血压为特征。其他不良反应包括腹泻、肺间质改变和低镁血症等。

以上这些不良反应需要医务人员严密观察，若发现问题应及时向医师反映。

二、化疗药物

1. 氟尿嘧啶。氟尿嘧啶为嘧啶类抗代谢药，主要治疗消化道等肿瘤。主要不良反应是恶心、食欲减退或呕吐，偶有腹部不适。使用一般剂量时不良反应都不严重，皮肤黏膜炎反应较严重，易形成静脉炎，应予以重视。此外，还可见骨髓抑制、心肌缺血及神经毒性。

2. 奥沙利铂。奥沙利铂属于铂类衍生物，通过产生烷化结合物作用于DNA，形成链内及链间交联，从而抑制DNA合成及复制。用于与5-氟尿嘧啶和亚叶酸（甲酰四氢叶酸）联合应用于转移性结直肠癌、原发肿瘤完全切除后的III期结肠癌治疗。主要不良反应：骨髓抑制（红、白细胞及血小板均减少），消化系统（恶心、呕吐和腹泻）。神经系统以末梢神经炎为特征的周围性感觉神经病变。

3. 伊利替康。伊利替康与拓扑异构酶I-DNA复合物结合并阻止拓扑异构酶I与DNA单链解离，使得拓扑异构酶I造成的DNA单链的断裂不可恢复。主要用于成人转移性大肠癌等的治疗。主要不良反应：迟发性腹泻（若救治不及时，可能是致命性的），恶心，呕吐，还可见骨髓抑制（红、白细胞及血小板均可降低）等不良反应。

护理上配置药品时注意查对，限制滴速，给患者做好宣教，建议对药物的不良反应进行严密观察，若出现不良反应则及时通知医师，配合医师及时处理并做好记录，静脉用药建议使用中心静脉导管，给患者保暖，做好心理安抚及护理。

三、症状治疗药物

（一）缓解腹痛的药物

阿托品类。腹痛是造口患者常见的不适反应，腹痛时常使用阿托品类药物解痉，阿托品的主要药理作用是解除平滑肌痉挛，量大时可以解除小血管痉挛，改善微循环，同时抑制腺体的分泌，解除迷走神经对心脏的抑制。但阿托品的不良反应较多，服用阿托品类药物之后，常见的不良反应包括胃动力低下，胃、食管反流，便秘、出汗减少、口渴、口鼻咽喉干燥、畏光、视物模糊、皮肤潮红、排尿困难（尤其是老年人）。

（二）缓解腹胀的药物

1. 腹胀可以选用二甲硅油、莫沙比利等，前者的主要作用是促进厚的泡沫层破裂和液体流动，减少腹内气体的产生，后者主要促进胃肠蠕动，减轻腹胀。

二甲硅油的不良反应轻微，偶有胃部不适和腹泻等，莫沙比利的主要不良反应表现为腹痛、腹泻、口干、皮疹及倦怠、头晕、心电图异常等，为一次性反应，减量或停药可消失。

2. 腹泻可选用药用炭，该药具有巨大的表面积，能有效地从胃肠道吸附肌酐、尿酸等有毒物质，将这些引起腹泻的有毒物质排出体外，减轻腹泻症状。少数患者可出现轻微腹泻，可减少剂量继续服用。

护理上建议对药物的不良反应进行严密观察，主要是阿托品化和中毒症状的观察与分析，若出现不良反应应及时通知医师，应配合医师及时处理并做好记录，口服用药治疗一些疾病既简单又方便，也是很容易被大家接受的一种治疗途径。口服药物要通过胃肠道的吸收来达到药物治疗的效果，这很容易引起一些不良反应。有关报道显示，口服药物引起的消化道不适大概占全部药物不良反应的 20% ~ 40%，因此，责任护士应管理好口服用药，督促患者按时、按量、按疗程正确服用，做好心理安抚及护理。

四、肠造口的相关药物治疗及护理注意事项

造口术后，造口黏膜及胃肠动力出现异常情况时需要用药物进行治疗，药物的治疗对肠造口会带来一定的影响，所以要密切关注用药后肠造口黏膜的色泽及功能状况。

（一）改善造口血液循环的药物

1. 药物的使用

造口术后，由于疾病本身的原因或操作者在将肠管提出腹壁时，造成肠系膜

的扭曲，或缝线过紧等原因，造口的血运出现不同程度的障碍，造口黏膜缺血，黏膜颜色发紫发黑，临床上常常给予罂粟碱治疗。罂粟碱对血管、心脏或其他平滑肌有直接的非特异性松弛作用，作用机制可能是抑制环核苷酸磷酸二酯酶引起，可改善胃肠道等内脏痉挛，改善造口黏膜血供。成人常肌肉注射：每次 30mg，每日 90 ~ 120mg 或遵医嘱。

2. 护理注意事项

（1）服药期间，注意关注肝功能监测项目，如嗜酸性粒细胞、丙氨酸氨基转移酶、碱性磷酸酶、门冬氨酸氨基转移酶及胆红素是否增高。

（2）由于存在“窃流现象”（对脑及冠状血管的作用不及周围血管，可使中枢神经缺血区的血流进一步减少），所以对于心绞痛、新近心肌梗死或卒中需谨慎。

（3）用药期间，注意观察造口黏膜的血运改善情况。如有异常情况，应及时通知医师处理。

（二）改善肠造口胀气的药物

1. 当造口患者出现腹胀、消化不良等肠蠕动减弱症状，且患者主诉造口处 3 日以上无粪便排出时，遵医嘱给予其刺激胃肠动力的药物。很多药物可以增强胃肠动力，但不能增加胃及十二指肠的协调运动，以增加有效胃排空。例如，M 胆碱受体激动药和胆碱酯酶抑制药，会增加胃液、胰液等腺体的分泌，从而增加造口的护理难度及皮炎的发生率。相对而言，选择多巴胺 D2 受体拮抗药可以增加食管下部括约肌的张力，影响胃收缩力，改善胃、十二指肠蠕动的协调性，促进胃排空。5-HT4 受体激动药能增加食管下部括约肌的张力，增强胃收缩力并增加胃、十二指肠的协调性，如服用西沙比利、莫沙比利等，该药偶可引起心律失常，要注意心脏病患者禁用。

2. 护理注意事项

（1）控制体重。

（2）很多药物对胃肠黏膜都有刺激作用，建议服药时用 200 ~ 250ml 白开水送服，保持上身直立的站（坐）位30分钟。

（3）要特别注意：使用胃肠动力药时，要排除任何肠管的梗阻情况，密切关注肠造口的血运情况，防止肠黏膜的缺血坏死及穿孔的发生。

（三）泻药

1. 药物

当造口患者出现腹胀、腹部膨隆，且2日以上不排粪便或排便困难，排便时伴有腹痛等肠管痉挛症状，排除其他原因引起的机械性梗阻时，可以考虑服用泻药。泻药是刺激肠蠕动、软化粪便、润滑肠道、促进排便的药物。临床上可分为三种泻药：渗透性泻药、刺激性泻药和润滑性泻药。

渗透性性泻药临床常用乳果糖，该药口服不吸收，进入肠道后被细菌分解成乳酸，可刺激结肠局部渗出，引起结肠内容积增加，肠蠕动增强而促进排便，具有促进肠蠕动和改善肠道微环境等作用。

刺激性泻药，也称接触性泻药。主要作用是刺激结肠推动性蠕动，产生泻下作用。酚酞（果导）口服后与碱性肠液发生反应，形成可溶性钠盐，导泻作用温和，用药后6～8小时生效，排出软便。

润滑性泻药：通过局部润滑并软化粪便发挥作用。临床上常用的润滑性泻药有液体石蜡、甘油等，液体石蜡油是一种矿物油，胃肠道给药不被肠道消化吸收，同时妨碍水分的吸收，起到润滑肠壁、湿润粪便的作用。由于其润肠通便的作用比较温和，适用于老人和幼儿便秘。

2. 护理注意事项

（1）酚酞有肠肝循环，服药后维持时效较长，达3～4天，所以中途不可补加药物，以免导致药物蓄积。

（2）酚酞主要由肾脏排出，发生化学反应，尿液为碱性，呈红色。

（3）注意不良反应：注意观察药物不良反应，如过敏反应，肠绞痛，心、肺、肾损害，以及出血倾向等。

（4）用药期间注意补充水分和电解质。

（5）用药期间注意保护好肠造口皮肤，以免发生刺激性皮炎。

（四）止泻药

1. 药物感染等原因引起的胃肠道频繁地蠕动（如肠道感染等），或胃肠消化吸收存在一定的问题，都会引起造口腹泻。对于因药物治疗后，腹泻症状不能缓解，腹泻仍然剧烈而持久存在者，可适当给予止泻药对症处理，以缓解腹泻。常用药物有阿片制剂、洛哌丁胺、地芬诺酯、鞣酸蛋白、药用炭等。阿片制剂主要作用是减慢肠蠕动，使胃排空延迟，从而减少腹泻的发生次数；盐酸洛哌丁胺的作用主要是抑制肠道蠕动，从而达到止泻的效果。机制为与肠壁的阿片受体结合，抑制乙酰胆碱和前列腺素类的释放，从而减少推动性蠕动，增加肠道转运时间；地芬诺酯是通过抑制胃肠推进性蠕动发挥止泻作用；鞣酸蛋白与肠黏膜表面形成沉淀，在肠黏膜表面形成保护膜，抑制炎性渗出，发挥收敛、止泻作用；药用炭能吸附肠道内液体、毒物等而发挥止泻和阻止毒物吸收作用。

2. 护理注意事项

（1）腹泻会使粪水性皮炎发生率增加，所以要加强造口护理，在病情允许的情况下，使用凸面底盘加腰带加固，注意使用附件产品，增加造口底盘更换次数。

（2）阿片类药物具有成瘾性、中枢及呼吸抑制等特点，要注意正确使用药物，观察生命体征，尤其是呼吸、神志等。

（3）由于胃肠液中的钾离子含量较高，腹泻常导致钾离子过多丢失，要注意补充钾离子。

（4）对于消化不良性腹泻，可用胰酶替代疗法。

（5）注意补充水分和电解质。

（6）注意维持肠道微生态环境，注意抗生素的规范使用。

（7）因药用炭影响维生素、抗生素、乳酶、消化酶的吸收，所以应警惕，必须使用时，应注意隔开时间。

（8）对于儿童，在服药过程中，要注意补锌，补充锌有利于缩短腹泻病程，减轻病情，并预防之后的 2 ~ 3 个月发生腹泻。

第七节　治疗造口并发症的 MDT 团队

恶性肿瘤多学科诊疗团队受启发于教学医院的危重和疑难病例的会诊制度，但又有所不同。从 1995 年英国众议院率先规定恶性肿瘤患者必须接受 MDT 团队诊治开始，发展到现在，MDT 已成为全世界大型医院及肿瘤防治中心的工作模式。多学科合作的核心理念是“以患者为中心”，这恰恰顺应了医疗安全管理的要求。中国有句古话叫“牵一发而动全身”。造口看似一个简单的“器官”，但是营养它的血液随着血液循环可以到达心、肝、脑、肺，而在不同程度上影响这些器官。同理，造口本身又受着全身其他脏器的制约和影响。造口问题绝不是简单的局部因素，是需要结合患者的全身情况来考虑的，这样才能找出真正的病因，从而在治愈它的过程中，实现边际效应的最大化。这就涉及多个系统、多个科室、多个团队的合作，因此，组建 MDT 团队来研究和解决造口问题就显得既迫切又重要。

造口伤口涉及了多学科的专业知识，只有多学科团队的合作，才能达到最佳的治疗效果。多学科团队涉及造口门诊、营养科、药学科、胃肠外科、内分泌科、康复科、疼痛科、血管科、心理门诊、显微外科、整形外科等学科，需要这些学科的知识交叉与渗透，最应强调的就是医护一体化合作，相信未来通过 MDT 团队的互助及医护合作，可以很好地带动造口伤口专业的长足发展。

一、肿瘤肠造口多学科合作治疗的重要性

（一）治疗的规范性与统一性

传统的患者在就诊时若涉及不同系统的问题，要找不同科室的医师进行诊治，而各个科室医师的知识又受限于自己的专业领域，喜欢仅从自己的专业角度考虑

问题，缺少整体的统一诊疗模式，只能是头痛医头，脚痛医脚，而且在各自的相互治疗中是否存在冲突和矛盾，无人问津，况且每个医师并不固定且每个医师的思维方式不同，这就会产生多个治疗方案，那么该听谁的？MDT 团队里的成员基本上都是本专业的精英专家，他们提出的方案都代表了本专业的前沿水平。他们聚集在圆桌会上，畅所欲言，互相讨论，拿出最有利的证据说服彼此，最后形成大家都认可的意见，在治疗上具有协同性，在合作上具有共识性，在循证上具有科学性，可以提供最佳的治疗方案。

（二）减少了传统多科挂号的环节

传统的患者在门诊就诊时，是以某一最先出现的症状挂号就诊，在就诊过程中又发现了次发的症状，就建议挂某某科，患者就又得排队挂下一个科室的号，这样无形中浪费了很多宝贵时间，这种“片诊断”的后果是既消耗了精力，还有可能错过了最佳治疗时间。比如，一个造口伴有腹部伤口垜开的患者来造口门诊就诊，患者首先挂了造口门诊的号，但目前患者的情况有些复杂，所以得继续挂普外科医师的号，请普外科给予处理，普外科又发现患者有糖尿病病史，影响伤口的愈合，得继续挂内分泌科的号……患者的时间全浪费在了挂号的路上。

（三）团队中的各个成员合作共赢，提高了整体运作效率

MDT 的各个成员，通过 MDT 会议后，对患者的情况有了基本的认识，大家分工合作。比如，造口治疗师在医师指导下为患者提供最恰当的治疗护理方案，营养师会给患者提供最适合患者的营养产品，以促进伤口的愈合。药学部结合患者的实际情况给出最科学的用药指导，内分泌科给出患者最合适的血糖调整和监测方案，疼痛科在造口旁伤口处理过程中管理好疼痛，心理门诊做好患者的心理咨询及指导等工作，患者伤口的愈合时间明显缩短，对医院的评价提高，整体满意度也更高了。

二、肿瘤肠造口多学科治疗科室

（一）营养科

营养是影响造口伤口愈合的重要因素。人体的任何组织和器官都以蛋白质作为重要的组成成分，所以人体在生长过程中就包含着蛋白质的不断增加。伤口的生长也是如此，蛋白质的缺乏可以减慢新生血管的形成，影响成纤维细胞的增殖和肉芽组织的形成，也会影响免疫球蛋白的合成，同时也影响吞噬细胞的吞噬功能，使组织修复缓慢，影响伤口的愈合。维生素是维持生命活动过程中必需的一类微量低分子有机化合物。维生素 C 是中性粒细胞产生过氧化物杀灭细菌必需的生物因子；维生素 A 可维持上皮细胞的健康，且参与免疫和抗氧化功能，抑制肿瘤的生长；维生素 E 具有调节血小板黏附力和聚集的作用，对于伤口出血期具有止血的作用；维生素 B1 可促进乙酰辅酶 A 减少，影响乙酰胆碱的合成，易引起胃肠蠕动减弱和消化不良等；微量元素 Ca^{2+} 参与止血作用；锌具有促进伤口愈合的作用；铜、铁、锰、碘等微量元素参与机体蛋白质合成过程。这些营养可以通过营养师与患者的有效沟通，制订营养食谱，让患者合理饮食，促进造口伤口的愈合。

（二）药学部

例如，临床中遇到一例肺炎克雷伯氏菌感染的造口旁伤口，造口治疗师给予常规抗菌敷料换药 13 次，未见明显效果（疼痛评分仍在 5 分以上，伤口面积未见缩小，每次揭开伤口，伤口床被伪膜覆盖），伤口 3 个月不愈合。请示当地药师，经医师同意，给予全身氧氟沙星和头孢大剂量抗菌治疗 2 周，局部撒抗菌优粉末 1 周，伤口出现上皮化迹象。造口伤口术后化疗、免疫治疗及靶向治疗包括一些普通的药物治疗需要规范的药物指导。如难愈合的造口并发症会用到药物（如抗菌药物等）和一些湿性敷料，它们之间有无拮抗，应该如何宣教？给予抗菌药物的血药浓度监测及合理使用的方法及原因？化疗药物的用药顺序和原因？造口患者的常用药物及服用注意事项？药物不良反应发生的原因及如何规避？造口患者出现不适症状，结合自己的个体情况该使用什么药物？造口患者一些常用药物的药动学和药效学是怎样的？造口患者治疗用药的不良反应如何观察？药学部应帮助造口治疗师，为其提供正确的药理学指导，使药物的不良反应降到最低。

（三）内分泌科

目前全球糖尿患者约 2 亿，我国的糖尿患者约 5000 万，糖尿病是由遗传和环境因素共同作用而引起的一组以糖代谢紊乱为主要表现的临床综合征。糖尿病患者容易出现伤口，且伤口难以愈合。因其免疫细胞功能和因子功能低下，表皮中负责免疫应答的朗格汉斯细胞功能受损，容易形成伤口；其他吞噬细胞功能障碍，致使患者的伤口愈合力下降，容易引起感染，糖尿病患者又存在周围血管疾病，影响局部血液循环，创面炎性反应弱，直接影响了伤口生长中的炎性反应，延迟了伤口的愈合，所以需要内分泌科的专家加入 MDT 团队，帮助调节血糖，使其维持在一个正常水平，以利于糖尿病造口伤口的愈合。

（四）疼痛科

缺血、感染会引起伤口疼痛，World Union of Wound Healing Societies（WUWHS）要求责任护士在伤口护理造口并发症的患者时一定要采用 Wong - Baker 表情评估工具、视觉模拟标尺、数字等级评估工具进行疼痛评估，在敷料更换前后要进行评估记录，要全程使用湿性敷料减轻疼痛，要借助 MDT 团队中的疼痛专家指导责任护士针对有造口并发症的患者进行有效的评估，采取有效的措施，帮助造口患者减轻疼痛，使他们在无痛中顺利度过造口并发症的处理过程。

第八节　造口手术的快速康复策略

近年来，我国直肠癌发病率逐年增加，且发展趋于年轻化。因该病早期症状不典型，往往不易引起人们的关注，随着肿瘤的发展，瘤体逐渐增大或向肠壁深部浸润，表现出便血、腹泻、腹泻与便秘交替、局部腹痛等症状，一旦发生这些症状，患者需进行肠镜检查，若病理确诊，在病情允许的情况下应首先选择手术治疗。为促进患者早日康复，使其早日投入到工作及学习中，需要引入快速康复护理的理念。

快速康复护理是一种以促进患者有效康复、改善生活质量、提高自理水平为理念的新型护理方式。快速康复的护理内容有：

1. 做好预造口患者的心理疏导，术前向患者详细讲解手术注意事项、手术操作步骤、可能获得的疗效及患者需配合事项，让造口志愿者参与说服患者，鼓励其接受造口的勇气，可预先给予造口定位，在定位部位给予佩戴造口袋，使患者早日适应造口的生活，并对患者进行术前宣教、心理疏导。

2. 不做术前机械性肠道准备，术前 6h 患者可自行进食，并给予患者 5% 葡萄糖氯化钠注射液 800ml 进行补液，给予 12.5% 碳水化合物 300ml 口服，消除患者的恐惧情绪，最大限度地保持胃肠潜在功能。

3. 简化常规准备，术前不给予抗生素预防性使用，可以减少肠道菌群的破坏，不常规置入胃管，可以减少患者的不适感。

4. 术中提供保温干预，并限制患者补液量在 1500ml 内，保持机体内环境稳定，减少细胞水肿及保护心脏功能。

5. 改变术后肠蠕动恢复前的进食习惯，术后患者恢复清醒后，即指导患者少量饮水，进食少量流质食物，术后清醒 8h 时饮用 200ml 糖盐水，在术后 1 天予进流食（术后康复营养粉、舒益健），人工肛门袋排气后给予半流食。

6. 提倡早期活动，术后清醒后指导家属协助患者进行四肢舒伸、翻身，指导拍背、咳痰、握拳、按摩耳穴和脚心，术后 4h 漱口并吹气球，再过 4h 给予嚼口香糖，术后 24h 指导患者在病床上进行全身伸展运动，拔除尿管（之前 4h 夹闭尿管膀胱训练），术后 2 天可离床进行活动。

7. 控制和减轻疼痛，加强给予患者口服或静脉镇痛药物，减轻患者术后疼痛。

8. 加强心理干预，通过公休座谈会，为患者提供交流与学习的机会，鼓励患者从事力所能及的活动，如剪纸、绘画、下象棋、养殖植物及观赏鱼等，对于知识层次较高的患者，鼓励其参与病房的建设，为科室出谋划策，培养其主观能动性，为其回归社会，恢复特定社会角色做准备。

9. 培养自理能力，仔细讲解造口袋的使用方式及注意事项，避免因渗漏而导致并发症的产生。让患者积极地参与到自我护理过程中，考核合格者可颁发玫瑰花或科室自制合格证书以示激励。

10. 做好出院指导，因造口水肿的消失，造口形状的改变，了解造口装置的选择是否适合患者，加之为了解患者对造口护理的适应程度，要求患者出院后 2 周必须到造口门诊复查，要求患者加入科室造口宣教群，以便与患者保持联系，做好院外延续跟踪指导。

11. 建立造口患者护理登记卡，保留患者的全程护理记录，以备患者门诊就诊时得到全面评估，实施准确的护理方案，同时也便于开展科研。

第四章

肿瘤常见造口并发症的症状及处理

第一节　肠造口并发症的概述

肠造口是肛肠外科常见的手术方式，从某种意义上来说，肠造口挽救了患者的生命，为患者的后续治疗提供了时间和保障。但肠造口由于粪便改道破坏了人体的正常生理结构，给患者的生活带来不便，影响了其正常的社交，同时由于手术、造口护理不当或个体体质等原因，产生各种造口黏膜及皮肤并发症，这些并发症的产生和存在会严重影响患者的生活质量，使本来就很痛苦的肿瘤造口患者雪上加霜，而且这些并发症如处理不及时还会带来较严重的后果，有些并发症甚至会危及生命。

本章节重点从造口并发症产生的原因、病理基础、临床表现、预防及处理措施五方面来系统讲解造口并发症相关知识及处理方法，并提供了大量少见的病例图片，希望能为阅读本书的医护人员提供一些资料参考，来帮助广大患者，解除患者痛苦，挽救患者生命。

一、肠造口并发症的定义

肠造口并发症是指各种原因（术者、照护者、患者等）引起的造口黏膜及皮肤并发症，这些并发症会引起造口及造口周围皮肤细胞形态和功能的改变。这种并发症产生、存在与治疗的目的相违背，给患者的身心带来痛苦和伤害。

二、肠造口的流行病学情况

据报道，国外肠造口并发症的发生率为 11% ~ 60%，国内为 16.3% ~ 53.8%，平均为 20.8%。另据相关文献显示，全国每年约有 10 万名患者接受肠造口手术，肠造口并发症发生率大约为 36%。

三、肠造口并发症的分类

按发生时间的长短，肠造口并发症可以分为近期并发症和远期并发症，近期并发症是指在术后即刻发生或在住院期间发生的并发症。如造口（黏膜）水肿、造口坏死、造口缺血、造口出血、造口皮肤黏膜分离等。远期并发症是指在患者出院后随访或返院时发现的并发症。如粪水性皮炎、造口回缩、造口旁疝、造口脱垂等。按部位，肠造口并发症可以分为造口并发症和造口周围皮肤并发症，肠造口（黏膜）并发症主要包括肠造口水肿、肠造口出血、肠造口坏死、肠造口脱垂、肠造口皮肤黏膜分离、肠造口黏膜缺血、肠造口回缩、肠造口狭窄、肠造口肉芽肿、肠造口溃疡、肠造口旁瘘和肠造口黏膜增生 12 种。肠造口周围皮肤并发症主要包括皮炎（机械性、粪水性、过敏性）、毛囊炎、黏膜移位、假疣性皮肤增生、真菌感染、银屑病、造口周围静脉曲张、坏疽性脓皮病、放射性皮炎和造口处肿瘤 12 种。

四、肠造口并发症的发生机制

1. 粪水性皮炎（潮湿相关性皮炎）的发生机制为肠造口患者的粪便由腹壁肠造口排出，一旦通过底盘渗漏到造口周围皮肤，若处理不及时，造口周围皮肤就会较长时间暴露和浸渍在粪水中，而粪水中含有多种消化酶，会腐蚀并破坏皮肤的正常结构，引起正常皮肤角质层细胞结构和功能改变，导致粪水性皮炎。粪水性皮炎的发生机制主要有以下三方面：①皮肤水分过多，造口患者（尤其是回肠造口患者）失去大肠对食物残渣中水分的重吸收功能，粪便水分含量较高、过多的水分渗入皮肤角化细胞中，导致细胞水肿，出现浸渍现象；②酶的刺激，在肠道漏出的大量消化液中除胃液、胆汁、胰液外，还包括小肠黏膜腺体分泌的含有多种酶的碱性肠液。这些酶刺激皮肤，发生炎症反应；③皮肤 pH 值增高，由于人体皮肤表面存留着尿素、尿酸、乳酸、氨基酸、游离脂肪酸等酸性物质，所以皮肤表面呈弱酸性，pH 值为 5.0 ~ 5.5。正常皮肤呈弱酸性，在适宜的 pH 值范围内，才能维持防御的生理功能。小肠肠液是一种弱碱性液体，pH 值约为 7.6，碱性肠液的浸渍改变了皮肤的保护功能。

2. 生理薄弱环节的形成造口是肠管自腹壁提出，这样破坏了腹壁的完整性，容易形成旁疝。

3. 增加腹压，例如咳嗽、打喷嚏、剧烈运动或抱小孩等，容易形成造口黏膜脱垂。

4. 手术缝合在造口成形术中，对局部动脉和静脉压迫、扭曲或结扎，导致动脉缺血或静脉回流障碍，导致造口水肿或坏死，手术时腹壁内肌层展开口太小，导致造口狭窄。

5. 对造口产品过敏，会形成过敏性皮炎。

6. 免疫反应对缝线、铆钉的排异，局部感染造口皮肤黏膜分离和局部肉芽组织增生。

7. 造口袋粘贴不牢，导致渗漏，不能及时更换底盘，造成粪水性皮炎、假疣性皮肤增生。

8. 揭造口袋时用力过猛，将角质层皮肤损伤，造成剥脱性皮肤损伤。

9. 使用劣质造口袋，不透气，不使用造口附件产品，渗液反复刺激皮肤，或有远处肿瘤转移到造口周围，导致造口周围皮肤发生癌变。

10. 肝功能异常的患者会出现造口周围静脉曲张。

11. 手术过程中，黏膜组织被缝线带入破溃的皮肤组织，导致黏膜组织异位。

12. 患者肥胖，肠管外露部分张力加大，导致造口回缩。

13. 造口产品的使用不规范（裁剪等），导致黏膜割伤等。

14. 医护宣教不到位，患者知识缺乏，患者不会更换造口袋或者患者在居家期间不会识别造口皮肤黏膜的异常情况，导致造口皮肤黏膜并发症。

第二节　造口并发症的病理学基础与意义

造口是由肠细胞、肠组织和周围皮肤细胞和间质共同组成的，一旦护理不当或存在其他原因，就会有适应与损伤、局部血液循环障碍、炎症及肿瘤等病理学变化，以及治疗干预后的组织修复过程。下面将探讨与造口并发症相关的一些病理学现象。

一、细胞和组织的适应定义

细胞和组织的适应定义是细胞和由其共同构成的组织、器官对于内外环境各种有害因子的刺激作用而产生的非损伤性应答反应。适应在形态学上主要表现为萎缩、肥大、增生、组织转化（化生）；适应的实质是细胞生长和分化受到调整的结果，是正常细胞与损伤细胞之间的一种状态。

二、适应的分类及特征

（一）萎缩

1. 定义：已发育正常的实质细胞、组织或器官体积的缩小称为萎缩。

2. 分类：生理性萎缩、病理性萎缩、压迫性萎缩、适用性萎缩、去神经性萎缩、内分泌性萎缩 6 种类型。

3. 形态学特征：大体可见组织器官体积缩小，重量减轻，色泽变深，质地变韧。镜下可见实质细胞体积缩小，数量减少，胞质内可见紫褐色颗粒，间质常增生。

4. 代谢及功能变化：蛋白合成减少，分解增加；细胞功能下降。

5. 与造口并发症的关系：据临床观察，造口术后 1 ~ 2 周可出现不同程度的细胞萎缩、造口整体回缩的现象，机制尚不清楚，故建议患者于出院后 2 周到造口门诊复查，以观察现有造口底盘是否合适，造口居家护理是否到位。

（二）肥大

1. 定义：已发育正常的实质细胞、组织和器官体积的增大称为肥大。

2. 分类：分为生理性肥大和病理性肥大两类。

3. 形态学特征：大体可见组织体积增大，重量增加。镜下可见实质细胞体积增大。

4. 代谢及功能变化：蛋白合成正常或减少，分解减少，器官功能正常或下降。

5. 与造口并发症的关系：造口肥大，各种原因导致的肠管肥大都可能导致造口黏膜的肥大，积极寻找原因，合理使用大造口底盘，采用大底盘处理大造口，避免卡压造口黏膜及基底。

（三）增生

1. 定义：已发育正常的组织、器官内实质细胞数量的增多称为增生。

2. 分类：生理性增生和病理性增生。

3. 形态学变化：大体可见组织体积增加。镜下可见实质细胞数量增加。

4. 代谢和功能变化：蛋白合成增加，分解增加，器官功能正常或下降。

5. 与造口并发症的关系：造口黏膜的息肉是造口黏膜细胞增生的结果，在更换底盘时动作应轻柔，防止摩擦；10 ~ 14 天待皮肤黏膜连接处愈合后，要及时拆除缝线，以免发生刺激性增生。

（四）组织转化

1. 定义：一种分化成熟的细胞类型被另一种分化成熟的细胞类型所取代的过程称为组织转化。

2. 分类：鳞状上皮组织转化、肠上皮组织转化、结缔组织和支持组织转化。

3. 形态学变化：大体可见局部组织发生变化，如慢性萎缩性胃炎形成肠上皮组织转化。镜下可见组织中存在具有分裂增殖和多向分化能力的幼稚未分化细胞或干细胞横向分化的状况。

4. 代谢及功能变化：蛋白质合成分解没有明显的变化，出现不同功能的细胞。

5. 与造口并发症的关系：造口患者的肠黏膜具有分泌肠液的作用，如果黏膜反复摩擦，甚至存在炎性的刺激面，会导致黏膜发生组织转化。

三、细胞和组织损伤

细胞和组织损伤指因细胞膜的破坏，活性氧类物质的损伤，活性氧类物质的存在，细胞内高游离钙的损伤，缺氧的损伤，化学性损伤或遗传变异等原因导致的细胞变性或死亡的病理学变化。从损伤的结果分类，可以分为可逆性损伤和不可逆性损伤两种类型。

（一）可逆性损伤——变性

细胞和组织损伤的类型很多，包括细胞水肿、脂肪变性、玻璃样变性、淀粉样变性、黏液性变性、病理性色素沉着、病理性钙化 7 种，这里仅论述与造口并发症有关的损伤（细胞水肿、玻璃样变性、淀粉样变性、病理性钙化）。

1. 细胞水肿

（1）定义：指细胞内钠、水的过分积聚，称细胞水肿，或水样便。

（2）病因及发生机制：缺氧、感染、中毒等的影响，致线粒体受损，ATP生成减少，细胞膜上的钠泵受损，使细胞膜对电解质的主动转运功能发生障碍。

（3）形态学变化：肉眼可见器官体积增大、肿胀，边缘变钝，透明度降低。光镜下可见初期细胞肿胀，胞质内出现粉染细颗粒（颗粒变性）。电镜下可见这些粉染细颗粒为肿胀的线粒体和扩张断裂的内质网；钠、水进一步增多，胞质变得较为透明，胞核也相应增大、染色变淡，整个细胞膨大像气球，又称气球变。电镜下同时可看到胞质基质疏松变淡，线粒体肿胀及嵴变短、变少甚至消失；内质网则广泛解体、离断和发生空泡变。

（4）与造口并发症的关系：造口黏膜水肿是造口常见的并发症，与术后缝线过紧影响静脉及淋巴回流、低蛋白血症、黏膜嵌顿等原因有关，需要早期观察，早期发现，采取必要的措施。

2. 玻璃样变性（结缔组织玻璃样变）

（1）定义：细胞内或间质中出现 HE 染色为均质红染半透明状的蛋白蓄积称为玻璃样变性，又称透明变性。

（2）病因及发生机制：慢性炎性刺激，创伤愈合后的纤维瘢痕组织。

（3）形态学变化：胶原蛋白交联、变性、融合，增生的胶原纤维增粗，其间少有血管和纤维细胞，肉眼呈灰白色，质韧半透明。在造口旁皮肤的瘢痕组织内常见。

（4）与造口并发症的关系：造口皮肤黏膜分离治愈后部分患者会存在纤维瘢痕组织，影响造口的扩张，导致造口的狭窄，科学、规范地指导患者扩张造口，是造口护理者必须掌握的技能。造口周围伤口愈合后形成的纤维瘢痕组织，由于缺少弹性，且存在凸凹面，影响造口袋的粘贴，临床上需要采取一定的技术解决这个问题。

3. 淀粉样变性

（1）定义：细胞间或小血管的基底膜有淀粉样的蛋白质 – 黏多糖聚合物沉积称为淀粉样变性。

（2）病因及发生机制：原发性淀粉样变性原因不明，继发性淀粉样变性多为慢性病变诱发产生。

（3）形态学变化：淀粉样物质在 HE 染色切片中为淡红色均质状，电镜下则为丝状。显示淀粉样成色反应，遇碘为棕褐色。

（4）与造口并发症的关系：淀粉样变性发生在皮肤等处，在更换造口装置时应注意观察皮肤的颜色，观察有无存在皮炎等异常情况，发现异常情况应及早处理。

4. 其他罕见造口周围皮肤病理——钙化

（1）定义：在骨和牙之外的组织内有固态的钙盐沉积称为病理性钙化。

（2）病因及发生机制：营养不良性钙化，转移性钙化（摄入超剂量的维生素 D）。

（3）形态学变化：蓝色颗粒状至片块状，量多时可见为白色石灰样质块，沉积物主要是磷酸钙，其次为碳酸钙及少量铁、镁等物质。

（4）与造口并发症的关系：钙化发生在造口周围皮下组织，对该类患者更换造口装置时，一定要动作轻柔，最好使用具有观察窗的一件式术后造口袋，可以免除在腹部装造口袋时给患者带来的按压痛苦。

（二）不可逆性损伤——细胞死亡（坏死）

细胞死亡是细胞坏死的主要形态学标志，是以酶溶性变化为特点的活体内局部组织和细胞的死亡。

1. 定义：是以酶溶性变化为特点的活体内局部组织细胞的死亡。

2. 病因及发生机制：物理性、化学性的损害因子，细胞长时间的缺血、缺氧，营养不良等因素导致细胞膜通透性增高，致使细胞肿胀，细胞器变性或肿胀，失去功能，最后细胞破裂。

3. 形态学变化：主要表现为细胞肿胀，细胞器崩解和蛋白质变性。

（1）细胞核的改变是细胞坏死的主要形态学标志。表现为：①核浓缩，核的体积缩小，染色变深；②核碎裂，核染色质崩解为小碎片，分散在胞质中；③核溶解，染色质变淡，甚至只能见到核的轮廓。

（2）细胞质的改变：坏死细胞的胞质红染（嗜酸性增强），呈颗粒状。

（3）间质的改变：在各种溶解酶的作用下，基质崩解，胶原纤维肿胀并崩解断裂或液化。坏死的细胞和崩解的间质融合成一片模糊的颗粒状、无结构的红染物质。

4. 与造口并发症的关系：造口黏膜坏死是细胞发生一系列反应后的最终结果，它是一个由量变到质变的过程，在临床上应该严格观察黏膜的变化，一旦病情有变化，采取及时有效的护理干预措施（配合营养、理疗，注意观察黏膜变化，及时告知医师并配合医师正确执行医嘱，改善造口血运措施等），尽可能地挽救造口黏膜的坏死结局。

第三节 造口黏膜并发症

肠造口是为挽救患者生命不得已而采取的手术措施，肠造口的目的是重建正常的排泄功能，提高患者的生活质量，但肠造口术后住院期间及出院随访时都会因为手术本身、护理不当或者患者本身的病情原因引起各种肠造口并发症，肠造口并发症包括肠黏膜并发症和造口周围皮肤并发症。本节将重点论述造口黏膜并发症。

造口黏膜并发症有肠造口水肿、肠造口出血、肠造口缺血坏死、肠造口皮肤黏膜分离、肠造口回缩、肠造口狭窄、肠造口脱垂、肠造口肉芽肿、肠造口溃疡、肠造口黏膜缺血、肠造口旁瘘和肠造口黏膜增生12大并发症，下面逐一进行探讨。

一、肠造口水肿

（一）定义

肠造口水肿是指肠造口黏膜的肿胀，是肠造口术后最常见的并发症。该并发症在术后早期和晚期均可出现，任何类型的造口均可发生不同程度的水肿。一般造口黏膜水肿对机体不会造成很大影响，但严重者需要给予处理，要警惕嵌顿性水肿的发生（如图 4–1 所示）。

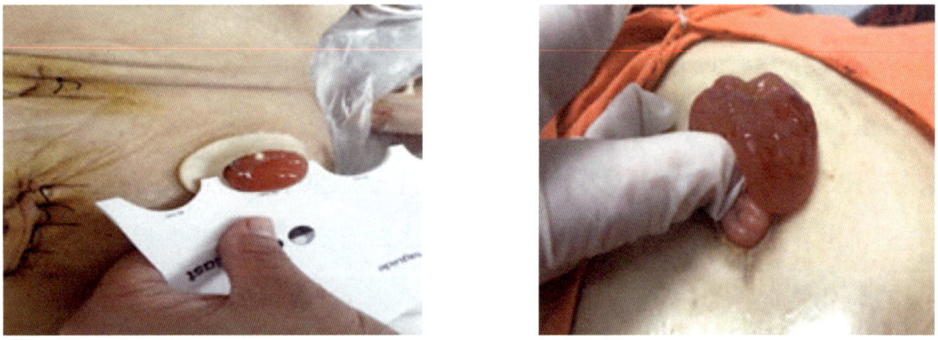

图 4-1　肠造口水肿

（二）原因

1. 手术创伤，导致肠管的应激反应。
2. 造口肠管外翻，引起嵌顿、静脉受压。
3. 术中肠管牵拉、扭曲致肠造口局部缺血、水肿。
4. 腹壁切口过小或瘢痕压迫影响造口血供。
5. 低蛋白血症。
6. 静脉受压，淋巴回流不畅。
7. 其他：患有糖尿病、高血压病、高脂血症的老年造口患者，伴有血管病变（影响供血和血液回流）、感染等。

（三）临床表现

1. 症状和体征：肠造口水肿可见造口体积增大，黏膜呈红色、粉红色、淡红色、青紫色改变，肠造口肿胀、发亮，造口黏膜皱褶部分或全部消失。轻度的肠造口水肿，表现为黏膜轻度肿胀、造口黏膜颜色不变、黏膜皱褶部分消失；重度的肠造口水肿，表现为黏膜体积明显增大、肠造口黏膜及黏膜下的微血管或细胞间隙组织液明显增多，可见充血的毛细血管，造口黏膜呈粉红色，肠造口黏膜皱褶完全消失，有稍触即破之感；肠造口在腹壁开口过小，会出现排便困难，周围皮肤隆起，可见肠型；静脉回流严重受阻的肠造口会出现黏膜颜色呈青紫色或暗红色改变；低蛋白血症可见黏膜呈淡红色改变。

2. 评估造口体积增大程度、发生时间，大小是否随时间变化；色泽，是否存在皱褶，黏膜颜色；底盘裁剪情况；蛋白水平及肝肾功能，造口局部及全身有无感染指征；血液循环是否存在异常情况；是否伴有高血压、高血脂造口的腹部出口是否狭窄，是否存在嵌顿性水肿等。

（四）处理

肠造口 2 ~ 5 天可见造口黏膜水肿，一般不必处理，于术后 6 ~ 8 周可以自然消退。如果造口黏膜水肿加重，呈灰白色，则需要处理。

1. 应检查造口血供是否充足，可用呋喃西林或 3% 高渗盐水湿敷，2 ~ 3 次 / 天，20 ~ 30 分钟 / 次，也可以用硫酸镁贴或生理盐水持续湿敷。

2. 用生物频谱仪外照射。

3. 若造口水肿长时间不缓解，应检查水肿的原因：

（1）若为静脉回流障碍引起，则应采取相应措施，松解局部组织，减少静脉压迫、受阻现象，保持静脉血流通畅。

（2）若为感染引起，则应根据药敏试验结果，选择有效的抗菌药物控制感染。

（3）伴有糖尿病、高血压病、高脂血症的老年患者应注意肠造口周围组织保持一定的松紧度，随时观察造口组织的血运情况，术后常规使用低分子右旋糖酐和丹参等活血化瘀药物。

4. 造口袋的正确选择。最好选用大造口底盘，选择透气性好、材质柔软的造口底盘，注意底盘裁剪不宜太小，比水肿造口基底大 2 ~ 3mm，以免黏膜受挤压，影响造口黏膜血液循环。

5. 遵医嘱配合医师纠正低蛋白血症，输蛋白前要遵医嘱给予抗过敏治疗，注意观察有无过敏反应，用生理盐水与其他药物隔开，以免产生不良反应。

6. 心理护理：做好患者的心理疏导，肠造口黏膜水肿一般不会对患者造成伤害，因其发生率虽然很高，但损害较小，且多数能自行缓解，即使较严重的造口并发症通过治疗和护理干预，症状也可以缓解，没必要紧张。

二、肠造口出血

（一）定义

肠造口出血是指从肠造口黏膜或肠腔流出的血性液体（如图 4–2 所示）。

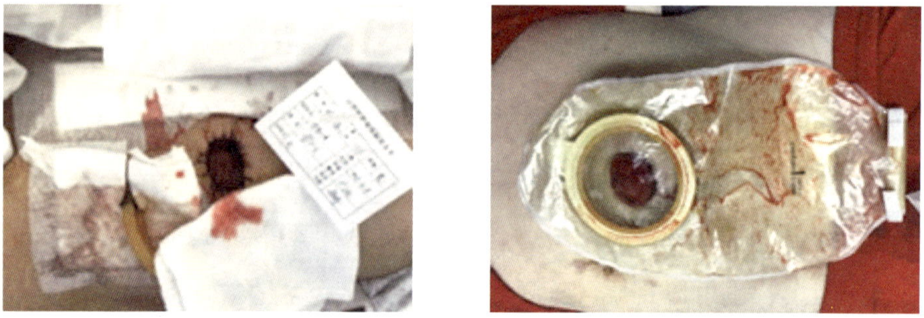

图 4–2　造口出血

（二）原因

肠造口黏膜暴露于外界环境中，黏膜下层分布有大量的血管、淋巴管，是肠造口容易出血的解剖基础。肠造口黏膜出血的主要原因有：

1. 术中止血不充分，腹壁切口或肠管小血管未妥善处理。

2. 肠系膜小动脉结扎线脱落。

3. 肠造口水肿。

4. 机械刺激（更换造口底盘等原因），损伤黏膜，导致毛细血管破裂出血。

5. 门静脉高压。

6. 药物及其他原因（长期服用抗凝药物）。

（三）临床表现

1. 主要症状常发生在术后 72 小时内，大多数为少量渗血，个别病例出血量较多。多数是回肠造口黏膜与皮肤连接处的毛细血管和小静脉出血。造口袋收集到血性液体。

2. 评估

（1）出血原因和部位（是腔内还是腔外）。

（2）记录出血持续时间和出血量。

（3）伴随的症状。

（4）造口产品的使用。

（四）处理

1. 撕除造口袋评估出血的原因和出血的位置，根据出血原因遵医嘱给予对症处理。

（1）若肠系膜小动脉未结扎或结扎线脱落，即刻拆开 1 ~ 2 针黏膜 – 皮肤缝线，寻找出血点，加以钳扎，彻底止血。

（2）若系造口底盘摩擦引起，则纱布压迫止血后，外涂四环素软膏保护并用凡士林纱布保护。

（3）结肠造口出血可能是由于结肠造口黏膜与皮肤连接处的毛细血管及小动脉出血，甚至更严重的可能是肠系膜小动脉出血，应该找到出血小动脉给予迅速结扎。

（4）若更换底盘时不小心碰破黏膜，导致造口周围渗血，用棉球按压 5 ~ 10 分钟后便可止血。临床上要小心更换造口袋，造口底盘开口要大于造口周围 2 ~ 3mm，避开开口过小引起造口周围黏膜缺血、糜烂性出血或摩擦性损伤而导致出血。

2. 也可使用造口粉或藻酸盐敷料压迫止血，若出血量较多较频，可以用 1‰ 肾上腺素溶液浸湿的纱布压迫或用云南白药外敷或云南白药棉球压迫止血，若无效，则行手术止血。

三、肠造口缺血坏死

（一）定义

肠造口缺血坏死是指供应肠造口的血管受损，导致肠造口血液循环中断，从而引起肠造口黏膜组织缺血坏死（如图 4-3 所示），这是一种严重的早期并发症，发生率为 1% ~ 10%，往往发生在术后 24 ~ 72 小时，多发生在单腔造口术后，坏死常局限于造口肠段的端缘，外置肠段全部坏死并延伸到腹腔内肠段而导致腹膜炎者较少见。

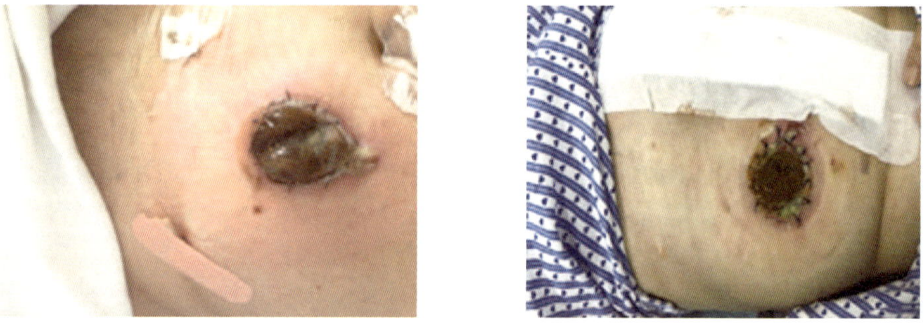

图 4-3　造口坏死

（二）原因

1. 压力因素：肠造口缝合过于紧密，使外置肠管肠端受挤压，影响血供；肠造口开口较小，导致供应造口的动静脉处于“瓶颈关闭”状态，毛细血管处于供血和回流双重受阻状态。

2. 血管因素：供应结肠、回肠造口的动脉血管受到损伤、牵拉、扭曲、压迫、栓塞等原因，导致造口黏膜严重缺血、坏死。

3. 术者原因：术者在游离肠段时，误伤或结扎供应肠造口的血管；术者将肠造口提出腹腔时，肠系膜发生扭曲，动脉痉挛，血流不畅；闭合肠管与侧腹壁间隙时，误结扎供肠血管；在腹膜外造口时，缝合后腹膜牵拉过紧，压迫造口肠管的血供。

4. 患者自身原因：肥胖，伴有全身血管闭塞性疾病，或伴有肠系膜血栓。

5. 护理原因：底盘裁剪过小，肠造口黏膜长时间受到挤压、紧缩，影响了毛细血管的血供；底盘裁剪不光滑，伴有毛刺，切割血管，引起血管挤压损伤，影响血供。

6. 肠梗阻时间过长，引起肠壁水肿，肠壁组织长时间缺氧、缺血，也是肠造口黏膜坏死的病理因素。

（三）临床表现

1. 坏死分度（症状和体征）

可将肠造口坏死分为三度：轻度，造口黏膜边缘暗红色或微呈黑色，范围不超过造口黏膜外 1/3，无分泌物增多或异常臭味；中度，造口黏膜外中 2/3 呈紫黑色，有分泌物和异常臭味，但是造口中央黏膜仍呈淡红色或红色，用力摩擦可见黏膜出血，造口皮肤无改变；重度，造口黏膜全部呈漆黑色，有大量异常臭味的分泌物，摩擦黏膜未见出血点，这时造口黏膜为严重缺血坏死。

2. 评估

（1）肠造口黏膜坏死程度。

（2）肠造口黏膜坏死深度。

（3）周围皮肤情况。

（4）排便情况。

（5）伴发症状（腹痛、腹胀等）。

（四）处理

1. 处理原则

（1）轻度坏死：减压，恢复造口黏膜血供，促进局部组织恢复再生功能，预防感染，待坏死组织慢慢脱落。

（2）中度坏死：同轻度坏死。

（3）重度坏死：原则上需要再次手术。一则，造口黏膜大范围坏死，治愈后内膜会形成疤痕，影响造口的延展性，形成造口狭窄；二则，造口黏膜重度坏死，必然伴有重要的动脉血管被阻断或栓塞。但还应结合临床，考虑患者的耐受程度。临床上通过适当检查（试管探测法等）发现仅造口游离缘局部坏死时，如果造口坏死平面不影响造口回缩者，待坏死界限清楚后，去除坏死组织，局部处理，观察造口黏膜的恢复情况及功能状况。否则应立即手术。

2. 处理方法

（1）轻度坏死

1）减压。解除所有压迫造口的压力，拆除围绕造口的凡士林纱布，拆除压迫血管的造口缝线。

2）抗感染，促进血供。用甲硝唑、外用呋喃西林溶液或生理盐水清洗坏死黏膜，用烤灯或生物频谱仪局部照射，每天 2 次，每次 30 分钟，照射后用康复新液持续湿敷。

3）药物治疗。遵医嘱给予每日注射罂粟碱，每次 30mg，每日 3 次，可以扩张肠管血管，改善造口血运。

4）医师要更精细化造口手术操作，要做“精品”，及时发现黏膜的供血不足情况，采取有效的措施控制和改善造口黏膜的缺血情况。

5）护士要注意正确选择造口袋和正确裁剪底盘，选择一件式透明袋，既方便观察黏膜血供，又可减轻对造口局部的压力；要掌握裁剪造口底盘的技巧和方法，对造口多点测量，绘制成曲线，裁剪光滑，比造口实际尺寸大 2 ~ 3mm，不能有毛刺，以免卡压和损伤造口黏膜。护士一旦观察到造口黏膜颜色有变化，应立即通知医师及时处理。

6）要做好患者的心理护理，当患者得知自己的造口黏膜坏死时，可能会以为自己的手术失败了，“末日”就快来到了，从而感到恐惧、绝望。护理上应耐心倾听患者主诉，让患者宣泄不满的情绪，站在患者的角度思考问题，对其表示同情、理解和支持，可以为患者讲授相关知识，给予其力量，并为患者提供心理疏导。

7）患者要积极治疗原发病，比如血管闭塞性静脉炎、肠系膜血栓等。

8）轻度、中度黏膜坏死不要急着清除坏死组织，随着医护人员采取了一系列措施，血运会慢慢恢复，坏死黏膜会慢慢消退，会被新的内膜逐渐取代。

（2）中度坏死：同轻度坏死。

（3）重度坏死：原则上要求再次手术，但还应结合临床和患者情况。

1）保守治疗

①保守清创治疗需要具备三点：a. 造口游离缘局部坏死，造口坏死平面不影响造口回缩；b. 患者身体情况不能耐受再次手术；c. 患者没有其他并发症（腹痛、恶心、发热）。

②保守治疗方法：当造口黏膜坏死界限清楚时，机械清除坏死组织，生理盐水冲洗伤口，清洁后局部撒造口粉、喷皮肤保护膜进行填充和保护，隔离粪便，促进肠黏膜愈合。患者平卧位时，暴露造口，利于黏膜恢复。为了确保粪便在排出过程中不直接污染黏膜缺损面伤口，在造口表面覆盖一层中间剪孔（同造口排便时出口大小）的油纱，油纱上放置带孔 7cm × 9cm 外科纱布敷料 1 ~ 2 块（中间按肠造口出口大小剪孔），将油纱和纱布重叠在一起，开孔正对造口出口，粪便溢出时浸渍在纱布上，及时更换纱布，下面有油纱遮盖，不会直接污染黏膜缺损处。若患者变换体位或直立行走，用盐水清理伤口后，在伤口面上喷造口粉和皮肤保护膜三层（间隔 12 小时再进行重复操作）。正常佩戴造口底盘和造口袋即可下地活动。

2）如果手术治疗患者坏死黏膜较深，伴有腹痛、恶心、发热等症状时，说明坏死已波及腹腔或正在向腹腔蔓延，即刻行手术治疗。

3）其他

①如果新增内膜坏死面较大，会有瘢痕形成，影响造口弹性，导致造口狭窄，应注意早期扩张造口。

②患者控制体重和积极治疗原发疾病。

四、肠造口皮肤黏膜分离

（一）定义

肠造口皮肤黏膜分离是指各种原因导致肠造口黏膜边缘与周围皮肤组织分离，形成一开放性伤口。分离深度从表浅到深部组织的全层分离，分离范围从部分到全周皮肤黏膜分离，多发生于术后 1 ~ 3 周（如图 4–4 所示）。

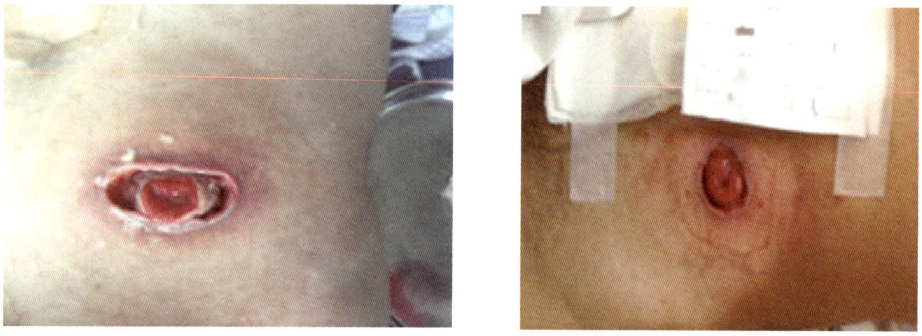

图 4-4　造口皮肤黏膜分离

（二）原因

1. 肠造口黏膜因素：肠造口部分黏膜缺血坏死，肠造口黏膜缝线脱落。

2. 周围皮肤因素：造口周围皮肤病，导致皮肤变形坏死，缝线脱落。

3. 腹压因素：各种原因导致腹压长期增高，加大皮肤黏膜缝合处的张力，影响伤口愈合。

4. 皮肤感染（脓肿等）：皮下积脓，导致缝线自行脱落，或需自皮肤黏膜结合处拆除缝线，排脓，处理感染灶。

5. 营养因素：患者术后发生并发症（如肠瘘等），禁食时间延长；肠外营养不能有效补充，机体处于负氮平衡、低蛋白血症或恶液质情况，皮肤黏膜分离处长时间不愈合，缝线过早脱落。

6. 药物因素：长期使用免疫抑制剂，长期使用类固醇制剂，抑制伤口愈合过程的炎性反应期，影响伤口愈合。

7. 疾病因素：糖尿病患者因血管因素，造成造口皮肤肠壁缝线处的组织愈合不良，在其他诱因（腹压、感染等）下形成开放性伤口。

8. 免疫反应：机体对缝线及吻合钉的排异，缝线及吻合钉作为异物进入体内，会刺激机体启动免疫反应进行排斥，对于敏感个体会发生较为明显的免疫反应，产生无菌性炎症，导致皮肤黏膜分离。

（三）临床表现

1. 症状出现在术后 1 ~ 3 周，可发现回肠造口和结肠造口处肠壁与腹壁皮肤的缝合处发生分离。

2. 分离处伤口皮肤及皮下组织裸露，伴或者不伴有坏死组织及脓性分泌物。

3. 由于皮肤黏膜分离会影响造口底盘的粘贴，导致粪便渗漏，渗漏的粪便及肠液会直接进入皮肤黏膜分离处伤口，患者会有不同程度的疼痛感觉。

4. 皮肤黏膜分离周边存在不同程度的皮炎，伤口局部存在红、肿、热现象，患者主诉疼痛。

5. 术后 1 周内出现全周皮肤黏膜分离者，会加大肠造口回缩的风险。

6. 极少部分肠造口皮肤黏膜分离患者存在潜行和窦道，处理伤口时患者会有剧烈的疼痛感。

7. 肠白塞氏病、坏疽性脓皮病患者皮肤黏膜分离伤口有迁延不愈，反复发作之势。

8. 造口作为患者术后的新生器官，给患者带来陌生感及压力感，患者会背负沉重的心理负担。如果再出现皮肤黏膜分离并发症，患者会产生深深的恐惧和焦虑感，担心手术出现变故，影响后期康复。

（四）评估

（1）局部

1）分离范围：是仅限于肠造口的某一周区发生皮肤黏膜分离还是全周区皮肤黏膜分离。

2）分离深度：分离深度达腹壁的哪一层，有没有波及筋膜。

3）伤口基底：有无感染、坏死及潜行，有无出血。

4）伤口的面积：会不会影响伤口的愈合时间，及需要考虑伤口缝合的必要性。

5）伤口渗液情况：渗液量、性质、颜色、气味。

6）周围皮肤的情况：红肿、浸渍、卷边及增生。

7）造口底盘渗漏时能否及时更换。

（2）全身

1）营养状况：BMI 指数、进食途径、营养的供给及消耗情况。

2）化验指标：蛋白质、电解质及微量元素的含量，肝肾功能、血常规指标。

3）有无合并疾病：如糖尿病、自身免疫性疾病。

4）用药情况：有无使用糖皮质激素及化疗药物。

5）心理状况：是否存在负性心理（恐惧、焦虑等）。

（五）处理

肠造口皮肤黏膜分离需要针对原因进行处理，在处理的方法上根据伤口床的特点选用湿性敷料进行处理，收到良好的效果。

1. 湿性敷料在伤口愈合上的优势

（1）保持伤口湿性愈合环境，有助于细胞爬行。

（2）促进肉芽组织形成和坏死组织的自我溶解。

（3）可以有效控制感染。

（4）避免揭除敷料的疼痛感。

2. 藻酸盐敷料的换药方法

（1）去除异物，清洁伤口。对于造口黏膜和皮肤坏死引起缝线脱落的情况，应彻底去除坏死组织及残余缝线，给予双氧水无死角冲洗伤口（特别强调，如果伤口与腹腔贯通切忌使用双氧水冲洗，患者会出现类似于液体反应的症状），保持伤口清洁，生理盐水冲洗干净伤口，无菌纱布蘸干。

（2）伤口内填充藻酸盐敷料（感染伤口填充藻酸盐银离子敷料加水凝胶），在藻酸盐敷料上撒造口粉，在造口粉上喷皮肤保护膜，形成简单的伤口保护层，隔离粪便，促进伤口生长，外敷料使用水胶体敷料穿过造口黏膜冠粘贴在皮肤上遮盖伤口（既隔离伤口，又可治疗造口周围皮炎），伤口每周换药 2 ~ 3 次（怀疑有生物膜存在的难愈伤口，每日换药 1 次）。水胶体贴上放置防漏贴环或防漏膏，防漏贴环或防漏膏上放置凸面底盘（根据伤口深度及造口突出皮肤表面高度选择微凸或凸面底盘），用造口腰带加固，最后上造口袋。

（3）藻酸盐敷料的作用机理：藻酸盐敷料是深海海藻提取的天然多糖碳水化合物，为一种天然纤维素。它是一种高吸收性能的功能性伤口敷料，藻酸盐敷料吸收创面渗液后可在创面形成一层柔软凝胶，降低创面能量的散失，保持局部适应的湿度，有利于创面的供血、供氧及细胞的有丝分裂，加速创面细胞的爬行，缩短创面愈合时间；另外，藻酸盐敷料还具有一定的抗菌作用，能够促进局部感染控制，加速创面愈合，减轻患者痛苦，创面愈合后皮肤质量明显提高。临床使用藻酸盐敷料后，伤口床可见明显的鲜红色肉芽组织增生。

3. 需要注意的问题

（1）造口皮肤黏膜分离是造口狭窄的主要诱发因素。因皮肤黏膜分离属二期愈合，会有肉芽组织增生、纤维组织挛缩、瘢痕形成，导致造口出口弹力下降、难以扩张、狭窄，影响粪便（尤其是成形便）的排出，临床上必须给予扩肛，每日 2 次，每次 10 ~ 15 分钟，先用小指，再用食指扩张造口，扩张造口前用石蜡油或香油润滑手指，顺肠管走行方向轻轻插入造口。

（2）在较复杂的病例中单靠换药，难以奏效，需要使用负压治疗，要掌握负压吸引的适应证和注意事项。

（3）若分离深至腹腔内，无菌生理盐水冲洗，无菌纱布蘸干；采用抗菌愈合敷料填塞，勿撒造口粉或填塞藻酸盐敷料。粘贴伤口无菌引流袋。

（4）严密观察伤口，术后 1 周内出现全周皮肤黏膜分离者，要警惕肠管回缩，若有异常情况，及时通知医师给予相应处理。

（5）暴露疗法对于伴有肠白塞氏病、坏疽性脓皮病造口患者有一定疗效。

（6）术后应加强营养，在病情允许的情况下，应一起使用肠内、肠外营养液。

（7）积极治疗原发疾病，如糖尿病等。

（8）咳嗽或打喷嚏时应保护造口。

五、肠造口回缩

（一）定义

肠造口回缩是指肠袢向腹腔方向回缩，造口内陷低于皮肤表层，严重时可以被拉回腹腔，引起腹腔感染等严重后果（如图 4-5 所示）。肠造口回缩分为早期回缩和晚期回缩。早期回缩常因缝线过早脱落、肠管张力过大、横结肠支架棒过早拔离等原因发生，晚期回缩常见患者体重剧增、肿瘤快速生长等，造口回缩常见于双腔造口。

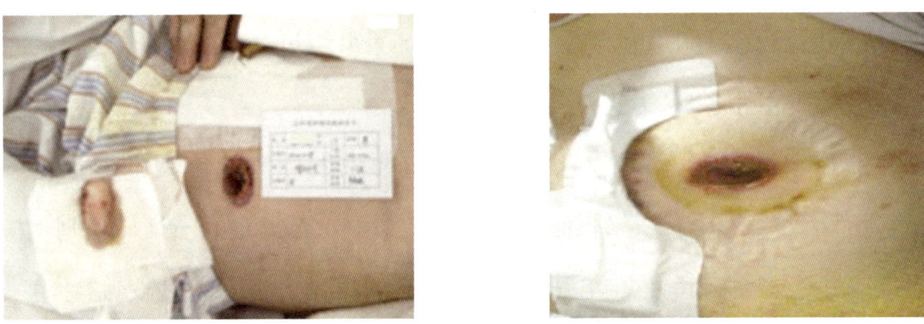

图 4-5　造口皮肤黏膜分离

（二）原因

1. 技术原因：肠袢游离不够充分，结肠短，或肠段与腹壁的固定不当，使外置肠袢张力过大。

2. 固定原因：由于造口缺血坏死、皮肤黏膜分离等原因，导致术后早期缝线过早脱落；横结肠患者在院外更换造口底盘时由于缺少经验，不小心将支架棒给蹭开，导致支架棒过早剥离。

3. 患者原因：肥胖患者，体重急剧增加，腹壁太厚或术后高度脓肿；肠造口周围脓肿、腹腔内有炎症、瘢痕粘连、癌肿浸润、大量腹水、营养状况差。

4. 护理原因：术后早期经造口插管灌洗或用手指暴力扩张造口。

5. 病情原因：造口周边愈合不良，使瘢痕组织形成。

6. 回缩原因：伴有结肠梗阻的患者，外置肠管不够长，当结肠排空后，肠壁收缩；术前肠道准备不充分，肠道内粪便大量蓄积，造口术后粪便排出，肠壁缩小，导致肠造口回缩。

（三）临床表现

1. 症状

（1）肠造口内陷于皮肤表面。

（2）粪便自造口内陷腹壁溢出。

（3）造口内陷腹壁皮肤产生粪水性皮炎。

（4）回缩严重会产生急性腹膜炎。

（5）造口周边有肉芽组织环绕，缺少皮肤弹性，容易引起造口狭窄。

（6）患者因佩戴造口底盘困难及皮炎的存在，产生焦虑和恐惧感。

2. 评估

（1）判断回缩程度：可以通过试管探测法和直肠镜检查，判断肠管回缩的深度，得知在皮肤的哪一层，是在筋膜外还是已进入腹腔内。

（2）伴随症状：患者有无腹痛、发热、梗阻及造口狭窄等症状。

（四）处理

1. 造口回缩预防

（1）手术过程中切口不宜过大，肠管在没有张力的情况下应提出至高于皮肤 3cm 处，造口肠管的浆肌层要用不可吸收缝线与腹直肌鞘牢固缝合固定。

（2）观察术后早期皮肤黏膜坏死和皮肤黏膜分离最有可能发生造口回缩的原因，主管医师和责任护士应高度重视，积极治疗相关并发症，采取预防措施，防止造口回缩，例如早期使用凸面底盘加腰带固定。

2. 造口回缩处理

（1）清洁。若肠造口回缩至皮肤表层下面时，可能会引起皮肤和黏膜分离，严重者会导致肠造口周围感染，故做好皮肤的清洁与消毒非常重要。为保持造口、造口周围皮肤组织及腹壁周边肉芽组织处清洁，每次排便后都要用棉签蘸温开水或生理盐水将造口局部及周围皮肤清理干净。更换造口产品时，要彻底清洗，坚持清洁、消毒、再清洗的原则，最好用生理盐水，可以防止组织水肿的发生。

（2）造口产品的正确选择和及时使用造口附件产品，是预防和治疗造口皮炎的关键。例如"粉膜膏"（造口粉、皮肤保护膜、防漏膏）的配合使用，可以三重保险隔离皮肤，防止粪水对皮肤的浸渍和腐蚀作用。笔者个人观点：应根据造口回缩的程度选择使用微凸底盘和凸面底盘，回缩至皮下组织以上建议使用微凸底盘，回缩至腹直肌前鞘以下建议选用深凸底盘。注意，肝硬化、腹腔积液患者不可使用凸面底盘，以免损伤皮肤和血管。

（3）遵医嘱使用抗生素治疗，给予营养支持，改善营养状况。

（4）结肠造口缺血坏死导致腹膜炎者、造口回缩至腹膜外已有腹膜炎症状者及造口回缩至腹腔者应急诊手术。护士应配合医师做好术前、术后护理。

（5）利用图谱、视频的方式向患者宣教造口回缩的原因及预防措施，用成功案例说服患者，让患者不要过度紧张，耐心细致地为患者更换造口袋、治疗造口皮炎等并发症。

（6）告诉患者要控制体重，适量活动，减少腹部脂肪堆积。

（7）造口术前要做好宣教，如严格进食和禁食宣教，保证患者正确服用泻药，对于习惯性便秘者应给予多次灌肠，直到排出的灌肠液澄清。结肠灌洗及扩肛动作要轻柔，以防暴力操作而增加造口回缩的危险因素。

六、肠造口脱垂

（一）定义

肠造口脱垂是指由于腹壁存在薄弱环节，腹部长期用力造成腹内压升高，导致肠管由肠造口内向外翻出，长度可由数厘米至30厘米不等，严重时可导致整个结肠肠管外翻脱出（如图4–6所示）。肠造口脱垂在肠造口术后近期、远期都可发生，肠造口脱垂可见于各种造口，如单腔、袢式、回肠、结肠等。

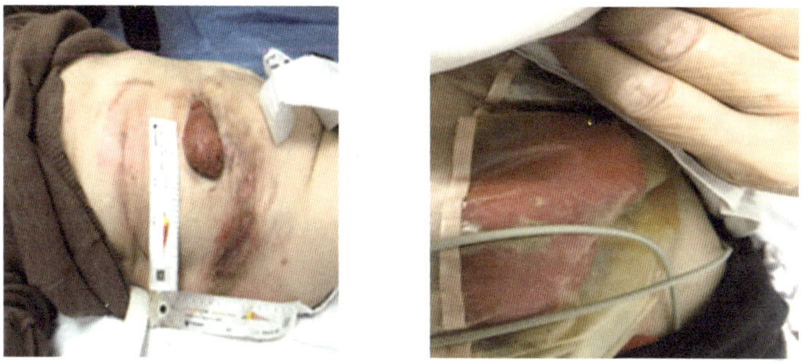

图4–6　肠造口脱垂

（二）原因

1. 手术因素：手术时腹壁造口处肌层开口过大，过松；造口术中未将肠管和肠系膜妥善固定；肠管浆肌层和腹直肌鞘及腹膜的缝线固定不牢固。

2. 肠管因素：肠管蠕动，乙状结肠单腔造口的肠管蠕动方向是腹壁外，会增加肠管脱出的风险；肠管移动度过大，造口下方游离的乙状结肠过长，突然增加腹压，可引起造口脱垂。

3. 腹压过高：腹压过高是发生造口脱垂的主要诱发因素。

4. 支撑平面：多次手术者、老年患者腹部肌肉薄弱，缺乏支撑平面。

5. 术前未做肠造口定位或因疾病原因无法进行腹直肌上造口，肠造口不在腹直肌上。

6. 造口底盘过硬、腰带过紧：也是造口脱垂的诱发因素。

（三）临床表现

1. 当肠造口患者长期咳嗽、打喷嚏、便秘或排尿困难时，可导致肠黏膜脱垂，早期肠黏膜脱垂者，可能会出现小肠和网膜一起脱出的情况，远期轻者可见脱垂肠造口黏膜水肿，重者肠造口黏膜会出现肠套叠。结肠造口脱垂常见于游离度较大的部位，如横结肠部发生率高，附着于后腹壁的降结肠部位发生率低。肠造口黏膜脱垂既可见于端式结肠造口，也可见于袢式结肠造口，双腔造口脱垂多见。

2. 肠造口脱垂可伴有肠造口水肿、出血、溃疡、严重时可发生肠扭转、肠梗阻，甚至缺血坏死。

3. 肠造口黏膜长期暴露在外界环境中导致黏膜干燥；肠造口黏膜经常和造口袋摩擦，导致造口黏膜溃疡、出血、渗血等。

（四）评估

1. 造口脱垂的局部评估

（1）造口的位置：患者术前是否做过造口定位；造口是否位于腹直肌内；不在腹直肌内者是否由于疾病的原因。

（2）肠管脱出的长度：以厘米为单位计算，数据是否在进展。

（3）脱出肠管黏膜的颜色：红色、粉红、暗红、紫色、褐色。

（4）黏膜的完整性：是否伴有溃疡、渗血、出血、水肿、坏死灶。

（5）肠管：有无嵌顿、有无水肿、有无颜色变深变紫，患者有无腹痛。

（6）造口还纳方式：卧位时肠管能否随着呼吸运动及重力作用自行还纳，又或是得靠手法还纳。

2. 并发症

（1）是否合并其他症状：腹痛、腹胀、发热、呕吐等。

（2）是否合并其他并发症：肠造口旁疝、肠造口坏死等。

（3）目前的造口产品选择是否合适：一件式还是两件式；凸面还是平面底盘；裁剪技术及更换流程是否到位。

（4）腹压：腹压是否持续存在，强度如何。

（五）处理

1. 肠造口脱垂未出现肠扭转、梗阻甚至缺血坏死者，可保守治疗，通过造口治疗师的精心治疗和护理，调整造口产品及选择辅助用具（奶嘴）来应对肠造口脱垂，改善患者的生活质量。

2. 脱垂肠黏膜的处理

（1）保湿。为防止脱垂的造口黏膜干燥，使用凡士林纱布或油纱保护脱垂黏膜，或用蘸生理盐水的湿纱布包裹肠管。在医疗条件不方便的地方，用蘸香油的纱布包裹肠管也可以保湿。

（2）症状处理。①脱垂肠黏膜存在糜烂、渗血症状时，生理盐水清洁后，糜烂处局部涂康复新液，渗血处局部撒造口粉，出血时局部撒云南白药。不可用酒精、碘酒等刺激性溶液消毒肠黏膜；②水肿脱垂的肠造口黏膜伴轻度水肿时可在肠黏膜上涂抹蜂蜜，用油纱包裹，严重水肿时给予呋喃西林溶液或 50% 硫酸镁溶液湿敷 20 ~ 30 分钟。

（3）轻微的肠造口脱垂，无肠坏死等明显不适症状者，可进行手法复位。具体方法如下：①手法还纳。严重脱垂者需将脱垂肠管通过造口还纳回肠腔内。具体方法是嘱患者取平卧位，操作者七步洗手法洗手，戴橡胶手套，香油或石蜡油润滑右手食指（左利手用左手食指），食指沿肠管方向将脱垂肠管轻柔地送回肠腔内；②固定。将婴儿圆头奶嘴以入口端开口为中心，扇形剪开（便于排出粪便和分泌物）；用开水浸泡奶嘴，力度适中地将其插入还纳后的造口开口处，底盘固定，弹力腹带适度加压。需要注意，此方法仅适用于泌尿造口及袢式肠造口远端脱垂者（此方法不影响粪便的排出），单腔造口仅能用腹带固定，效果不理想，并可能会影响到排便，所以最好采用手术治疗。

（4）合理使用造口产品。选用大容量、粘胶性能良好、便于清除的一件式透明造口袋。选用大容量造口袋是为了盛装脱垂的造口；选用便于清除的粘胶造口产品，是为了避免揭除底盘时损伤皮肤和肠管（大部分造口黏膜脱垂患者伴有旁疝）；选用一件式造口产品是为了防止两件式底环摩擦损伤脱垂的肠管黏膜；选用一件式透明造口产品是为了观察黏膜的脱垂情况及有无并发症。

（5）手术治疗。顽固性脱垂，肠管脱垂情况较严重，经造口多次还纳无效甚至有进展情况，且患者伴有肠造口坏死等症状者需要手术治疗。手术将脱垂肠管切除后在合适的位置重建造口。造口脱垂手术有两种方式，一种是单纯的造口还纳术，另一种是脱垂合并坏死时行肠部分切除术联合造口再造术。

（六）减压措施

1. 避免腹压升高，预防便秘、腹胀，鼓励患者多进食粗纤维食物，谷类中含有膳食纤维能有效地增加粪便体积和防止便秘。此外应多吃水果，因其可以补充水分，其内含有果胶膳食纤维，可以预防便秘；适度增加饮水量，适度活动，促进肠蠕动，可以预防便秘；嘱患者收腹锻炼，如注重腹式呼吸、做仰卧起坐、做八段锦等；咳嗽、打喷嚏时按压肠造口部位，可减轻腹压。

2. 避免造口局部受压，选用柔软舒适的造口底盘，注意凸面底盘的适应证，在治疗造口并发症必须使用时，只要症状控制，即可停止。不可长时间使用，注意腰带不可过紧，以防引起造口脱垂。

3. 平衡腹内压，利用“力的作用是相互的”原理，增加腹部环周压力，可以减轻或抵消腹内压。让造口黏膜脱垂患者佩戴造口专用腹带或束裤以固定，可以有效地降低腹压，缓解造口脱垂的症状，目前市场上出现的一种闭口弹力绷带，对造口脱垂的治疗效果会更好。

（七）预防措施

1. 腹膜外结肠造口术能减少继发造口脱垂发生的可能性。另外结肠造口手术建议与腹壁切口应逐层、可靠缝合，选用不吸收缝线，以增加抗压能力。

2. 健康宣教。造口术后就要逐步给患者讲解造口并发症的发生原因及预防措施。告诉患者增加腹压可能增加造口脱垂的风险，禁止举重物、提重物和扛重物；禁止抱小孩；打喷嚏、咳嗽时，手呈空杯状按压造口部位。这些措施可以避免增加腹压，降低造口黏膜脱垂的风险。

3. 防止便秘。

4. 造口定位。造口需定位在腹直肌上，但也有一些特殊情况（比如肠管粘连、双源癌、解剖组织缺如、畸形），应做好加固缝合、告知、宣教。

5. 平衡腹内压。建议早期佩戴造口专用腹带。

七、肠造口狭窄

（一）定义

肠造口狭窄是指因各种原因导致肠造口肠腔的缩窄，使粪便排出受阻，对排便功能造成不同程度的影响。常发生于筋膜或皮肤水平段的肠管狭窄或完全闭合，包括近期狭窄和远期狭窄（如图 4–7 所示），一般以肠造口周径（患者本人）小于或等于其小指尖端长度为宜。进而导致粪便排泄困难者，可诊断为造口狭窄。

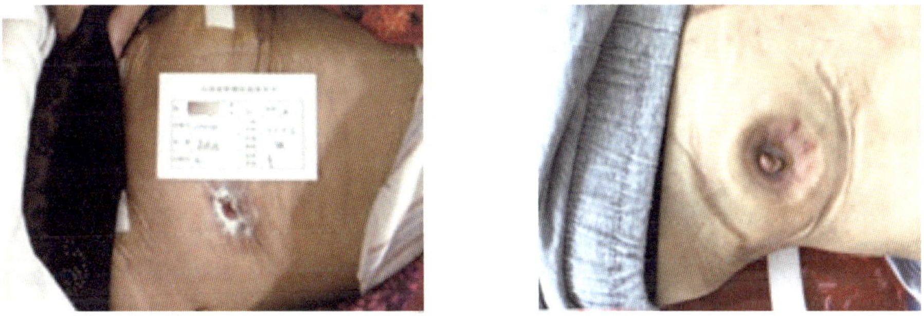

图 4–7　造口狭窄

（二）原因

1. 手术因素：手术时皮肤层开口过小或腹壁内肌肉层开口过小，筋膜层缝合过密，引起局部肉芽增生，导致造口狭窄。

2. 瘢痕因素：肠造口皮肤黏膜坏死及肠造口皮肤黏膜分离的患者，伤口治愈后形成瘢痕，导致造口狭窄。

3. 血运障碍：肠造口血液循环障碍，组织缺血，导致肠管组织水肿、变形、增生、坏死，引起肠管狭窄。

4. 感染或隧道过窄：造口旁组织感染，引起炎性增生，进而导致狭窄；隧道过窄影响肠管的蠕动和粪便的排出。

5. 浆膜炎症：造口肠管的浆膜外露的结肠浆膜因受粪便刺激引起浆膜炎，产生肉芽组织增生，继而发生瘢痕收缩，与皮肤切线共同形成环状狭窄。

6. 肿瘤复发堵塞肠管，引起造口狭窄。

（三）临床表现

1. 分度标准

（1）轻度肠造口缩窄：排便费力，但尚能排便。

（2）中度肠造口缩窄：排便费力，需借助手压腹部或使用药物协助才能排便。

（3）重度肠造口缩窄：排便困难，借助手压或药物仍无效，常觉腹胀、腹痛，甚至出现不完全性肠梗阻，单腔造口较袢式造口多见。

2. 症状

（1）肠造口开口明显缩小，难以看到肠黏膜的全部。

（2）粪便流出形状变细、不成形，患者主诉排便费力，有疼痛、腹胀等症状。

（3）在皮肤与肠黏膜交接区或腹壁浅层存在狭窄环，用手指扩张造口时，明显有阻力，手指难以进入，或勉强进入但有"紧箍"感，在扩张造口的过程中，患者表情痛苦，数字评分法疼痛可达 8 ~ 10 分。

3. 评估排泄情况

（1）造口狭窄分度。

（2）排泄物的性质和量。

（3）造口周围皮肤情况。

（4）造口狭窄的部位。

（5）有无排便时伴发的症状（疼痛、腹胀等）。

（四）处理

1. 轻度：保守治疗。

（1）扩张：造口患者无不适主诉或不影响排便，多采用保守疗法，用手指或扩张器扩张造口，即用手指或扩张器定期扩张造口狭窄处，注意动作要轻柔，不可损伤肠管。具体方法：每日用小指扩张肠造口开口处2次，每次10～15分钟，逐渐过渡到用食指扩张造口，若患者感到症状有所改善，则改用食指扩张肠造口，若指下感到有阻力，则停留3～5分钟，需长期进行。

（2）饮食疗法：指导患者多摄取含纤维素的食物，如木瓜、柑橘等。

2. 中度

（1）注意饮食（清淡、多进食富含膳食纤维的食物，少吃或不吃易堵塞造口的食物，如黏糕、玉米等）。

（2）软化粪便（多饮水，便秘者服用润肠通便药物，多食蔬果），保持粪便通畅。

（3）局部环切：如手法扩张。肠造口狭窄长期无改善者者，可做狭窄环放射状切开或沿肠管环形切除瘢痕组织，重新缝合伤口。

3. 重度：手术治疗。

若采用手法扩张及局部环切术都不能改变造口狭窄，应行重建造口术。

4. 其他

（1）造口产品的选择：为扩造门方便，要选用两件式造口袋。

（2）扩肛是个长期艰巨的任务，告诉患者必须有足够的耐心，坚持下去方能见效。

（3）禁止用玻璃棒、不锈钢棒扩张肠管，以免损伤肠管。

（五）预防措施

1. 扩张造口术后1周开始每天以食指或中指扩张造口1～2次，嘱患者坚持1～3个月，可预防造口狭窄。

2. 按时随访造口治疗师。造口治疗师除了门诊以外，要对造口患者进行定时随访，一旦发现患者出现皮肤黏膜分离和造口黏膜缺血、感染，要及时规范处理，以防形成造口狭窄。

八、肠造口肉芽肿

（一）定义

肠造口肉芽肿国外称缝合窦和肉芽增生（Suture Sinus and Granulation Tissue），是指在造口周围出现的黏膜增生突起，该突起多发生在造口术后早期，位于皮肤黏膜之间，外观常呈菜花状或息肉样红色组织，质脆，易出血（如图4–8所示）。

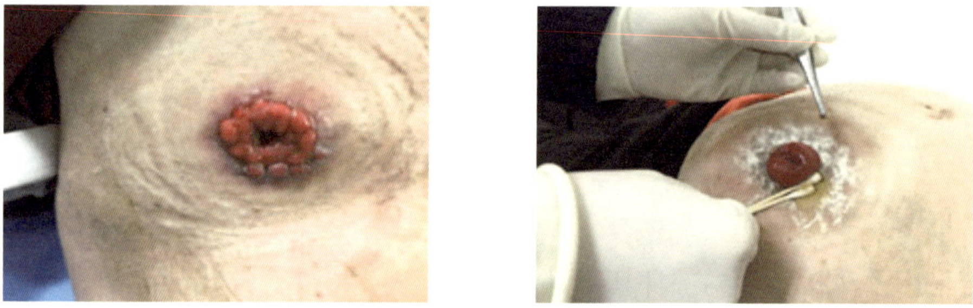

图 4–8　肠造口肉芽肿

（二）原因

1. 缝线刺激：造口周围组织，缝线没有吸收或脱落，线头作为异物，嵌入机体内，机体发生排异反应，包绕线头引起肉芽增生。

2. 底盘刺激：底盘裁剪过小，不光滑，摩擦造口黏膜，引起局部增生。

（三）临床表现

1. 在皮肤黏膜缝合处的线头周围出现红色颗粒样肉芽增生，每一个增生都是以线头为中心，环周生长。一粒或多粒，呈大米粒大小、菜花状、息肉样颗粒。

2. 肉芽增生的特点是红色、鲜红色，质脆、易出血。注意线头是否存在，若存在，应用镊子夹走。

3. 依据顺时针方向描述肉芽发生的位置，注意患者有无疼痛感。

4. 肉芽增生会影响造口底盘的粘贴，导致造口底盘的渗漏，必须清除。

5. 肉芽肿不同于肠造口周围皮肤增生，肉芽肿多见菜花状、腺瘤样，质脆易出血，而皮肤增生多呈疣状，皮肤增厚，色素沉着，呈深棕色、灰褐色或灰白色，有痛感，损伤后渗血；肉芽肿位于皮肤黏膜之间，而造口周围皮肤增生位于肠造口皮肤上；肉芽肿由线头残留引起，造口周围皮肤增生与线头没有关系，而与排泄物刺激有关。

（四）处理

1. 拆除缝线，将残余线头全部去除干净。

2. 硝酸银笔点灼，注意勿灼伤造口周围皮肤，可以在造口周边皮肤涂凡士林，3 ~ 5 天点一次，直至肉芽肿完全消退。凝血良好，剪刀剪除，剪除前应先断掉血运，以免出血；剪除时应从根部剪除，以免肉芽重新长出。肉芽剪除后，在创面上撒造口粉、云南白药，并加压止血。

3. 去除肉芽肿后，指导患者正确裁剪底盘，使用凸面底盘：一方面可以继续压迫止血；另一方面可以防止底盘渗漏，浸渍伤口。凸面底盘应配合腰带进行使用。

（五）预防措施

1. 术后 2 周请示医师（因现在缝合层次少），建议拆线。若 1 个月后可吸收线仍未被吸收，建议拆除缝线。

2. 造口底盘的裁剪要光滑，没有毛刺，比造口黏膜基底大 2 ~ 3mm，以防底盘刺激黏膜增生。

3. 非可吸收线 7 ~ 10 天拆除，若患者出院，医务人员应向患者讲明。告诉患者按预约时间来拆线，不可延误，防止过期拆线引起肉芽肿增生。

4. 若肉芽肿反复增生，且个体较大时，应取活组织做病检，确定是炎症增生后，在门诊手术室或处置室给予切除。

九、肠造口溃疡

（一）定义

发生在造口黏膜表面组织的局限性缺损、溃烂。其表面常覆盖有脓液、坏死组织或痂皮，愈合后有瘢痕，其大小、形态、深浅、发展过程等也不一致（如图 4-9 所示肠造口溃疡）。

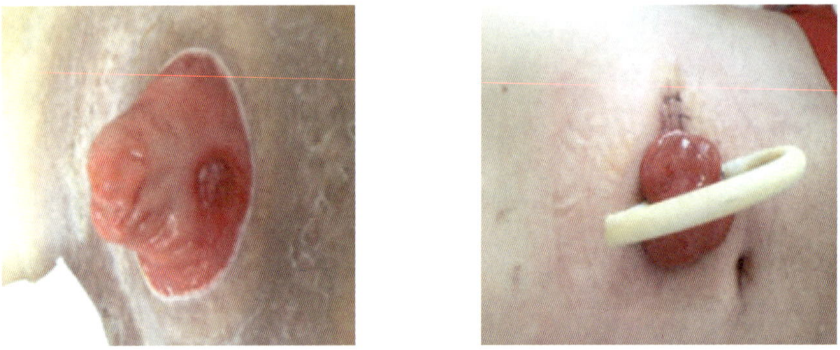

图 4-9　肠造口溃疡

（二）原因

常由感染、外伤、结节或肿瘤的破溃等导致。

（三）临床表现

1. 症状：造口黏膜处可出现黏膜破溃、缺损。

2. 评估

（1）溃疡面大小。

（2）溃疡面深度。

（3）造口黏膜颜色。

（4）伴发症状。

（四）处理

深度溃疡用无菌剪刀剪除坏死组织，生理盐水冲洗，再在溃疡表面喷康复新液；浅度溃疡用生理盐水冲洗，在溃疡表面喷康复新液。

十、造口黏膜缺血

（一）定义

造口黏膜缺血是造口黏膜的并发症之一，多因机体贫血或黏膜血运障碍导致造口黏膜缺血、缺氧，引起黏膜代谢障碍，继而产生一系列病理改变。若不及时处理，黏膜会发生坏死。造口黏膜缺血分为贫血和血运障碍两种情况。前者黏膜颜色苍白，后者黏膜发紫，灰黑无光泽，或两种情况同时存在（如图 4–10、4–11 所示）。

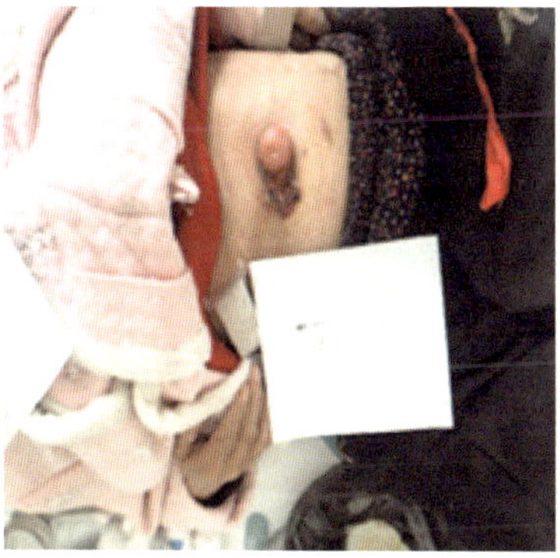

图 4–10　造口贫血

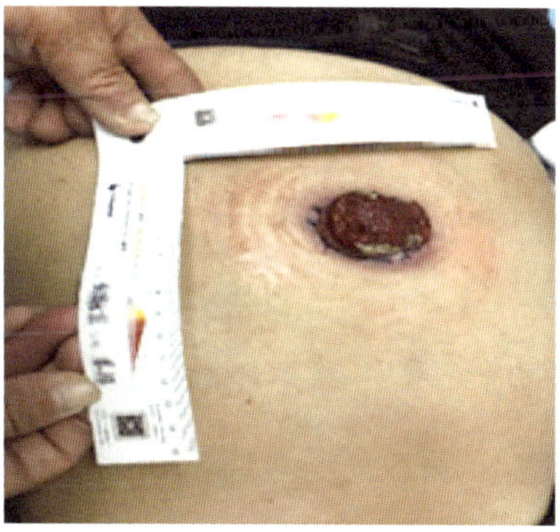

图 4–11　血运障碍

（二）原因

1. 贫血主要是由于造口术后化疗导致骨髓抑制，红细胞减少，血红蛋白的含量减少；化疗反应（恶心、呕吐），影响进食量。

2. 造口黏膜血运障碍常由于手术中结扎损伤结肠边缘动脉，肠造口腹壁开口过小，或造口底盘裁剪过少，患者在贫血的基础上合并缺血等。

（三）临床表现

1. 症状和体征

（1）贫血

①符合贫血的客观指标（成年男性血红蛋白 <120g/L，红细胞 <4.5×10^{12}/L 及红细胞比容 <0.42；成年女性血红蛋白 <110g/L，红细胞 <4.0×10^{12}/L 及红细胞比容 <0.37）。

②主诉：心慌、气短；头痛、头晕；食欲不振、恶心，腹胀等。

③造口黏膜苍白，无光泽。

（2）因血运障碍导致造口黏膜缺血变化

①颜色暗红、紫红色，灰暗无光泽。

②患者曾有血管病变（高血压病、糖尿病、静脉血栓病史）。

③存在手术技术原因，患者伴或不伴有贫血症状。

2. 评估贫血

（1）贫血标准：轻度（Hb >90g/L），中度（Hb 60 ~ 90g/L），重度（Hb 30 ~ 60g/L）和极重度（Hb <30g/L）。

（2）局部评估：①黏膜情况（颜色、光泽、分泌物）；②黏膜周围皮肤情况。

（3）全身情况：①贫血程度；②治疗的方案；③营养情况；④并发症（头晕、恶心、呕吐等）。

3. 造口黏膜血运障碍的评估

（1）局部：①黏膜颜色（暗红、紫色、灰暗、无光泽）；②黏膜光泽（有，无）；③黏膜温度；④黏膜周围皮肤情况，局部温度改变。

（2）全身情况（有无高血压病、糖尿病、静脉血栓病史）。

（四）处理

1. 造口黏膜贫血的处理。当出现造口黏膜苍白时，应查明原因，若红细胞和血红蛋白均降低，说明血液的携氧能力不足，当血红蛋白 <60g/L 时，建议输血治

疗。同时应注意患者的进食情况，若出现食欲不振、恶心、呕吐时，应及时遵医嘱对症营养支持治疗，给予止吐并补充营养，静脉输入全肠外营养（TPN）等。

2. 造口黏膜血运障碍的处理。当黏膜呈暗红、紫红色时要严密观察，报告医师。变为紫色，灰暗无光泽时，说明造口黏膜血运不足，缺血、缺氧情况较严重，应通知医师尽快分析原因并立即采取措施，给予对因处理（拆除缝线、烤灯照射、血管扩张等），若肠造口腹壁开口过小，应给予手术干预，裁剪底盘不可过小，以免卡住黏膜，影响局部血供。

十一、肠造口旁瘘

（一）定义

肠造口旁瘘是指由多种原因导致的肠造口侧壁出现瘘口。临床较少见，发病率为0.41%，回肠造口多见。表现为粪水从瘘口流出或喷出至肠造口周围组织，引起皮肤组织的局部感染，最常见粪水性皮炎；造口袋粘贴困难，常发生造口底盘渗漏，形成顽固性皮炎，严重影响患者的生活质量（如图4-12所示）。

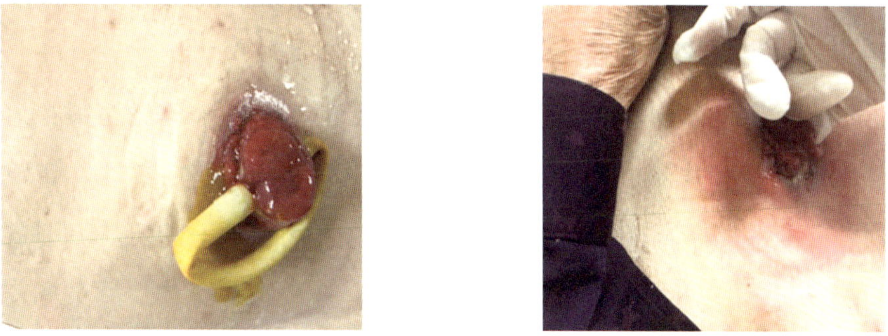

图4-12 造口旁瘘

（二）原因

1. 手术因素：肠造口手术外翻全层缝合肠壁（特别是用非可吸收缝线）是

导致造口旁瘘发生的重要原因；在造口固定过程中肠壁浆肌层与皮肤缝合时，缝针穿透肠壁全层，在术后结肠收缩或腹压过高时撕裂肠壁，形成结肠壁侧漏或自腹壁造口旁渗漏；间断缝合肠造口与肠壁层次（腹膜、腱膜）时打结过紧，撕裂肠壁。

2. 受力因素：支架棒压迫过久，导致肠壁压力性坏死；张力因素导致肠道梗阻，肠内张力过大，容易在肠壁薄弱环节形成瘘口。

3. 护理因素：不用任何润滑剂的徒手扩肛；直接用开塞露灌肠；肠管解剖位置不清楚，患者有腹部放疗史，强力插入灌肠管灌肠；这三种情况都有可能导致肠壁浆肌撕裂或直接穿孔。

4. 疾病因素：肠梗阻，肠管内压力增加，肠管缺血、水肿，已在肠壁薄弱处形成瘘口。感染性疾病累及造口端肠管，受累肠管处易被腐蚀形成瘘口。

（三）临床表现

1. 症状

（1）由于粪便出路不通过造口，而是通过旁路，经皮下或皮肤黏膜结合处不断流出，给造口底盘的更换带来很大的困难。患者一日需更换 3 ~ 4 个底盘，仍然无效，继续渗漏，碱性的肠液含有多种消化酶，直接腐蚀弱酸性的皮肤，引起粪水性皮炎，患者疼痛难忍，苦不堪言。

（2）渗漏影响：①瘘口位于皮肤黏膜交接平面，粪水流出潴留在造口底盘下面，较长时间浸渍皮肤，产生粪水性皮炎。②瘘口位于皮下组织，影响分为三个方面：a. 粪水从瘘口直接流出蔓延至肠造口周围组织，引起皮肤组织局部感染，使肠造口旁伤口或皮肤黏膜缝合处有粪水流出，导致造口旁伤口感染和皮肤黏膜分离，部分患者会出现局部脓肿形成和体温升高现象；b. 粪水通过皮肤黏膜交接处向上溢出，形成粪水性皮炎；c. 粪水向下渗入深部组织甚至流入腹腔引起腹腔感染，患者出现腹部压痛、反跳痛及肌紧张。

（3）患者影响：由于底盘反复渗漏、反复更换，给患者带来六大影响。①生活方面带来很多不便；②精神方面带来很多烦恼；③增加了患者的无效劳动，使患者的身体感到疲惫；④影响患者的出行和社交；⑤严重影响患者睡眠；⑥增加患者经济负担。经过长时间的折磨，会使患者产生焦虑和抑郁情绪。

2. 评估

（1）瘘口的位置。

（2）漏出液的性质。

（3）造口旁伤口（大小、深度、伤口基底、渗液量、气味、有无窦道及潜行）。

（4）皮炎情况（面积、深度、疼痛）。

（四）处理

1. 粪水引流。为了防止具有强腐蚀性的粪便由瘘口渗入腹壁并继发感染，可通过造口插入肛管做肠造口粪水引流，肛管插入深度应超过瘘口水平位置，插管前先润滑肛管和手指，先用手指探明肠管的走向和瘘口所在的位置，再将肛管缓缓插入，插管动作要轻柔，如果遇到阻力，提示可能碰到了弯曲的肠壁，稍停片刻，调整方向，再行插入，不可暴力插管。为了防止肛管过硬，在插管前可在热水中浸泡，待管体稍软后再插。肛管末端连接一次性负压吸引瓶，用低负压引流粪水。

2. 营养措施。减少粪水的产生和排出，要求患者暂行禁食，给予完全肠外营养支持治疗。待局部炎症完全控制，给予患者口服肠内营养乳剂和进食无渣营养膳食，在患者进食肠内营养剂的过程中，患者会有腹泻、腹胀等不良反应，可通过减量多次间隔服用，待适应后再逐渐加量。

3. 伤口引流。若瘘口位于皮下时，应充分拆除肠造口皮肤黏膜缝线，扩创伤口以利于引流粪水，用生理盐水清理伤口，清除坏死组织，在清洁伤口中填塞藻酸盐银离子敷料，以便控制感染和引流粪水。防止粪水向腹壁深部渗入，每天换药 1 次，感染控制后改用藻酸盐敷料，以促进肉芽生长，填充伤口组织，促进伤口愈合。

4. 遵医嘱给予泵入生长抑素，可以抑制胃酸及胰液的分泌，减少消化液的产生。

5. 做好造口护理。可以积极有效地减轻回肠旁瘘引起的皮炎和真菌感染。要求做到：

（1）造口旁瘘一旦形成，观察旁瘘的出口在哪里，如果在皮肤黏膜结合处附近，应拆除缝线，充分引流，根据伤口局部创面的特点选用湿性敷料换药。

（2）若开口位于造口旁，从皮肤处溢出，在裁剪底盘时一定剪出豁口，方便引出粪便，使用凸面底盘加腰带卡紧皮肤，使粪水通过造口袋引出，不污染造口其他部位皮肤。

（3）如果肠造口旁瘘位置较浅，可用凸面底盘加腰带将瘘口逐渐露出创面外。裁剪肠造口底盘时向漏侧追加 1 ~ 2mm 小半圆，正对瘘口，便于将粪水引出。

（4）嘱患者勤倒造口袋内粪水，以防体位改变时粪水倒流到其他部位，且影响底盘粘贴的牢固性。

6. 手术治疗。若瘘口较大，位置较深，通过肛管引流粪水并对创腔引流效果不佳时，需行开腹探查，重建造口。

7. 心理护理。造口旁瘘给患者带来了很大麻烦，不过只要用阳光、积极、肯定的心态来面对患者，告诉患者这种情况并不罕见，医护密切配合，造口旁瘘是可以治愈的，国内外的成功案例就不少。

（五）预防

1. 术中在造口肠管与腹壁固定缝合时，缝针勿穿过浆膜层，以防造口穿孔。

2. 指查、灌肠及扩肛动作要轻柔，沿着肠管方向缓缓进入，以免损伤造口黏膜；不可直接用开塞露灌肠，而应抽到注射器内，接吸痰管灌肠。

3. 裁剪底盘不宜太小，比肠造口大 2 ~ 3mm 为宜，避免底盘过小，长期挤压造口，引起溃烂穿孔。

十二、肠造口黏膜增生

（一）定义

肠造口黏膜增生是指肠造口黏膜上出现黏膜组织增生。临床较少见，表现为造口黏膜上出现突出于黏膜组织表面的赘生物，一旦触碰或摩擦易引起局部出血（如图 4–13 所示）。形成机理尚不清楚。

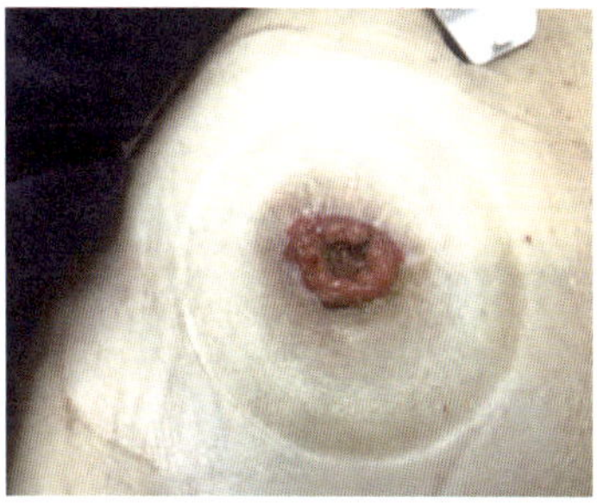

图 4–13　肠造口黏膜增生

（二）原因

原因不十分清楚，可能与肠液的刺激及造口袋的摩擦有关。

（三）评估

评估赘生物的位置、大小、颜色、出血情况。

（四）处理

1. 对于体积较小，容易出血的赘生物，应考虑可能与造口袋发生摩擦，建议去除。采用剪除法，剪除时应从赘生物基底进行：一则，可以使伤口最小化；二则，从基底可以断掉血运，减少出血；三则，可以减少复发的概率。方法：①用换药碗中的持物镊将赘生物基底卡紧，断血供半分钟以上；②剪除，云南白药适度压迫止血 5 ~ 10 分钟；③送病检。

2. 对于体积较大，赘生物较多时应由医师查明原因，需要时给予处理。

3. 观察，减少摩擦，及时调整造口袋方向或更换造口袋，防止粪便因引流不畅而刺激黏膜。

第四节 造口周围皮肤并发症

肠造口周围皮肤并发症是指造口周围皮肤因某种诱因发生病理性损害，导致皮肤解剖及生理功能发生改变，产生的相关并发症。造口周围皮肤常见的并发症包括刺激性皮炎、过敏性皮炎、毛囊炎、假疣性皮肤增生、银屑病、真菌感染、机械性损伤、造口周围静脉曲张、黏膜移位、造口处肿瘤、坏疽性脓皮病、放射性皮炎 12 种。皮肤并发症发生率为 10% ~ 70%。

一、刺激性皮炎

（一）定义

刺激性皮炎又称粪水性皮炎（fecal dermatitis），2018 WOCN 临床指南（成人粪便或尿路造口的管理指南）和《成人肠造口护理标准》均已将刺激性皮炎命名为造口周围潮湿相关性皮炎，是造口术后常见的并发症之一，由于粪便较长时间接触皮肤，引起皮肤浸润性损伤和化学性刺激，导致皮肤发痒、溃烂、红肿、疼痛等症状，严重影响患者的生活质量。常见于回肠造口。

（二）原因

1. 肠液因素。小肠渗出液中含有丰富的消化酶，pH 值较高，呈弱碱性，腐蚀性强，局部皮肤长期处于潮湿状态，影响皮肤的分泌、呼吸、排泄、吸收作用；结肠排泄物还有较高浓度细菌，容易引起皮肤感染，随粪便排出的腐物寄生菌分解尿素而释放氨气，对皮肤有强烈的刺激作用。

2. 造口高度。造口高度不理想，造口平坦、凹陷及现在临床常见扁平造口都可导致粪便淤积，不易引流，浸渍皮肤，腐蚀皮肤导致粪水性皮炎。

3. 底盘因素

（1）底盘选择不当，当造口平坦、凹陷选用平面底盘且患者怕底盘渗漏，加固弹力胶贴，致使粪便渗漏至底盘下，粪水不易挥发，导致皮肤长时间浸渍在粪液里，形成粪水性皮炎。

（2）底盘中心孔裁剪不合适，底盘开口过大，导致粪液有机会长时间浸渍局部组织。

（3）底盘粘贴时间过长，底盘使用时间超过产品建议的时间，使底盘失去粘性，导致渗漏；由于周边又加固粘边（造口大底盘，周围加弹力胶贴），渗漏时不能及时发现，导致粪水性皮炎。

4. 造口位置。造口位置不理想，术前未做造口定位，造口不在患者的可视范围内，给造口粘贴带来一定困难；患者操作技术差，对底盘粘贴不牢固，引起底盘渗漏。

5. 活动因素。活动幅度较大，造口底盘与皮纹错位，导致造口底盘松动，影响造口底盘粘贴的牢固性，导致底盘渗漏。

6. 体重变化。患者体形变得肥胖，造口被膨隆的腹壁遮挡，患者受视野的盲区限制；再加上腹部脂肪堆积，造口不在一个平面上，增加了更换造口袋的难度，导致底盘渗漏。

7. 改变体位。若患者改变体位，造口袋内的粪便没有及时被清理，则粪便会向体液改变的低凹处灌流，局部皮肤也容易被粪液浸渍；再加上频繁更换体位，造口的粘胶会松动，影响造口粘合的紧密性，导致底盘渗漏。

8. 患者年老、体弱、视线不好、手抖，会影响造口底盘的裁剪、粘贴，造口袋粘贴不好，会发生渗漏，产生粪水性皮炎。

9. 肠造口并发症的产生。造口回缩、脱垂、旁疝、银屑病、假疣性皮肤增生、造口旁瘘口都会使造口袋粘贴困难，导致底盘渗漏，产生粪水性皮炎。

10. 其他。支架棒留置时间过长，给造口底盘的裁剪及粘贴带来困难，为了能套上宽大的支架棒，要将底盘中心扩大裁剪，导致排泄物渗漏，浸渍皮肤。

（三）病理机制

消化和吸收是肠道的两大主要生理功能。肠管腺体主要分泌肠蛋白酶、乳糖酶、麦芽糖酶、蔗糖酶和脂肪酶，再加上在十二指肠乳头排出的胆汁和胰酶和从胃中通过排空进入肠道的胃液，这些液体含在粪水中，对造口周围皮肤具有较强侵蚀性，一旦渗漏到造口周围皮肤上，会破坏皮肤的防御、排泄功能，使得有害物质直接穿透和渗入皮肤，损害皮肤，形成刺激性炎症。据临床观察，一旦粪水与皮肤接触 1 小时，即可引起皮肤红斑；数小时即可引起皮肤破溃，形成溃疡面，从而形成粪水性皮炎（如图 4–14 所示）。

（四）临床表现

1. 底盘渗漏造口产品作为一种异物长期粘贴在患者腹部，对皮肤具有不同程度的刺激，且影响皮肤的分泌、吸收、排泄等功能，有底盘反复渗漏史，渗漏底盘全部或部分浸渍发白（超过 3/4）；底盘松动，轻揭便可掉下来；与皮肤粘合面上有粪便粘附，揭下底盘会发现皮肤残留粪便，顺腹壁流出粪水。

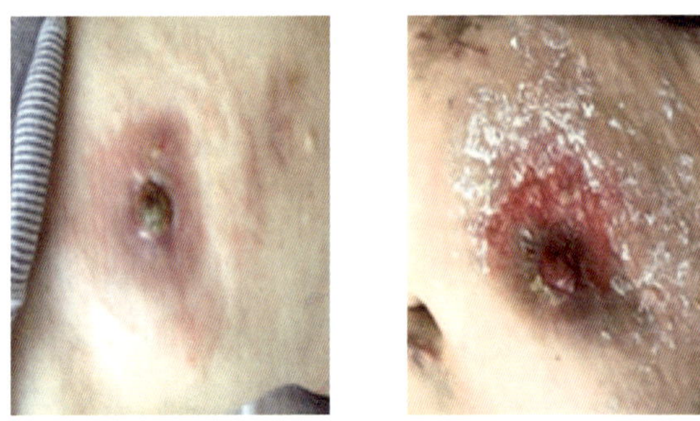

图 4–14　造口刺激性皮炎

2. 皮肤表现

（1）受损面积：可以是仅限于造口底盘中心裁剪孔，可以是部分底盘，可以是整个底盘，甚至超过底盘周围面积。轻者红肿，重则糜烂。

（2）受损深度：大部分仅限于表皮、真皮层，极少数波及皮下组织。

（3）受损表现：局部皮肤有粪便残留，皮肤潮湿，被粪水浸渍，清理皮肤后可见皮肤不同程度的损伤，如红斑、肿胀、破溃、感染出血、渗液、增生、疼痛等。

（4）患者全身状况：表情痛苦，不断呻吟，精神高度紧张，恐惧。

（五）评估

1. DET 评分（适时对造口底盘覆盖下的皮肤进行评估）：底盘渗漏区域，底盘渗漏深度等。

2. 底盘渗漏时伴发的症状。

3. 造口袋更换频率。

4. 底盘的选择、裁剪。

5. 造口黏膜是否正常。

（六）处理

1. 刺激性皮炎的处理

（1）拆除底盘。揭起底盘耳部，使用粘胶去除剂轻轻喷洒至底盘与皮肤粘贴处，底盘与皮肤自动分离。不可徒手揭底盘，更不能用力撕脱，以免进一步损伤皮肤角质层。

（2）清洁皮肤。用卫生纸轻轻抓取皮肤上残余粪便（以免抓取时碰到皮肤引发疼痛），用清洁棉布、纱布，蘸温开水轻轻去除残余粪便及粪水（减少伤口污染），清洗范围由外向内、自上而下，清洗干净后，用生理盐水冲洗皮肤，保护伤口，免受感染，纱布蘸干，避免疼痛。

（3）保护隔离。撒造口粉，棉棒摊平；喷皮肤保护膜需要待干半分钟，一层造口粉，一层不含酒精的皮肤保护膜，两层算作一层，依前法再重复操作两次，共三层，再将水胶体按造口基底大小剪空，套入造口，贴在皮肤保护膜及周围皮肤上。若伤口较深，内敷料可采用藻酸盐（银离子）换药，外层贴水胶体敷料换药。造口护理粉含有羧甲基纤维素钠、黄原胶和瓜尔豆胶，有较强吸收力，可以吸收渗液，保持皮肤干燥。皮肤保护膜涂擦于皮肤表面后形成保护膜，该膜可温和而安全地粘贴于皮肤上，隔离皮肤，使其免受排泄物的刺激；水胶体敷料内含羧甲基纤维素钠、动物胶、果胶等，可提供湿性愈合环境，促进肉芽组织和上皮组织生长，保护创面，减轻疼痛，有效地治疗皮炎。接下来上防漏贴环和防漏膏，湿棉棒压平。

（4）上造口底盘。选择凸面底盘，注意裁剪技巧，剪孔不可太大，比造口基底周径大 1 ~ 2mm 即可。因凸面底盘粘面小，不容易在皮肤表面粘贴，所以必须加腰带，同时用杯状手心按压造口底盘 3 ~ 5 分钟，以增强造口底盘的粘贴作用。腰带需保持一定松紧度，为防止皮肤受压，腰带下面垫一层棉布，加大受力面积，减少压强，防止皮肤发生压力性损伤。

（5）换药次数。皮肤仅是红斑，没有破溃者，在确保造口没有任何渗漏迹象的情况下，每两天更换底盘、换药 1 次，如有渗漏，则随时更换；皮肤出现破溃者，在确保造口没有任何渗漏迹象的情况下，每天更换底盘、换药 1 次，如有渗漏，则随时更换。

2. 采用 DET 评估工具。评估肠造口周围刺激性皮炎的损伤程度和范围。留取信息及图片，以此做治疗效果对比。

3. 做好患者的心理护理。由于底盘的渗漏给患者身心带来了很大的伤害，责任护士要耐心讲解造口渗漏的预防，造口皮炎是可以治愈的，所以根本不需要担心。要告诉患者，一旦有疼痛感，要先检查底盘是否渗漏，若发生渗漏，要立即给予更换。

4. 加强营养，促进皮肤破溃处愈合。

5. 教会患者正确选择和使用造口底盘，减少渗漏。

（七）预防

1. 造口定位。除非急诊手术，否则一定要做造口定位，以便术后能很好地进行护理。造口定位应选在腹直肌内、平坦的腹部皮肤上，而且要满足患者坐位、站位及平卧皆能看到。另外，造口黏膜应高出皮肤 2 ~ 3cm，使粪便排出时尽可能少地接触皮肤，粪便可以直接引入造口袋。

2. 严格执行 ARC 更换流程，及时更换造口底盘和造口袋。

（1）A- 佩戴（Apply）。正确佩戴造口产品，确保造口底盘紧密粘贴，防止排泄物渗漏引起皮肤浸渍。佩戴造口袋之前，用清水或温开水彻底清洁干净皮肤，造口底盘中心孔的剪裁要与造口的大小和形状相匹配，比造口基底大 1 ~ 2mm，注意造口附件产品的使用，做好皮肤隔离和保护。

（2）R– 揭除（Remove）。规律更换及轻柔揭除底盘，以减少对皮肤的刺激性损伤。揭除造口底盘应用双手操作，动作轻柔，一只手按住造口袋边缘皮肤，另一只手从按住的部位揭除，如造口底盘因受热与皮肤粘贴紧密，不易分开，建议使用粘胶剥离剂喷撒后再轻柔揭除底盘，减少牵拉，保护造口皮肤免受刺激；如底盘下皮肤有痒或灼热等不适感，提示需要增加造口袋更换频率。

（3）C– 检查（Check）。首先检查造口周围皮肤是否发红或破损，是否与正常皮肤一样。其次检查底盘背面粘胶是否被溶解变色，是否有排泄物残留，如底盘有溶解变色，根据溶解情况决定更换造口装置的时间，在皮肤清洁干燥后，适当延长造口粉在皮肤上的留存时间，粘贴造口袋前要使用造口附件产品（膜、粉、环）。

（4）选择合适的、刺激性小的造口器材，避免对造口周围皮肤的刺激与损伤。

（5）及时更换造口底盘，及时清洁造口周围皮肤，减少排泄物对皮肤的刺激。

（6）指导患者及时排放造口袋内的粪便，当粪便满 1/3 ~ 1/2 时要及时倾倒粪便，避免排泄物过重牵拉造口底盘，引起底盘松动，导致底盘渗漏。

（7）指导患者最好用温开水清洗造口，勿用碘酒及酒精清洗皮肤，以免消毒液刺激并损伤皮肤，导致皮肤干燥易受损。

二、过敏性皮炎

（一）定义

过敏性皮炎是由于接触某些物质后在皮肤部位发生的急性或慢性炎症反应，急性期主要表现为皮肤红斑、水肿、脱屑和角质形成细胞囊泡化样变，慢性期主要表现为皮肤裂隙、苔藓化和角化过度（如图 4–15 所示）。

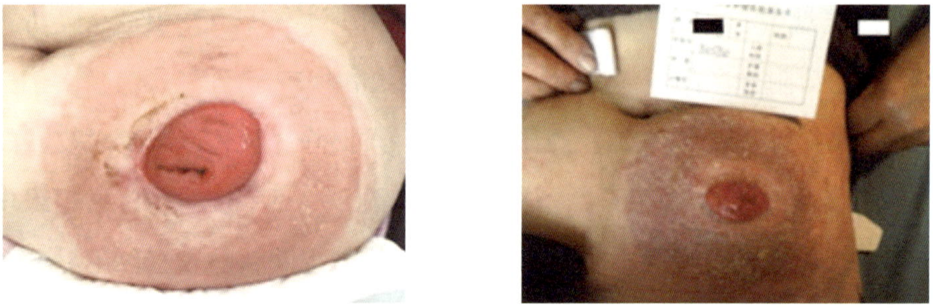

图 4-15 过敏性皮炎

（二）原因与发病机制

1. 原因

（1）致敏原反复刺激，常见的致敏原包括底盘、造口袋、防漏膏、造口粉、夹子、腰带等，临床多见对造口底盘过敏。由于这些致敏原的反复刺激的存在，尤其是患者考虑到经济问题，网购一些廉价的、低质的造口产品，比如纯塑料制品的造口底盘等，更易发生过敏反应。

（2）注意过敏体质者，其容易对外来物体发生过敏反应，主要是曾有药物、食物过敏史者。

（3）T 细胞介导的免疫应答，机体有正常的免疫应答反应，抗原持续存在；APC（抗原呈递细胞）的抗原提呈功能；T 细胞致敏，致敏 T 细胞的效应，释放淋巴因子，巨噬细胞活化和释放溶酶体酶，CTL（细胞毒性 T 淋巴细胞）效应。

（4）更换造口底盘时，局部清理不干净、不彻底，底盘粘胶和防漏膏残留成分持续存在。

2. 发病机制

接触性皮炎是一种经皮肤致敏的迟发性超敏反应，又称接触性超敏反应。致敏原是小分子化学物质塑料、药物等，这些物质与皮肤长期接触（长期佩戴底盘），可发生湿疹和皮炎。此类小分子化学物质与皮肤细胞有亲和力，在与皮肤接触时能通过与表皮细胞角质蛋白或角质结合，形成完全抗原。表皮中的朗格汉斯细胞作为主要的 APC，摄取抗原并进入淋巴结，使 T 细胞致敏。致敏 T 细胞由淋巴循环转入血液，并分布于全身皮肤。以后再次与皮肤接触，即可出现Ⅳ型变态反应。一般是24小时后发生皮炎，48～96小时达到高峰，表现为局部红肿、硬结、水疱，严重者可发生剥脱性皮炎。

（三）临床表现

1. 主要症状

（1）特征。包括：①早期过敏原一接触到皮肤，皮肤即有瘙痒感，有时常伴有烧灼感；②过敏原接触的皮肤范围出现红斑及水疱，大小及范围与过敏原一致；③造口袋粘贴困难；④常见的造口底盘过敏，底盘圆形、椭圆形、方形不同形状，皮损也不同形状。

（2）分期。刺激性皮炎临床表现分为急性期和慢性期。①急性期：起病急，皮损仅限于接触部位，表现是在与造口底盘接触的部位出现红斑，皮损的范围与过敏原存在的范围一致。表现为皮肤红斑、水肿、脱屑和角质形成细胞囊泡化样变。患者感觉皮肤瘙痒和灼痛，搔抓后将抗原物质带到远处皮肤，产生类似损伤。过敏性皮炎属于自限性损伤，一般停止接触过敏原后，皮肤损伤可在1～2周内痊愈；②慢性期：患者长期接触造口产品，致局部皮肤慢性损伤，主要表现为皮肤苔藓化、裂隙和过度角化。皮损的范围与形状与过敏原一致。若是防漏贴环过敏，在防漏膏或防漏贴环相应的皮肤上会出现环状皮肤变色区，若是底盘过敏，皮肤会出现底盘粘贴区的圆环变色区域。

（3）由于皮肤角质细胞出现变形、缺失等改变，皮肤的完整性和弹性被破坏；皮肤瘙痒，患者用手搔抓，导致造口袋的粘贴困难，影响底盘粘贴的牢固性。

2. 评估：DET评分以底盘过敏为例。

（1）颜色改变（D）：面积是全部面积（>50%）计3分＋严重程度（伴瘙痒）计2分，共计5分。

（2）浸渍／溃疡（E）：一般没有计0分，少见（面积<25%）计1分，损失只到表皮层计1分，共计2分。

（3）组织增生（T）：0分。

共计 7 分。所以底盘过敏的 DET 评分最多是 7 分。

（四）处理

1. 过敏性皮炎的药物治疗需要内服外涂（内用抗组胺药，外加类固醇）。在涂药前，先用棉棒蘸生理盐水将皮肤的皮纹及皱褶处清理干净，再涂类固醇药膏，以便药膏能被充分吸收；用棉签蘸生理盐水将药膏均匀摊平，以防干棉棒吸收药膏，影响药量；均匀摊平有利于组织将药膏均匀吸收。

2. 应用湿性敷料换药，按照伤口床的评估结果准确选择敷料。对于皮损严重且伴有粪水渗漏浸渍渗液多者，采用藻酸盐敷料或亲水纤维敷料和水胶体敷料一起使用，共同管理渗液。

3. 悬浮疗法。拆除底盘，涂药后在造口黏膜周围皮肤上放一层油纱（中间剪孔，穿过造口）；油纱上放 1 ~ 2 块纱布（中间剪孔，穿过纱布），放置凸面底盘（不拆备衬纸），固定腰带，再安装造口袋。这样做的好处是：①可以避免纱布吸收药膏，让药膏持续作用，保证治疗时间；②用纱布和油纱将造口底盘和皮肤隔离开来，防止皮肤继续接触过敏原，同时也防止粪便污染伤口；③将粪便引入造口袋，避免污染造口周围皮肤。

4. 更换造口袋时，要彻底将造口周围皮肤清洗干净，防止残存防漏膏及底盘粘胶，防止过敏原残留。

5. 对于降结肠或乙状结肠造口排便成形的患者，如对现有造口护理产品斑点试验均为阳性者，过敏体质的结肠造口患者采用结肠灌洗法，不用贴造口袋。

6. 接触性皮炎合并刺激性皮炎应结合刺激性皮炎的处理方法处理。

7. 无效者转皮肤科治疗。

（五）预防

1. 询问过敏史，排查过敏原。过敏性皮炎患者通常大部分是因为特异体质对某些造口底盘过敏，因此，在贴造口袋之前，最好做皮肤过敏试验，即将所有厂商的保护皮各剪一小块贴于患者腹部皮肤上；24 小时和 48 小时后分别评估 1 次，皮肤是否有红、肿、痒、烧灼感及过敏反应表现。无皮肤反应为阴性，24 小时后皮肤发红不消失或严重，则为过敏反应。于术后给予两种阴性结果的不同厂家的造口袋开始交替使用，可减少患者对造口底盘的敏感性，对于防漏膏（贴环）也是一样，如果对某种厂家的防漏膏过敏，建议使用另一厂家的防漏膏（贴环）。

2. 及时诊断。主要根据四点：①患者接触史；②典型临床表现；③对于去除诱因后经适当处理的皮损，症状很快消退也提示本病；④通过贴皮试验。注意与刺激性皮炎和机械性皮肤损伤区分。

三、毛囊炎

（一）定义

毛囊炎是指肠造口周围皮肤的毛囊损伤，毛囊及其周边组织受细菌感染而发生炎症反应，常见细菌为金黄色葡萄球菌、链球菌及铜绿假单胞菌。强力揭除底盘、底盘渗漏、粪水污染是毛囊炎的诱发因素。毛囊感染是表浅的感染，但若治疗不及时，可能向深部感染（如图 4–16 所示）。

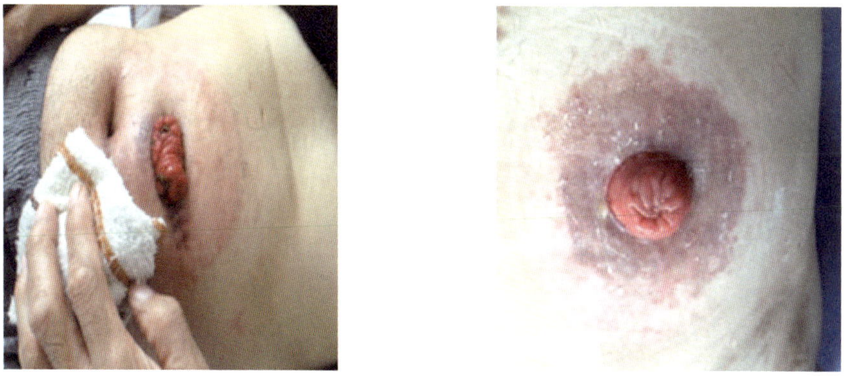

图 4–16　毛囊炎

（二）原因

1. 毛发稠密，造口手术前用剃刀剃除腹部毛发时，刀片损伤毛囊。

2. 底盘揭除粗暴；体毛被造口底盘粘下，损伤毛囊；底盘的揭除方法不正确，没有用一只手按压皮肤，另一只手轻揭底盘，而是两只手同时揪下底盘，损伤毛囊，引起毛囊炎。

3. 出汗后未及时更换造口底盘，湿热环境有利于细菌的滋生和繁殖。

4. 患者免疫力低下，患有糖尿病、化疗后、使用免疫抑制剂的情况下，毛发修剪不当会增加毛囊感染的风险。

（三）临床表现

1. 症状

（1）毛囊损伤，局限于毛囊口的化脓性炎症，皮损初期表现为以毛囊为中心的红色丘疹样改变。周边点状红斑、脓疱；皮肤红、热、痛，底盘粘贴不牢。

（2）患者主诉在揭底盘时会有毛发被拉扯的疼痛感觉。为消除这种感觉，患者选择采用剃刀剃除体毛，频繁的操作会刮伤毛囊，引发毛囊感染，出现红色丘疹样改变，若处理不当，数天内病情恶化，皮损中央出现脓疱，周围有红晕。脓疱干涸后形成黄痂，黄痂脱落不留瘢痕。

2. 评估

（1）毛囊炎的分期（红色毛囊丘疹、毛囊出现脓疱）。

（2）毛囊炎周围皮肤情况。

（四）处理

1. 红色毛囊丘疹使用碘伏液消毒，应用生理盐水冲洗干净，不可残留碘伏液。用纱布轻轻蘸干，以免刺激局部皮肤，引起皮肤疼痛。渗液少，使用造口粉加皮肤保护膜预治疗；渗液量大，使用藻酸盐敷料或亲水纤维敷料覆盖在伤口上，吸收渗液，其上覆盖水胶体贴。妥善固定。放置凸面底盘配腰带。

2. 毛囊出现脓疱者做细菌培养，证实伤口有明确的霉菌或金黄色葡萄球菌感染，遵医嘱给予抗感染治疗，伤口局部换药，用生理盐水冲洗伤口，伤口床用藻酸盐银离子敷料控制感染，最外层用水胶体贴，再放置凸面底盘。腰带固定，将排泄物有效收集，避免污染伤口。用药前宜先用碘伏液消毒，用无菌针头将脓疱挑破，将脓液引流出来，注意排泄物的有效收集，以免排泄物污染创面而加重感染。

（五）预防

1. 造口周围毛囊出现红疹是初期刺激造成的，此时应告知患者当造口周围皮肤有毛发时，用剪刀剪平即可，不可用剃刀暴力刮除体毛，以免损伤毛囊。

2. 教育患者揭除造口底盘时，应用一只手按压皮肤，另一只手轻轻揭除底盘，若底盘粘贴过紧，则用棉棒蘸酒精将底盘与皮肤轻轻剥离；或用湿纱布轻轻湿敷造口底盘周边皮肤，使粘胶松脱；使用粘胶剥离剂可以有效地防止底盘和皮肤发生牢固性粘连。

3. 避免使用过多粘度过强的造口底盘及防漏膏，以免对皮肤产生更多伤害。

4. 毛囊出现脓疱时，应怀疑是否有真菌或葡萄球菌感染，并针对菌种，遵医嘱使用抗菌的粉剂药物局部外敷。

四、假疣性皮肤增生

（一）定义

肠液或尿液长期刺激造口周围皮肤，引起皮肤的假性上皮瘤样增生。这是一种由慢性炎症引起的皮肤良性增生病变，特别是造口周围皮肤棕红结节，与皮肤黏膜交接处融合。组织学检查可见结节呈棘皮瘤样改变，表皮增生，并伴有急慢性炎症（如图 4–17 所示）。患者常有疼痛、瘙痒感觉，且影响造口袋的粘贴，给患者的生活带来一定的影响。

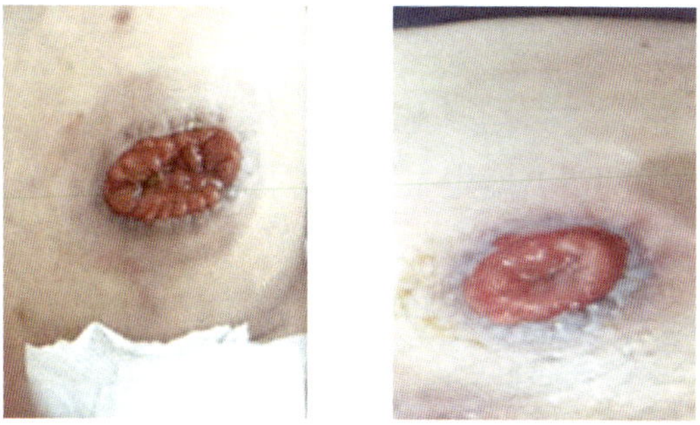

图 4–17　假疣性皮肤增生

（二）原因

1. 造口袋裁剪过大，使肠液长时间直接接触皮肤。

2. 造口底盘不及时更换，底盘粘贴松动，导致漏液，粪便浸渍肠造口周围皮肤。

3. 肠造口护理不当，患者出院后没有掌握肠造口护理技巧，致使造口渗漏，皮肤长时间暴露在粪水或尿液中。

4. 患者考虑到经济因素或其身处偏远山区不知购买途径等，出院后不能有效地使用造口附件产品。

（三）临床表现

1. 症状

肠造口皮肤长期受刺激，导致皮肤增生、增厚，呈不规则的疣状突起、增生，严重者可能突出皮肤数毫米以上，皮肤从底部开始，蔓延范围不同，色素沉着，呈深棕色、灰色或红棕色；周围皮肤色素沉着，可能有发红、糜烂，有时有痛感，由于皮肤凸凹不平，底盘渗漏明显。

2. 评估

（1）造口产品的选择是否合适。

（2）肠造口的护理状况。

（3）造口袋有无渗漏。

（4）更换造口袋周期。

（5）增生发生的原因和症状。

（四）处理

1. 去除增生

（1）压力法去除增生：判断增生发生的原因并给予纠正、处理。使用凸面底盘加腰带加压，将造口增生部分压平，外加造口弹力腹带进一步加压，坚持治疗，效果会好。

（2）外科手术去除增生：若增生较明显，严重影响造口袋粘贴，且患者持续疼痛时，需要请外科医师手术处理。

2. 皮肤损伤部位的处理。若由于增生，因造口底盘反复粘贴摩擦导致增生皮肤破损者，皮肤损伤处可撒少许造口粉，在其上喷皮肤保护膜：①造口粉在皮肤表面吸收渗液形成凝胶，保护损伤皮肤；②皮肤保护膜可以隔离粪便，保护损伤伤口；③便于造口底盘粘贴。二者协同作用，可以促进伤口生长。必要时还可以使用水胶体贴增强保护，促进损伤部位伤口的愈合。

（五）预防

1. 指导患者选用合适的造口底盘，建议选用凸面底盘，因凸面底盘可对造口周围皮肤施压，从而使造口最低黏膜处高出皮肤，避免排泄物渗漏到造口周围皮肤上引起并发症；指导患者正确使用造口附件产品，因附件产品可有效地对抗和缓冲肠液对皮肤的腐蚀性，防止造口渗漏对皮肤产生刺激，从而降低假疣性皮肤增生的发生风险。

2. 教会患者裁剪及粘贴技巧

（1）裁剪的总体要求：①依据造口黏膜的形状裁剪；②依据与水平夹角的走向裁剪；③裁剪后底盘仅大于造口基底直径的 1 ~ 2mm；④一次裁剪宁小勿大，可以再次修剪；⑤裁剪光滑无毛刺，有毛刺时，用食指摩擦蹭掉，保持裁剪面光滑。

（2）粘贴的总体要求：①粘贴造口底盘前，用温开水（以免带来外来细菌和保持皮肤舒适）彻底清洁皮肤，不留任何死角，包括皮纹和毛发（若体毛稠密，影响造口底盘粘贴时，刮掉体毛，以免影响造口底盘粘贴），顺时针方向和逆时针方向反复擦洗至少三遍；注意清洗力度，以不擦伤皮肤、能清洗干净皮肤上残留异物为原则（必要时借助粘胶剥离剂）；②擦干皮肤，将皮肤上的水分充分擦干、吸干，包括皮纹和体毛周围；③粘贴造口袋时，嘱患者深吸气，鼓起肚子，撑展每一条皮纹，以便造口底盘粘胶与皮纹充分粘贴；④粘贴完毕时用棉棒或手指轻轻多点按压，以造口中心为圆心，以造口底盘半径为半径，以同心圆为层次，多点按压、加固；⑤为了增强粘胶的粘性及粘贴的牢固性，对底盘加温，可以促进粘胶流动性，和皮纹进一步粘合，嘱患者用手呈空杯状按压造口，增强压力和粘合力，造口底盘的粘贴会更加牢固，可以降低皮肤假疣样皮肤增生的发生风险；⑥为了防止假疣性皮肤增生发生恶变，建议去除过度增生的组织，做病理学检查。

五、银屑病

（一）定义

银屑病俗称牛皮癣，是一种常见的慢性炎症性皮肤病，病程较长，易复发，临床表现为红色丘疹，逐渐融合成斑片状，表面覆以多层银白色鳞屑，剥脱后出现发亮的薄膜，剥去薄膜见有点状出血（薄膜现象）。全身均可发病，以头皮、四肢伸侧较为常见，多在冬季加重（如图 4-18 所示）。有银屑病的造口患者在护理上增加了很大的难度。

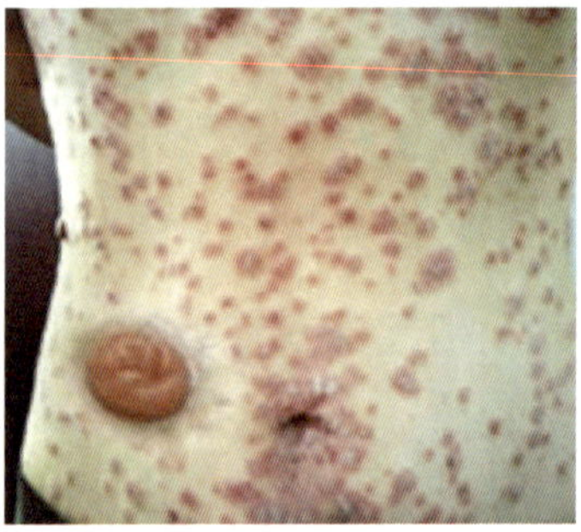

图 4-18　银屑病

（二）原因、发病机制、病理特点

1. 原因：与免疫相关。

2. 发病机制：目前认为树突状细胞、辅助性 T 细胞和角质形成细胞是参与银屑病发生发展的重要细胞。各种刺激激活树突状细胞，产生较多的肿瘤坏死因子（TNF-α）和白细胞介素 -23（IL-23），使 Th0 细胞分化为 Th17，活化的 Th17 细胞进一步分泌 IL-17、IL-22 等促炎因子，TNF-α、IL-17、IL-22 使角质形成细胞增生，从而加重炎症反应，造成银屑病的发生和发展。

3. 病理特点：银屑病是一种与免疫相关的慢性炎症性皮肤病，以角质细胞增生、毛细血管扩张、炎细胞浸润为特点，表现为皮肤的鳞屑性红斑及丘疹。

（三）临床表现

1. 症状

（1）造口周围皮肤角质细胞过度增生、角化，角质细胞会开始脱落，造成一些类似鳞屑状的银白色片状表皮受损，皮肤呈红斑状。以红色丘疹逐渐融合成斑片状，表面覆以多层银白色鳞屑，剥脱后出现发亮的薄膜，剥去薄膜出现点状出血（薄膜现象），局部瘙痒。

（2）造口底盘渗漏明显。少数患者因皮肤状况差，容易对造口底盘的成分产生反应或撕除底盘时产生皮肤刺激。

2. 评估

（1）造口渗漏情况。

（2）造口局部黏膜情况。

（3）造口周围皮肤情况。

（四）处理

1. 需依据皮肤科医师处方用药，此病在临床极少见到，让患者或家属就诊于专科医师。

2. 临床造口护理选用非粘性的卡拉亚材质的造口袋来减少皮肤损害。

3. 局部使用皮质类固醇激素。

4. 采用凸面底盘 + 腰带，预防造口排泄物渗漏。

5. 必要时请皮肤科会诊。

（五）预防

1. 注重营养，锻炼身体，增强体质，增强自体免疫力。

2. 经常检查造口底盘，规范更换造口底盘，防止渗漏。

3. 遵医嘱服用皮质类固醇激素。

4. 其他遵皮肤科医师建议。

六、真菌感染

（一）定义

念珠菌病（candidiasis）指念珠菌属所引起的急性、亚急性或慢性感染，通常累及皮肤、黏膜，亦可累及内脏而造成严重的后果，是目前发病率最高的深部真菌病。造口周围皮肤出现界限清楚的卫星状丘疹脓疱，为真菌感染导致的感染性皮炎，以白色念珠菌感染为多见（如图 4–19 所示）。

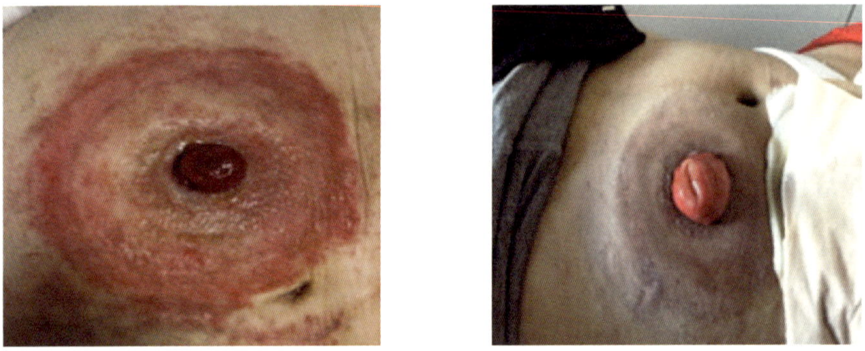

图 4 –19　真菌感染

（二）原因及发病机制

1. 原因

（1）pH 改变：念珠菌生长最适宜的 pH 为 5.5，属于弱酸性，正常皮肤表面的 pH 值为 5.0 ~ 7.0，平均为 5.8，与白色念珠菌生存环境接近，适合其在皮肤表面生存。

（2）造口底盘渗漏，粪水中所含的消化酶类腐蚀皮肤，引起皮肤破溃，破坏了皮肤、黏膜的屏障作用。

（3）使用广谱抗菌药物，糖皮质激素引起的菌群失调容易导致二重感染的患者。

（4）肿瘤造口患者化疗、放疗，引起机体免疫功能的损伤增加了对白色念珠菌的感染机会。

（5）底盘容易渗漏的患者，念珠菌利用温暖、湿润的环境繁殖，对皮肤造成伤害。

（6）其他。糖尿病、氮质血症、肝病、锌缺乏等也会发生念珠菌感染。

2. 发病机制。白色念珠菌菌体入侵机体，黏附于宿主的上皮细胞。随后菌体产生菌管，进入细胞内。菌管延长形成菌丝，同时释放多种因子、念珠菌毒素及蛋白酶等，引起组织损伤。

（三）临床表现

1. 症状

（1）与造口种类并没有直接相关，任何类型的造口都有可能发生真菌感染。

（2）念珠菌感染初期表现为皮肤瘙痒，若未及时清洁皮肤及给予抗真菌治疗，即会出现白色疹子的脓疱及界限清楚的皮肤红斑，造口周围皮肤出现界限清楚的卫星状丘疹脓疱，皮肤奇痒。

（3）可以通过皮肤刮除法确诊，从高倍显微镜下观察染色的10%氢氧化钾菌丝及芽孢形状来确诊。

（4）皮肤奇痒，搔抓，底盘渗漏，造口底盘粘贴困难，渗漏。进一步加重念珠菌感染症状。

2. 评估

（1）局部情况（造口周边皮肤情况，伴随症状）。

（2）患者治疗情况（化疗、放疗、抗生素治疗、免疫抑制剂治疗）。

（4）合并疾病（糖尿病等）。

（四）处理

1. 提供干爽的环境，最好暴露皮肤，用制霉菌素软膏涂抹皮肤，上覆盖2～3层柔软细纱布，再用不接触底盘的粘胶保护纸盖上，固定腰带，持续2～3周。也可以选择在造口周围皮肤上涂抹耐丝菌素等抗真菌药物。持续使用2～3周，要坚持涂抹，不可中断，保持药物浓度，持续杀菌。或遵医嘱给予2%酮康唑乳膏，每日涂抹1～2次，需注意在症状消失至少9日后才可停药。注意：该药不可用于皮肤破溃处。

2. 选择和使用造口用品，防渗漏。

3. 若采取上述措施无效，可请皮肤科会诊。

（五）预防

1. 谨慎选择造口底盘。

2. 保护皮肤。用剪刀剪掉腹部毛发，不能用刮刀暴力刮除造口周围毛发，以防损伤造口周围皮肤。

3. 更换造口底盘时，需用弱酸性沐浴液清理干净皮肤，擦干。

七、机械性损伤

（一）定义

造口底盘更换过程中粘胶从皮肤上暴力撕脱，用力过大或力量不均匀，更换次数过于频繁等，都可能出现表皮撕脱，从而造成皮肤机械性损伤，也叫撕脱性皮炎（如图4-20所示）。

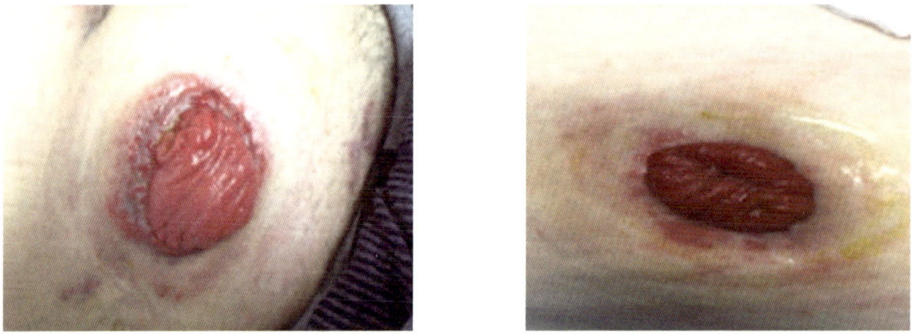

图4-20　机械性损伤

（二）原因

1. 揭除底盘用力不恰当，用力过急、过猛，引起皮肤角质层撕脱。

2. 揭除底盘方法不恰当，未按规定一手按住皮肤，一手轻揭底盘，而是双手一起揭除底盘，用力过大，撕脱表皮层。

3. 造口渗漏，反复多次粘贴或揭除底盘，破坏皮肤的屏障功能。

4. 产品的使用问题，使用粘性过大、材质过硬的造口底盘，损伤皮肤角质层。

5. 放射治疗，皮肤损伤，易于撕脱。

6. 压力的持续存在，使用腰带 + 凸面底盘。局部皮肤缺血、缺氧，表皮抗损伤的耐力下降。

7. 不恰当清洗皮肤，擦洗用力过大，损伤皮肤的角质层；使用肥皂清洗皮肤，破坏酸性环境，刺激皮肤；擦拭用物过于粗糙，损伤皮肤角质层。

（三）临床表现

1. 受损皮肤表皮缺损。一般损伤较表浅，伤及表皮，形状不规则，有少量出血和渗液。

2. 受损皮肤表皮发红。受损的组织在损伤的基础上发生破溃。

3. 受损皮肤表皮疼痛。受损表皮脱落，神经末梢外露，患者疼痛。

（四）处理及预防

1. 再次告知患者揭除造口底盘的正确流程，指导其轻柔揭除底盘，用一只手按住皮肤，另一只手轻揭底盘。

2. 选择保护性较好的造口底盘。选择质量柔软、粘胶舒适和皮肤亲和力好的造口底盘。

3. 揭袋动作宜轻柔，使用粘胶剥离剂。

4. 保持造口腰带的适当松紧度，为了防止造口腰带对皮肤的压力，在造口腰带下垫一层比造口腰带宽的棉布，以增大受力面积，减少压强。

5. 注意更换造口袋的每一个细小环节，防止造口底盘渗漏。

6. 清洗局部皮肤时，用力适度，勿用肥皂水擦拭；选用棉质布类擦拭，以免损伤造口周围皮肤。

八、造口周围静脉曲张

（一）定义

当高压的门静脉系统通过肠系膜血管低压的体静脉系统的腹壁下血管形成交通时，就形成了造口周围静脉曲张（如图 4–21 所示）。

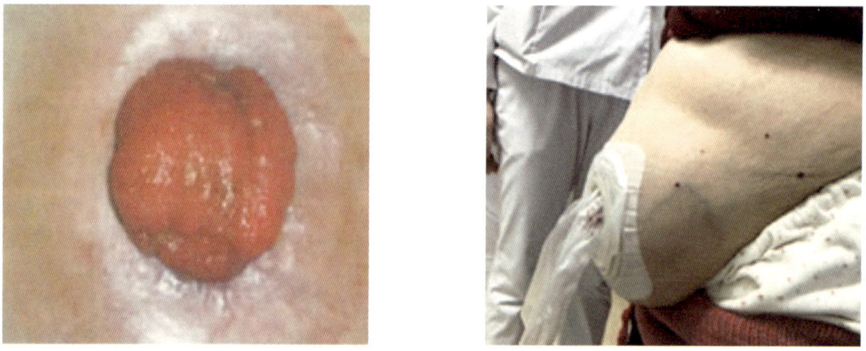

图 4–21　造口旁疝伴造口周围静脉曲张

（二）原因

门脉高压，排泄物渗漏腐蚀，剧烈活动，便秘。

（三）临床表现

造口周围皮肤黏膜交接周围形成了大量团块状曲张静脉，外观类似海蛇头。皮肤黏膜呈紫色，黏膜颜色暗红；造口黏膜交界处出现无痛性自发性反复大量出血，急性出血时可引起血红蛋白下降；连续出血会加剧肝功能恶化。

（四）处理

1. 使用一件式造口袋，避免碰撞造口静脉曲张处皮肤。

2. 解除引起静脉曲张的因素，若肠造口患者合并门静脉高压者，应配合医师行门静脉分流术，若因其他原因（如造口旁疝引起者），应手法复位，佩戴造口腹带，注意松紧度。

3. 禁止使用凸面底盘等加压式造口产品，以免导致充血静脉出血。

4. 注意止血。小量出血可使用冰敷，按压出血点；大量出血应使用医用止血海绵。

5. 经以上处理效果不佳时，应通知医师配合处理。

（五）预防

1. 关注风险点。对于合并有肝性疾病者，如肝硬化、门脉高压，进行肠造口手术后，可能并发造口旁门—体静脉分流，护理人员应警惕其发生周围静脉曲张的风险。

2. 对于合并造口周围静脉曲张的患者，禁止使用凸面底盘，以防压迫血管，导致造口周围曲张静脉出血。

3. 指导造口患者每次更换造口袋时，自我检查造口周围有无呈放射状分布的紫色改变，一旦存在，即刻到造口门诊就诊。

4. 指导患者定期到造口门诊就诊。及时与医师或责任护士保持联系，一旦有异常，即刻返院进行治疗。

5. 肠造口静脉出血时的护理

（1）出血时，让患者平卧，可减轻门静脉压力，减轻出血。

（2）去除造口袋，找出出血点，压迫止血。

（3）高频电烧灼，硝酸银烧灼，或用蘸有1‰肾上腺溶液的棉球按压出血点。

（4）保持粪便通畅，减少摩擦刺激。

（5）更换造口时动作轻柔，使用柔软舒适的底盘。

（6）避免长时间站立，避免剧烈活动。

（7）造口处曲张静脉结扎或缝扎。

（8）局部注射硬化剂。

（9）治疗（TIPS 技术，造口重造，普萘洛尔内科保守治疗）。

九、肠黏膜移位

（一）定义

某种原因导致肠管的黏膜活组织被带出，种植在造口周围表皮的破损处（此处伤口，有适合黏膜组织定植的环境），从而出现黏膜组织在表皮内生长、发育和增殖的现象称为黏膜移位（如图 4–22 所示）。

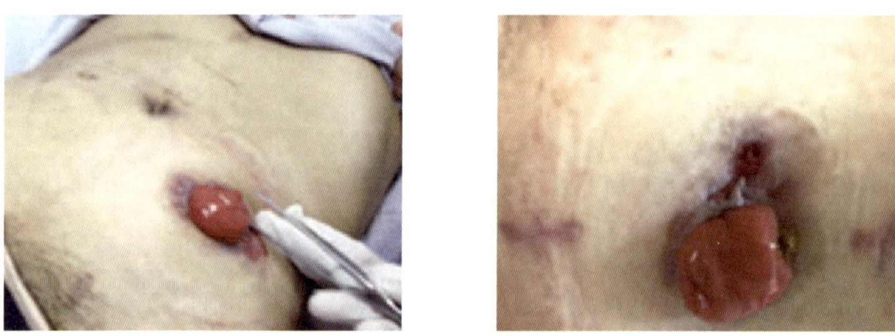

图 4-22　肠黏膜移位

（二）原因

1. 手术时将造口缝于表皮，而没有缝于真皮层，存活的肠黏膜组织细胞可沿缝线方向种植移位。

2. 使用较坚硬的、裁剪不规范的造口底盘，上有毛刺，或造口底盘过小，造成黏膜边缘经常受挤压或摩擦，黏膜随损伤部位向外生长所致。造口处黏膜经常分泌黏液流出，使造口周围皮肤潮湿、易糜烂、破溃，是肠黏膜移位生长的主要原因。

（三）临床表现

造口周围皮肤有斑片状黏膜生长，形状不规则，有时呈岛状，患者无不适主诉，但黏膜移位无皮肤的天然屏障作用，容易被摩擦，引起出血。

（四）处理

1. 指导患者更换造口底盘时动作要轻柔，避免加重造口损伤。

2. 准确测量造口外形及尺寸。

3. 对较细小的黏膜移位可使用护肤粉，大面积的黏膜移位可使用藻酸盐敷料。

4. 较严重者用硝酸银分次烧灼。

5. 严重者手术切除。

（五）预防

1. 手术操作时针眼不可过大，针眼过大，黏膜组织易通过破溃处种植。

2. 手术操作时针距不可过密，缝线过密，有更多的肠黏膜组织从缝线中带出，易在皮肤针眼破溃处被种植。

3. 注意底盘的裁剪技术，底盘裁剪不可过小，裁剪光滑无毛刺。勿损伤黏膜组织。

4. 肠黏膜移植至造口周围皮肤；黏膜有黏液分泌，使造口周围皮肤潮湿，引起底盘渗漏或脱落。

扫码掌握
肿瘤肠造口
技术核心问题

十、造口周围恶性肿瘤

（一）定义

肠造口周围恶性肿瘤是指发生于肠造口黏膜及其周围皮肤的恶性病变，在造口处出现新生物，质硬，糜烂，易出血，常伴有全身肿瘤转移，病理能明确诊断（如图 4–23 所示），肠造口肿瘤常见有回肠造口和结肠造口两种情况。

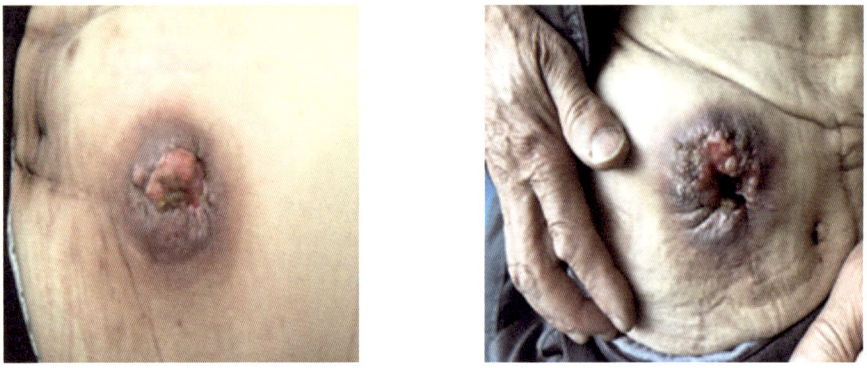

图 4-23　造口处肿瘤

（二）原因

1. 恶性肿瘤种植。手术切除肠管时有肿瘤细胞遗落在造口组织上。

2. 恶性肿瘤进展与复发。原发性肠癌，肿瘤突破皮肤或沿肠管转移至造口组织处，溃疡性结肠炎、家族性腺瘤性息肉病等引起的造口皮肤与黏膜交接处的肿瘤，恶性肿瘤复发。

3. 慢性炎症反复刺激发生癌变。

（三）临床表现

1. 造口局部可见无痛性、进行性生长的肿块，起初也许是一个或多个分散的小结节。随着时间的进展，这些小结节融合成块甚至破溃。

2. 近期新出现的造口周围刺激症状、出血、感染、疼痛、溃疡、肿瘤组织坏死引起恶臭等。

3. 严重者肿瘤堵塞管腔，引发造口狭窄。

4. 肿瘤破溃往往伴有恶臭味，渗出液多，摩擦易出血。

5. 晚期肿瘤患者全身伴有中毒症状。

（四）处理

1. 造口产品的选择

（1）若肿瘤藏于皮下或稍稍突破表皮，因外观上无明显的伤口，可选用一件式造口袋粘贴，须选用材质柔和、粘胶适中、温和，揭除时粘胶不会粘得太牢的造口产品（如卡拉亚材质），以免引起局部组织破溃、出血。

（2）裁剪底盘应大于肿瘤组织，不可直接压到癌组织上，以免引起癌组织破裂出血。

2. 出血处理：若更换造口、灌肠等过程中，不小心触碰到造口肿瘤组织，引起造口出血，分三种情况进行处理：

（1）出血量少，撒造口粉或云南白药止血。

（2）出血量稍大，纱布包冰块压迫止血，藻酸盐敷料压迫止血。

（3）大量出血，局部撒肾上腺素，纱布或棉垫压迫，必要时需行手术止血。

对于出血患者应停止结肠灌洗。

3. 恶性肿瘤创面的护理：患者若佩戴粘性造口袋，每次更换敷料需对创面进行评估和处理：完整皮肤处撒造口粉和皮肤保护膜，溃疡伤口应选用生理盐水或甲硝唑进行冲洗，注意冲洗的力度不宜过大，以免引起肿瘤组织出血。溃疡大、渗液多的伤口用藻酸盐敷料吸收渗液。伤口小时，直接撒造口粉。不能粘贴敷料者，用藻酸盐吸收渗液，外层覆盖棉垫和护垫。为了减少对肿瘤创面的刺激，尽量减少敷料的更换次数。

4. 及时和医师交接病情，帮助患者做进一步的治疗。

5. 医疗处理

（1）对肿瘤组织进行活检，明确病理分型。

（2）局部做影像学检查，判断病变范围；系统性检查全身，排查有无远处转移或者其他肿瘤。手术需要广泛、整块切除癌组织及周围组织，切除全层腹壁及邻近肠管。其他位置重新造口。

（五）预防

1. 做好健康宣教，肿瘤伤口具有渗液大、易出血、易感染、恶臭等特点，更换造口袋时，尽量不触碰肿瘤伤口。

2. 观察伤口渗液情况，观察造口周围肿瘤有无增大、出血等情况，如有异常，应及时告知医师，配合处理。

3. 造口产品的选择、粘贴都以保护肿瘤伤口为原则。

4. 为了观察和统计引流液的情况，一般采用粘贴造口袋的方法收集渗液和排泄物。

十一、坏疽性脓皮病

（一）定义

坏疽性脓皮病（Pyoderma Gangrenosum，PG）是一种罕见的溃疡性中性粒细胞性皮肤病，其典型的表现为无菌中性粒细胞浸润和全身炎症，是一种慢性、坏死性、溃疡性、瘢痕性、疼痛性皮肤病。还可以表现为大疱性、增殖性、造口周围和皮肤外病变，坏疽性脓皮病由 Bmnsting 等丁 1930 年首次报道，是一种以皮肤破坏性溃疡为特征的反应性炎症性皮肤病，需先排除肿瘤和感染（如图 4-24 所示）。

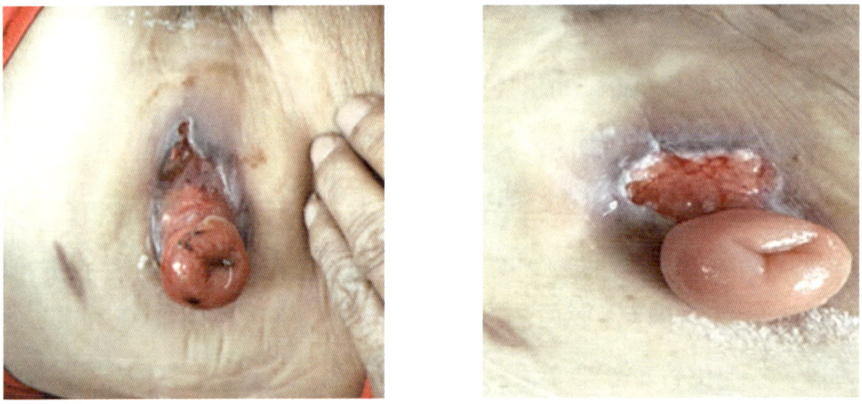

治疗前　　　　治疗后

图 4-24　坏疽性脓皮病

（二）原因和发病机制

1. 原因：PG 发病病因尚不明确，常合并有全身系统的疾病（如炎症性肠病、风湿性疾病、恶性血液系统疾病等），且外伤、注射、手术、蚊虫叮咬等皮肤损伤亦是本病的诱发原因。

2. 发病机制：其具体发病机制尚不清楚。

（三）临床表现

初起时表现为炎症、丘疹或脓疱，相互融合形成浸润性紫红色硬块，短期内出现坏死、溃疡，边缘仍然为紫红色，溃疡的形状不规则，溃疡面上附有恶臭的黄绿色脓苔及结痂，溃疡中心结成瘢痕愈合的同时，边缘紫红色的斑块仍然不断扩大，皮损的数量可以多片，常以一片为重，随后进展为疼痛性溃疡，并且溃疡不断向四周扩大（潜行性边缘），边缘皮肤呈紫红色，溃疡基底化脓。PG 可为特发性，但约有 50% 的 PG 患者同时患有其他系统性疾病，主要包括炎症性肠病、关节炎和血液系统恶性肿瘤等。临床主要表现为皮肤慢性、复发性、破坏性、潜行性的皮肤溃疡，伴有局部疼痛。

（四）处理

1. 药物治疗

（1）皮质类固醇激素是治疗 PG 最有效的药物，特别是对急性进展期患者，可以迅速缓解症状。皮质类固醇激素治疗 PG 的作用机制可能与免疫抑制或抗炎作用有关。PG 对皮质类固醇激素非常敏感，使用后疼痛很快消失、红斑减轻、原有皮损停止进展、溃疡基底出现肉芽等提示病情被控制。常用药物有泼尼松。

（2）免疫抑制剂。免疫抑制剂可单独使用，也可与皮质类固醇激素联合使用，联合使用可以提高疗效，并可减少皮质类固醇用量及不良反应。其作用机制可能与能够纠正 PG 的免疫缺陷有关。常用药物包括环磷酰胺、环孢素等。

2. 陈传杰等报道的细胞移除法（单核细胞去除法和白细胞去除法），是一种用于移除致病粒细胞、单核细胞的体外透析方法。

3. 给予悬浮底盘治疗法。

4. 特殊治疗：①大剂量静脉输注丙种球蛋白；②血浆置换；③高压氧治疗。

5. 高氧环境可以阻止组织缺血坏死，促进伤口愈合，对 PG 的临床症状有改善作用。

（五）预防

预防造口渗漏。

十二、放射性皮炎

（一）定义

放射性治疗是直肠癌综合治疗的方法之一，术前术后的放射性治疗能明显减少肿瘤的复发率，并具有使肿瘤病灶缩小、粘连松解、巩固手术疗效等优势。但患者接受放疗后，放射线会引起肠造口及其周围皮肤损伤，引起的肠造口周围放射性皮炎即是指由电离辐射装置照射肠造口周围皮肤引起的炎症性损害（如图 4–25 所示）。

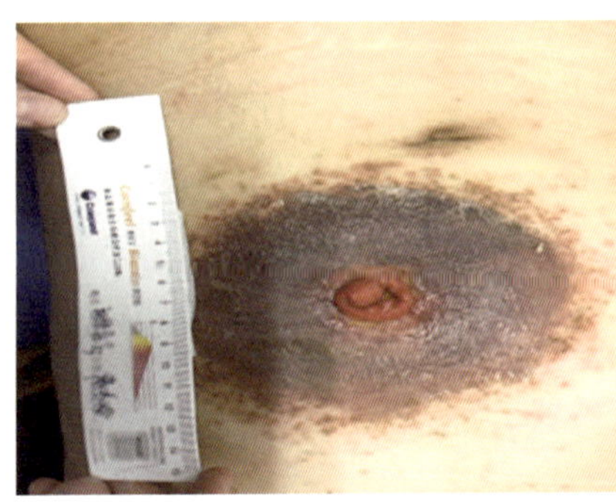

图 4–25　造口放射性皮炎

（二）病因及发病机制

1. 病因：放射性照射会引起肠造口及其周围皮肤黏膜炎性损害。

2. 发病机制：放射会导致真皮层弹性纤维组织受损，皮肤层弹性组织变薄及破损；皮肤辐射损伤的病理改变主要与照射剂量直接相关，随着放射剂量的增加，基底层细胞被破坏，导致干性脱皮、湿性脱皮甚至溃疡坏死。

（三）临床表现

放射线治疗时都会用铅板覆盖，保护肠造口，损伤一般较少。放射性损伤造成的皮炎，可发现患者造口周围皮肤真皮弹性纤维组织受损，皮肤表层变薄或破损，皮肤末梢微小血管受损。受损皮肤初始发红，久而久之会出现足部黑色素沉着、纤维化、肥厚、弹性差。造口周围皮肤出现红肿、糜烂、溃疡，患者可伴发不同程度的疼痛、不适感、刺激感、痒和烧灼感。

（四）处理

1. 一旦出现放射性皮肤损伤，适当调低放射剂量。放射治疗时用铅板挡好造口。

2. 放射治疗期间皮肤的护理非常重要，在急性期预防肠造口处再受伤害，应避免使用刺激性物品，如油脂类、有机溶剂。

3. 建议患者使用较柔软的造口底盘，如卡拉亚材质的造口袋，以避免用力撕除造口底盘时造成二次损伤。每次揭造口袋时，要用一手轻轻按压皮肤，另一手轻轻揭除底盘，以免造成皮肤撕脱伤。

4. 肠造口皮肤破溃时，伤口的处理可使用藻酸盐敷料或亲水纤维银敷料管理渗液，用水胶体作为外层敷料，粘贴造口袋。视渗液情况更换敷料。

5. 禁止使用沐浴液和强碱性液清洗造口，最好采用温水清洗造口周围皮肤。

6. 严重损伤应立即脱离放射源，进行营养支持治疗，局部使用生长因子或藻酸盐敷料，可以促进伤口表皮增生。

（五）预防

适当调低放射剂量，放射治疗时用铅板挡好造口，造口局部皮肤涂抹冰片和滑石粉混合粉剂保护照射皮肤。

第五节　肿瘤肠造口患者的其他并发症

一、回肠造口功能障碍

回肠造口功能障碍指回肠造口功能异常，导致液体流出量过多（或有时异常少）。一般发生在回肠造口术后 7 天内，产生大量的水样腹泻，伴有腹痛、腹胀、呕吐、脱水等肠梗阻表现。

二、黏膜脱落

黏膜脱落是由黏膜局部缺血坏死引起的。常见的脱落灶为地图样，大小不等，与直肠的孤立溃疡相似。一般不需治疗，如果肠壁全层脱落，发生在外翻的肠缘，继而暴露的回肠就会发生浆膜炎，引起假性梗阻，这种并发症主要是由回肠造口狭窄，纤维化的瘢痕造成的。

三、造口旁脓肿

造口旁脓肿是造口不常见的并发症，主要由感染的血肿引起。

（一）预防方法

1. 良好的止血。
2. 充分的造口皮下间隙冲洗。

（二）处理方法

1. 拆除缝线引流。

2. 切口引流，放置橡皮片进入脓腔引流。

四、瘘

（一）发生原因

1. 由手术创伤引起。

2. 由于从肠管的肠系膜边缘分离肠系膜太多。

3. 在腹直肌前鞘或肌肉与肠管的浆肌层之间进行了固定，而在肌肉收缩时引起肠管的撕破而产生瘘。

（二）处理

切除瘘管，将更多的回肠端提到腹壁外，重建造口。

（三）预防

缝合时，将肠管浆肌层与皮下脂肪缝合，减少张力，减少瘘的发生概率。

五、梗阻

梗阻在术后早期、晚期都可发生。造口患者进食时，若进食量过大，或进食过快都会引起梗阻，患者会出现腹部绞痛、呕吐、肠胀气等症状，造口有较大量的、稀薄的、蓝绿色的排泄物，特别是流出物中有小的、灰白色物质时说明有肠梗阻，应停止进食，让肠道有充分的休息时间。

第六节　肿瘤肠造口患者常见的不适症状

一、腹泻

（一）定义

排便在一日内超过3次，或粪便中脂肪成分增多，或带有未消化的食物、黏液、脓血者称为腹泻。

（二）原因

1. 药源性（伊利替康等）。
2. 肠道感染。
3. 肠道菌群失调。

（三）用药注意事项与患者教育

1. 若为药源性腹泻，应考虑停药或减量。

2. 因感染引起腹泻时，可以服用抗生素，如庆大霉素、盐酸小檗碱（黄连素）。注意：黄连素不可与鞣酸蛋白和铁剂合用，合用可能会导致便秘。

3. 肠道菌群失调或由寒冷和各种刺激所致的肠易激综合征使用微生态制剂，用药时应注意，服用微生态制剂时，不宜同时使用抗生素、药用炭、黄连素和鞣酸蛋白，因为，同时使用会降低药效价。若必须合用，间隔时间应不少于2～3h。

4. 不明原因的腹泻可服用药用炭，但要注意不可与维生素、抗生素、生物碱、乳酶生及各种消化酶同时服用，因合用这些药物容易被吸附，影响疗效。

5. 应注意钾离子及水、电解质的补充。胃肠液中的钾离子浓度较高，腹泻会导致钾离子丢失，低钾易导致心脏的传导性降低，引起快速型心律失常，因此应注意补充钾离子。

6. 对于长期或剧烈腹泻时，体内水、盐的代谢发生紊乱，常见的为脱水症和钠、钾代谢紊乱，严重者可危及生命。因此在针对病因治疗的同时，还应及时补充水和电解质，鼓励患者多饮用糖盐水。或补充 ORS 粉剂，每袋加 1000ml 凉开水，溶解后随时口服，4～6 小时内喝完。

7. 腹泻容易导致造口粪水性皮炎的发生，建议每日更换造口底盘，观察皮肤情况，若出现粪水性皮炎等并发症，建议更换造口底盘时使用粘胶剥离剂，以防损伤皮肤角质层，加重皮炎的发生，造口粉、皮肤保护膜和水胶体贴联合使用可以治疗粪水性皮炎。

8. 心理疏导。告知患者不用紧张，只要配合治疗，症状很快能得到控制。

二、呕吐

（一）定义

呕吐是胃内容物或一部分小肠内容物不自主地通过胃、食管、口腔、膈肌和腹肌等的协同作用，迫使其由胃、食管经口腔急速排出体外的一种复杂的病理、生理反射过程。

（二）原因

1. 反射性呕吐多由精神因素引起，常以恶心为先兆。结肠肿瘤患者行造口术后经常会出现对疾病的认知偏差、情绪异常、各种躯体不适、反复呕吐等。

2. 中枢性呕吐多由化疗药物引起。

（三）预防及护理

1. 防止窒息，呕吐者的头应偏向一侧，患者保持侧卧或坐位。昏迷患者给予吸痰。

2. 观察呕吐物的性质和量，必要时送检呕吐物化验，做好口腔护理，清理局部分泌物。

3. 心理疗法。嘱患者放松，正确认识造口，接纳并适应它。呕吐作为一种生理反应可以通过患者接受外界或他人的愿望、观念、情绪、判断及态度而受到影响从而改变症状。可以采用耐心倾听、共情、暗示肯定等方式，如暗示后改变患者的认知效果，增强其心理暗示，由人或环境以非常自然的方式向个体发出信息，个体无意中接受这种信息，从而做出相应反应。

4. 对于严重呕吐者，会引起水、电解质紊乱，应遵医嘱及时给予补充。

5. 对于反复呕吐者，可口服阿托品、溴米那普鲁卡因及东莨菪碱等药物止吐，也可以针灸足三里、中脘、内关。

三、便秘

（一）定义

便秘是指排便困难或费力、排便不畅、便次减少、粪便干结且量少，常伴腹胀。造口患者因失去肛门括约肌的作用，理论上有便即排。在非禁食的情况下，若造口患者每周排便少于 3 次，即为便秘。便秘分为功能性便秘和器质性便秘，下面将论述功能性便秘。

（二）原因

1. 造口术后结肠通过时间减慢。
2. 药物作用（如化疗药物、止咳药物）。
3. 饮食习惯改变，膳食纤维摄入量减少。

（三）预防措施及健康宣教

1. 鼓励患者多饮水（若在没有糖尿病的情况下可以鼓励患者饮蜂蜜水 500ml，

或在没有肾病的情况下鼓励患者晨起饮 500ml 淡盐水），可通过高渗作用，增加粪便的含水量，以利粪便的排出。

2. 补充膳食纤维，膳食纤维促进排便的作用机理有二：①膳食纤维本身不被吸收，不溶性膳食纤维可组成肠内容物的核心，由于其吸水性可增加粪便体积，以机械刺激使肠壁蠕动；可被结肠细菌发酵产生短链脂肪酸和气体刺激肠黏膜，从而促进粪便排泄；②膳食纤维可增加粪便含水量，减少粪便硬度，利于排便。含膳食纤维最丰富的食物是谷类膳食纤维（如糙米等），其次是蔬菜和水果（如芒果、香蕉等含果胶丰富的水果），禁食未熟的水果，因含鞣酸，会加重便秘。

3. 泻药的使用。对于造口便秘患者宜采用作用温和、不良反应少的药物如麻仁滋脾丸、乳果糖、聚乙烯二醇等。

4. 造口灌肠可使用开塞露、香油、软皂水灌肠，造口灌肠的方法可以使用奶嘴、吸痰管沿着肠道的走向慢慢插入，缓缓注入灌肠液，造口灌肠不同于经肛门灌肠，后者水分受到肛门括约肌的保护，能较长时间的存在，而造口灌肠相对来说，具有一定的难度，要有耐心，才会收到较好的效果。

四、腹痛

（一）定义

腹痛是指由于各种原因引起的腹腔内外脏器的病变，而表现为腹部的疼痛。疼痛分为急性和慢性两类。

（二）原因

1. 急性腹痛

（1）腹腔内脏器疾病。

（2）腹壁疾病（腹壁脓肿等）。

2. 慢性腹痛

（1）慢性腹痛（炎症性肠病等）。

（2）腹腔内脏器的扭转或梗阻（肠扭转、肠粘连、肠梗阻等）。

（3）其他如胃、十二直肠溃疡，结核性腹膜炎等。

（三）处理

1. 判断疼痛的部位、持续时间、性质、是否伴有腹膜刺激征、与造口的关系，及时报告医师，尽快配合检查，查明原因，并做好记录。

2. 观察患者的生命体征，伴或不伴有体温、脉搏、呼吸及血压升高。

3. 观察造口黏膜的颜色，排泄物的颜色、量，以及伴或不伴有其他症状（恶心、呕吐等）。

4. 疼痛处理

（1）注意保暖。造口旁伴疑难伤口的患者，处理时间一般较长，在处理伤口的过程中要注意患者保暖。曾有一例门诊患者，因为在处理伤口时需要银离子敷料，患者家属买敷料的时间较长，而患者的造口伤口暴露时间较长，造口黏膜由红变紫，伴腹部痉挛性疼痛，给予加盖保暖，并饮少量温水，患者渐渐好转。

（2）遵医嘱合理使用解痉、镇痛药物，平滑肌解痉药物有阿托品及其类似生物碱（东莨菪碱和山莨菪碱在临床应用较多）。不良反应主要是抑制腺体分泌及毒性作用。广义的镇痛药物包括麻醉性镇痛药和非麻醉性镇痛药。麻醉性镇痛药主要是通过激动中枢神经系统特定部位的阿片受体，而产生镇痛作用，并能同时缓解疼痛引起的不愉快情绪，镇痛效果好，但容易成瘾，有吗啡、哌替啶等；非麻醉性药物有索米痛片（去痛片）、阿司匹林等，镇痛效果较差，不易成瘾。

5. 在病情允许的情况下，停用可能导致腹痛的药物。如果经过治疗，腹痛症状仍未见明显的缓解，在病情允许的情况下可以考虑停止使用加快胃肠蠕动的药物，如新斯的明、酚妥拉明、红霉素及吗啡类的药物等。

6. 心理护理。从心理学的原理来认识，疼痛是一种知觉而不仅仅是感觉。疼痛是复杂的心理过程，一个人在不同的心理状态下，对疼痛的认知是不同的，在社会心理因素作用下，不同的人对同一种疼痛的知觉也是不同的。研究表明，社会心理因素对痛阈有明显的影响。安慰患者，消除紧张情绪。可以通过以下方式来影响疼痛：

（1）学习可以改变疼痛的耐受性。

（2）分散注意力。

（3）正向引导患者的情绪。

（4）培养患者坚强的意志力，采用暗示疼痛减轻的方法来应对患者的提问等。

第七节　肿瘤肠造口粪路造口与泌尿造口的不同点及护理

提起肠造口，人们就会想到粪便造口。其实，广义的肠造口有两层含意：一是粪路造口，二是泌尿造口。因为这两个系统的造口都是使用一段肠管（尤其是回肠造口和泌尿造口有很多相似的地方），所以造口有共同性，比如都可以分泌肠液，但功能不同。下面逐一进行介绍。

一、肿瘤肠造口的定义

肿瘤肠造口是指由于治疗的需要，将一段肠管从原位或异位外置于腹部，并将开口翻转缝合于腹壁的切口之上，以排泄粪便或尿液的手术方式，已成为腹部外科、泌尿外科手术中最常施行的手术方式。

二、肠造口粪路造口与泌尿造口的区别

（一）定义

1. 粪路造口：由于治疗的需要，将一段肠管直接拉出腹腔，并将开口缝合于腹壁切口上以排泄粪便，即人工肛门。

2. 泌尿造口：在手术过程中，将两条输尿管的末端缝合在游离的一小段回肠上，这段回肠的一端被缝合，另一端则缝于腹部的一个开口上，便成为泌尿造口。尿液经输尿管及此小段回肠而直接流出体外，没有膀胱参与储存和控制。

（二）目的

1. 粪路造口：当肠道发生病变时，为分流粪便、利于伤口恢复等原因，术中将体内的一段肠管直接拖出腹壁并行造口术，将粪便通过此肠管末端的造口排出体外。

2. 泌尿造口：当泌尿系统某一器官发生严重的不可逆性病变时，尿液不能通过正常尿道排出。可将尿路直接或间接开口于腹壁或结肠，做泌尿造口将尿液排出体外。

（三）适应证

1. 粪路造口：适用于家族性腺瘤性息肉病、多发性结肠癌、重危或急性结肠梗阻及其他结直肠肛门病变的患者。

2. 泌尿造口：适用于尿路急慢性梗阻影响肾功能者、膀胱癌膀胱切除术等病变者。

（四）分类

1. 粪路造口有回肠、结肠及盲肠造口术。

2. 泌尿造口有不可控性尿流改道及可控性膀胱术。

（五）特点

1. 粪路造口

（1）形状：有圆形、椭圆形、不规则形及蘑菇形，偏大。

（2）高度：一般为 1 ~ 2cm。

（3）颜色：紫红色、淡红色或牛肉红色。

（4）光泽：有光泽，湿润。

（5）周围皮肤：正常或淡红色。

（6）排出物：回肠手术后初期黄色稀水便，结肠手术后初期黄色较黏稠粪便。

2. 尿路造口

（1）形状：圆形多见，偏小。

（2）黏膜有息肉样赘生物。

（3）颜色：鲜红色或浅红色，鲜红色多见。

（4）光泽：有光泽。

（5）周围皮肤：棕褐色，伴或不伴有灰色条纹，有时有尿结晶。

（6）排出物：尿液，偶有少量黏液分泌物。

（六）图片

1. 肠造口图片（如图 4-26 所示）。

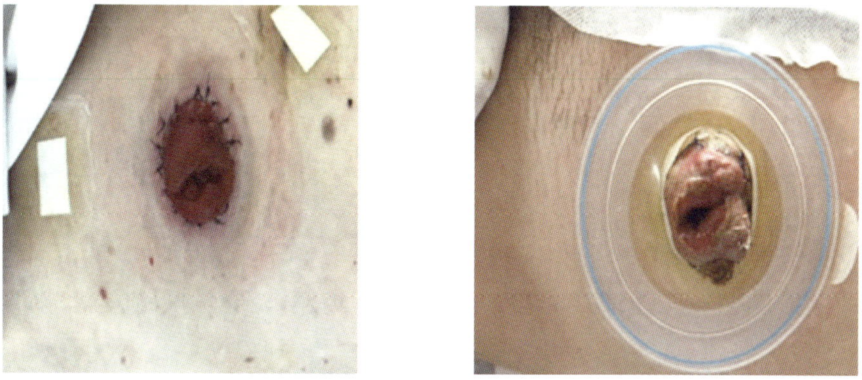

图 4-26　肠造口

2. 泌尿造口图片（如图 4–27 所示）。

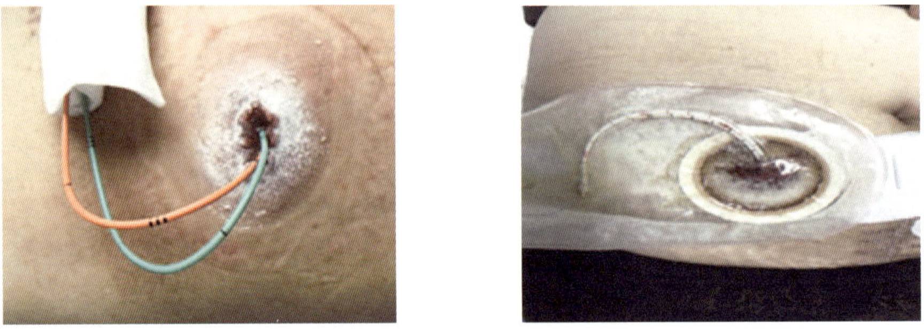

图 4–27　泌尿造口

（七）护理

1. 粪路造口（以回肠造口为例）

（1）术后 2 ~ 3 日肠蠕动开始恢复功能，回肠造口的排泄物通常为淡黄色或淡绿色液体，量大，排泄次数多，有的患者在更换造口袋时，粪水四处喷溅，状如涌泉，所以必然伴有水和电解质的丢失。护理上一定要让患者每日饮用 2000 ~ 3000ml 水，最好饮用平衡液或淡糖液或盐液，以维持体液渗透压的平衡。

（2）回肠造口者大部分肛门依旧存在，由于水样便可进入远端肠管，同时肠管也存在分泌功能，因此，有黏液从肛门流出很正常，让患者不必惊慌。

（3）告诉患者掌握更换造口袋时间，一般饭前或饭后 2 ~ 4 小时为宜，可以避免在更换造口袋时一直有粪便排出，影响造口袋的更换。

（4）建议造口底盘浸湿面积达到 3/4 时，及时更换造口底盘，防止粪水性皮炎的发生。另外，不建议患者在造口底盘周围贴加固胶贴，这样容易误导患者：如果底盘已经渗漏，粪便浸泡在皮下，但由于加固弹力胶贴，粪水并未漏到底盘外，不会引起患者的注意。

（5）底盘裁剪要合适，使用造口测量尺，裁剪尺寸仅比造口大 1 ~ 2mm 即可。一定采用同心圆多点按压造口底盘，更换完造口袋后，杯状按压底盘 3 ~ 5 分钟，以增加造口袋的粘贴性。

（6）在更换造口袋之前，一定要做好计划，准备好用物。避免手忙脚乱，增加造口袋的粘贴时间，增加造口的暴露时间，增加不必要的工作量。

（7）出院时一定要告诉患者2周后到造口门诊复查，中间有不清楚的地方，一定要和责任护士保持电话或微信联系。

2. 泌尿造口

护理同回肠造口，但还需要掌握“3个必须”。

（1）必须无菌操作。泌尿系统是无菌系统，任何轻微的感染都会给患者带来难以控制的并发症和难以估量的损失，所以更换泌尿造口袋必须严格遵守无菌操作原则。

（2）必须备好用物。泌尿造口袋的更换流程必须十分清楚，考虑换造口袋时可能用到的物品必须提前准备，例如无菌棉球等，用以堵塞不断汩汩而出的尿液。

（3）必须佩戴腰带。由于泌尿造口的排出物是尿液，很容易渗漏。当患者弯腰等变换体位时，底盘会随着活动着的皮肤皱纹和粘胶发生移位，导致粘胶松动，底盘与皮肤分离，导致底盘渗漏，甚至脱落，而环周压力可以起到加固底盘的作用。

第八节　其他罕见造口异常情况

除了在第三节和第四节介绍的造口黏膜及造口周围皮肤并发症以外，在临床的护理工作中，我们还能发现一些异常的造口情况，它们的形态或色泽与正常造口存在一定的不同，下面逐一进行介绍。

1. 造口黏膜色素沉着（如图4-28所示）。

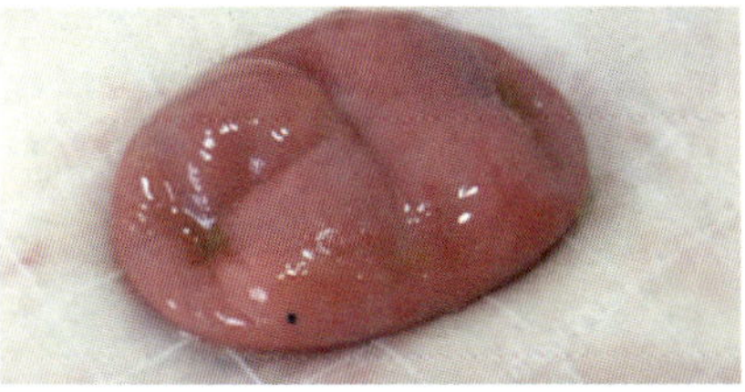

图4-28　造口黏膜色素沉着

2. 造口周边瘢痕挛缩（如图 4–29 所示）。

3. 造口周边花瓣样增生（如图 4–30 所示）。

4. 花色造口（如图 4–31 所示）。

5. 乳头样造口（如图 4–32 所示）。

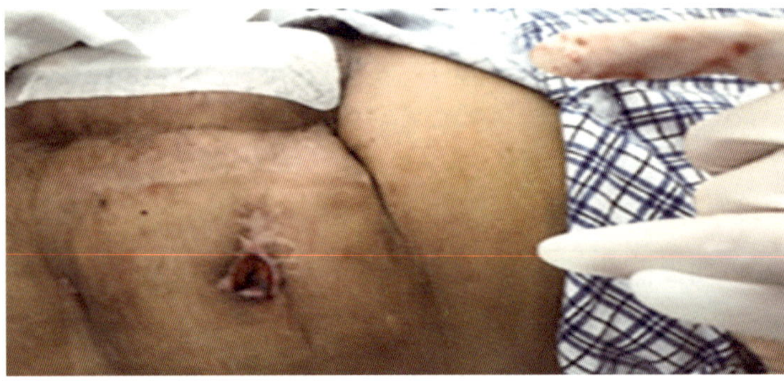

图 4–29　造口周边瘢痕挛缩

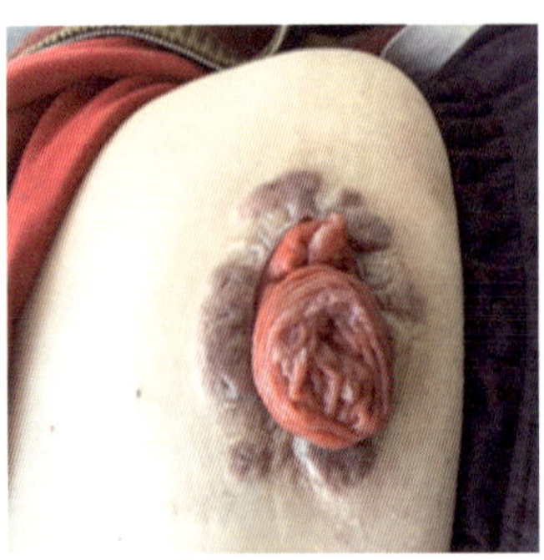

图 4–30　造口周围皮肤花瓣样增生

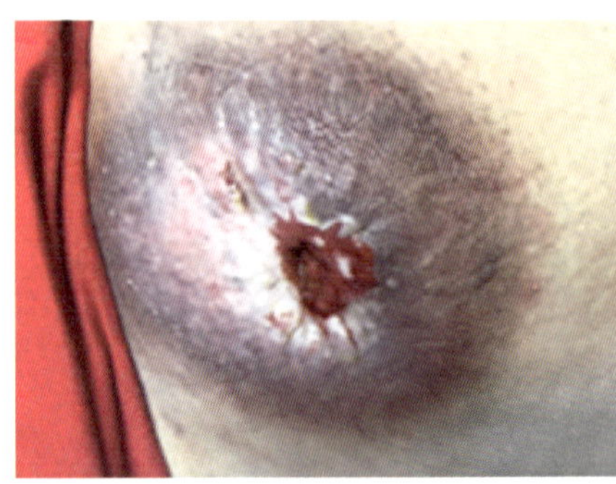

图 4–31　花色造口

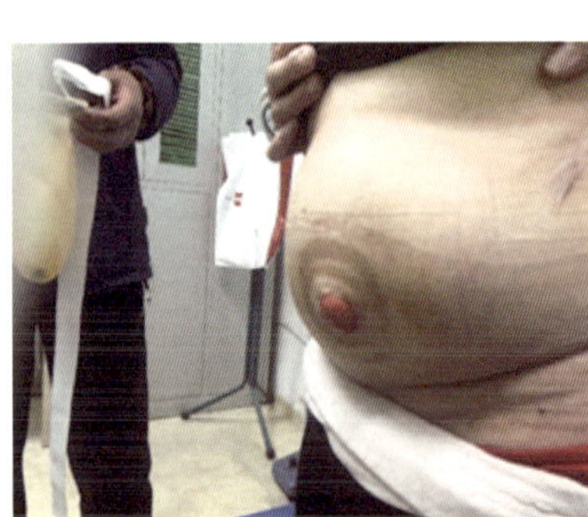

图 4–32　乳头样造口

6. 疤痕增生造口（如图 4–33 所示）。

7. 浆膜外露造口（如图 4–34 所示）。

8. 造口周边米粒样增生（如图 4–35 所示）。

9. 爪蛙鱼样造口（如图 4–36 所示）。

10. 腹腔转移难愈造口（如图 4–37 所示）。

11. 双腔造口断裂造口（如图 4–38 所示）。

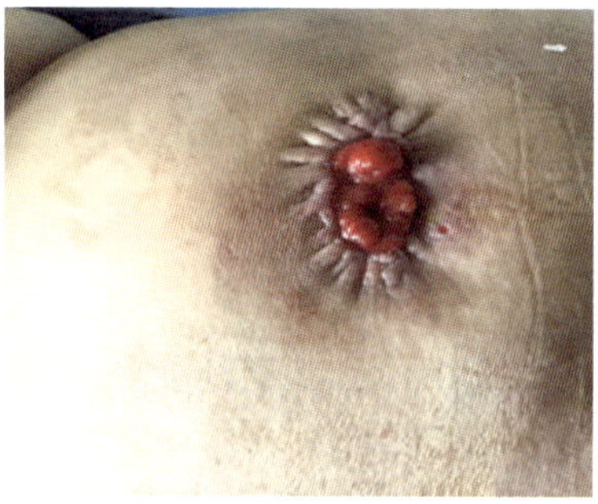

图 4–33　疤痕增生造口

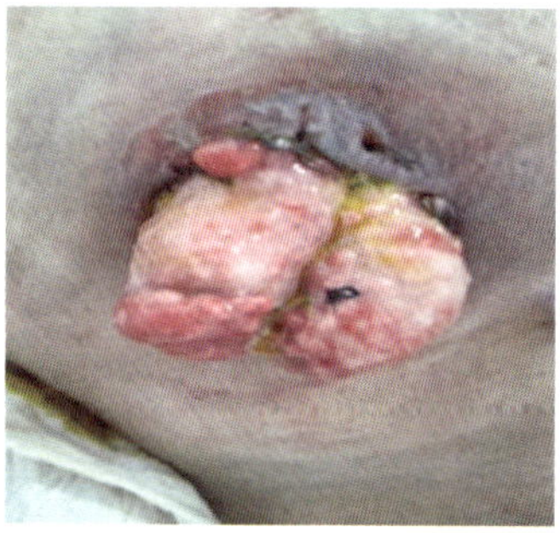

图 4–34　浆膜外露造口

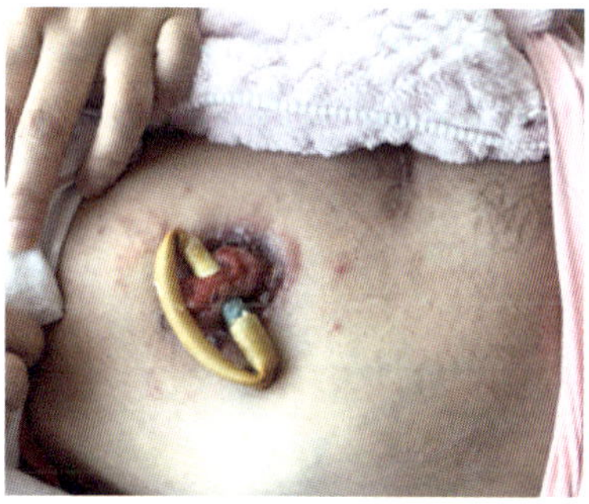

图 4–35　造口周边米粒样增生

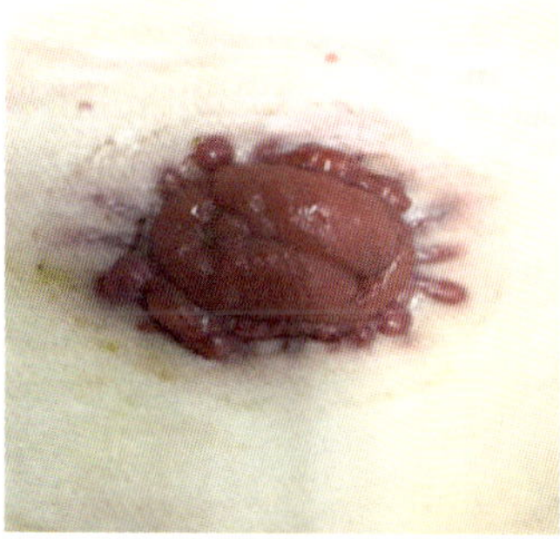

图 4–36　爪蛙鱼样造口

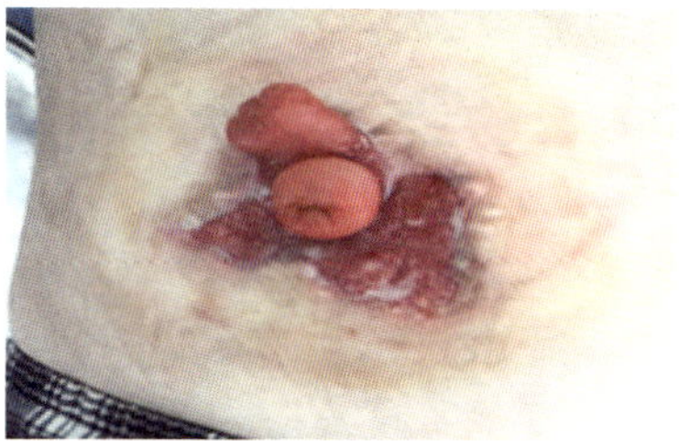

图 4–37　腹腔转移难愈造口

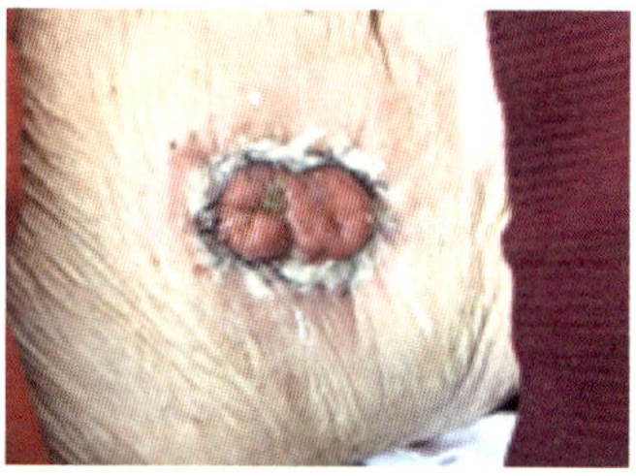

图 4–38　双腔造口断裂造口

12. 向日葵式造口（如图 4–39 所示）。

13. 禁锢造口（如图 4–40 所示）。

14. 菜花样造口（如图 4–41 所示）。

15. 造口黏膜硬性赘生物（如图 4–42 所示）。

16. 桥连造口（如图 4–43 所示）。

17. 大造口小出口造口（如图 4–44 所示）。

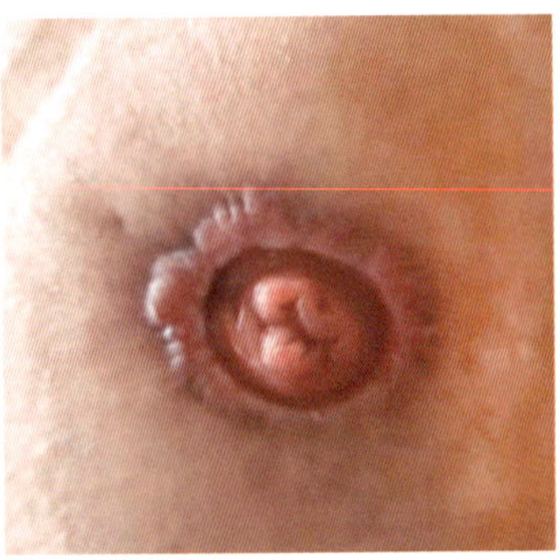

图 4-39　向日葵式造口

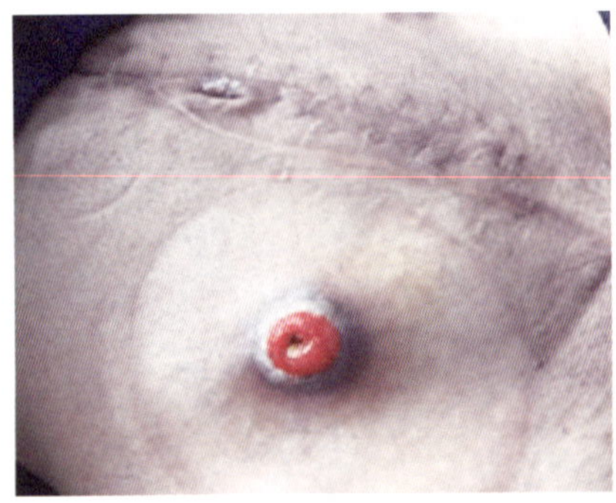

图 4-40　禁锢造口

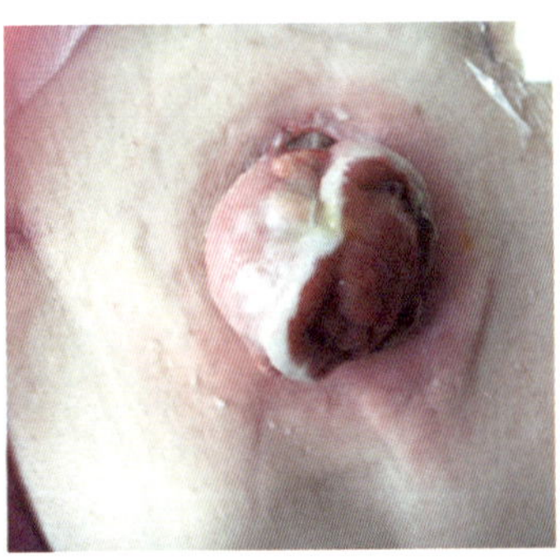

图 4-41　菜花样造口

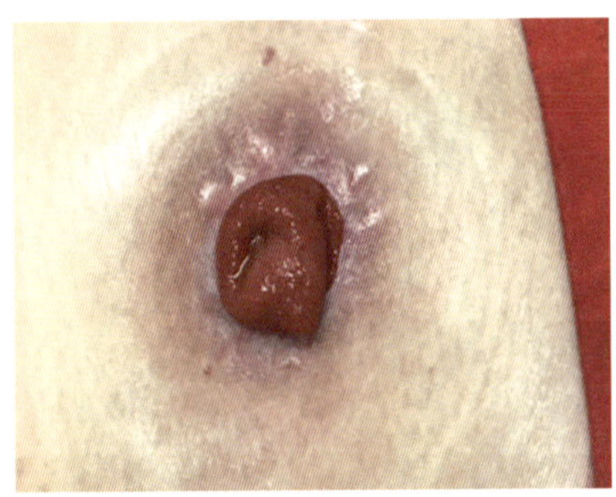

图 4-42　造口黏膜硬性赘生物

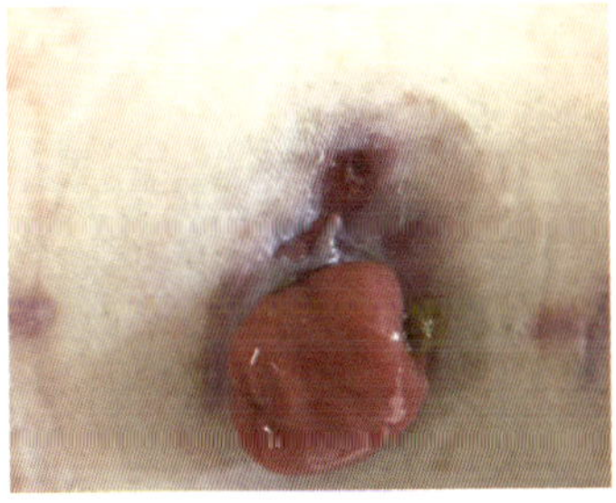

图 4-43　桥连造口

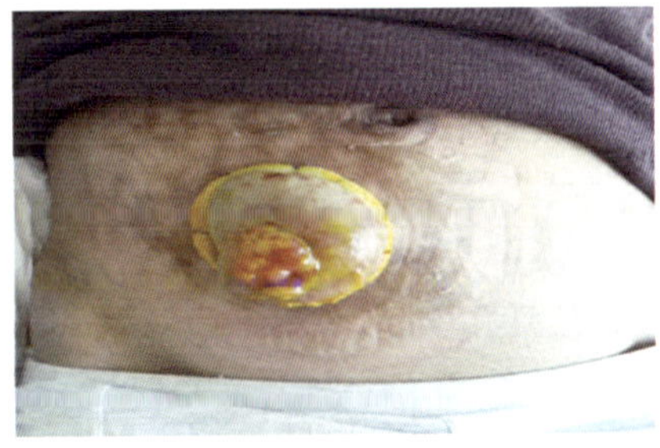

图 4-44　大造口小出口造口

18. 减张造口（如图 4–45 所示）。

19. 塌陷造口（如图 4–46 所示）。

20. 造口线头引起造口周围皮肤枇杷样改变（如图 4–47 所示）。

21. 肠黏膜玫瑰花样增生伴造口周围皮炎（如图 4–48 所示）。

22. 肠黏膜花环样增生伴造口周围皮炎（如图 4–49 所示）。

23. 造口周围皮肤白癜风样改变（如图 4–50 所示）。

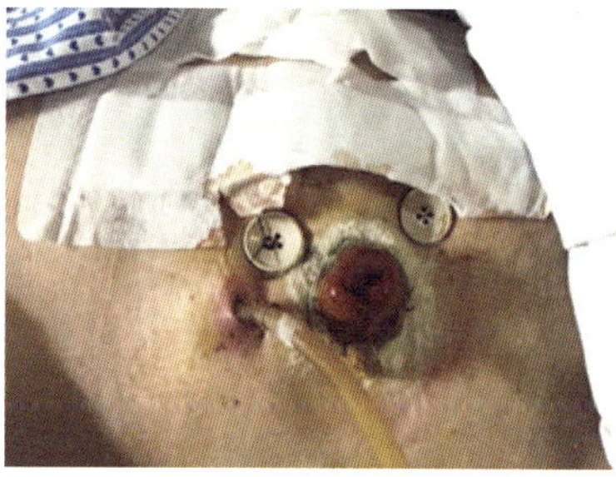

图 4–45　减张造口

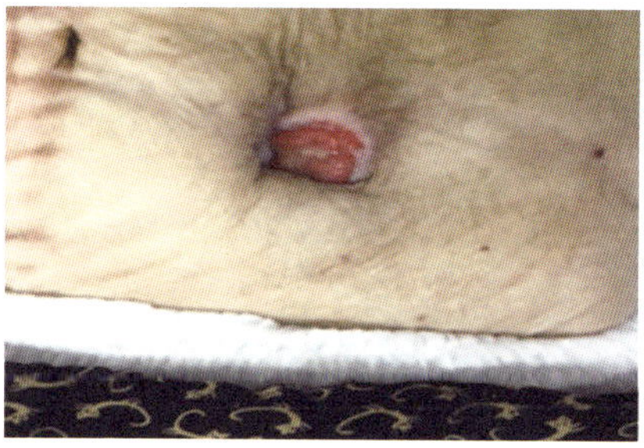

图 4–46　塌陷造口

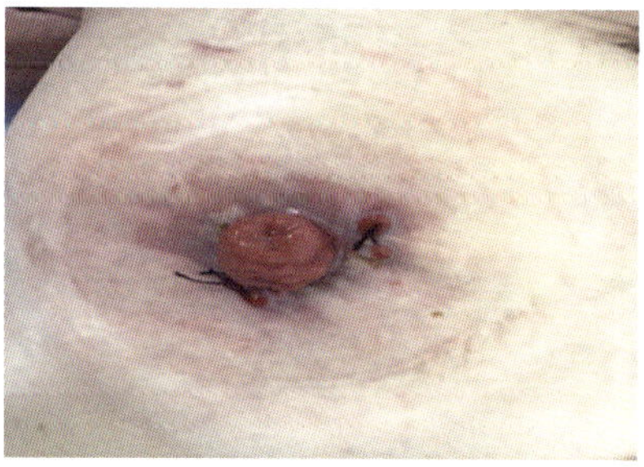

图 4–47　造口线头引起造口周围皮肤枇杷样改变

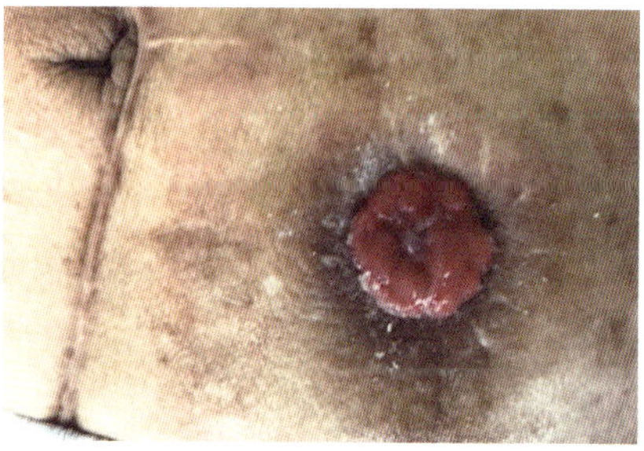

图 4–48　肠黏膜玫瑰花样增生伴造口周围皮炎

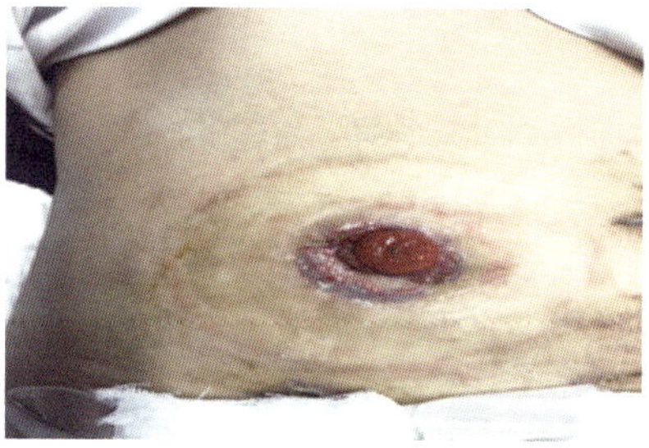

图 4–49　肠黏膜花环样增生伴造口周围皮炎

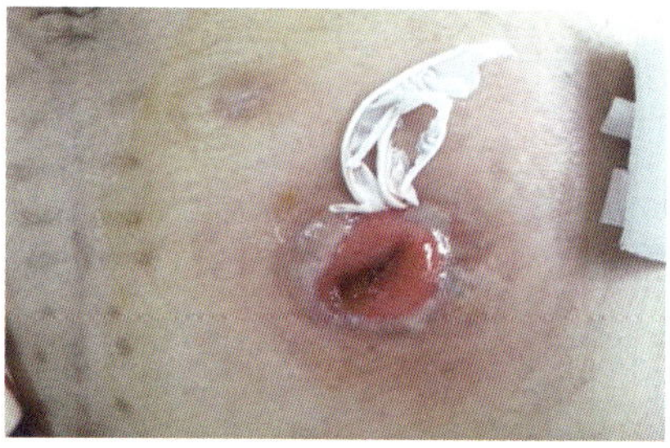

图 4–50　造口周围皮肤白癜风样改变

24. 巨凸造口（如图 4–51 所示）。

25. 灯笼样造口（如图 4–52 所示）。

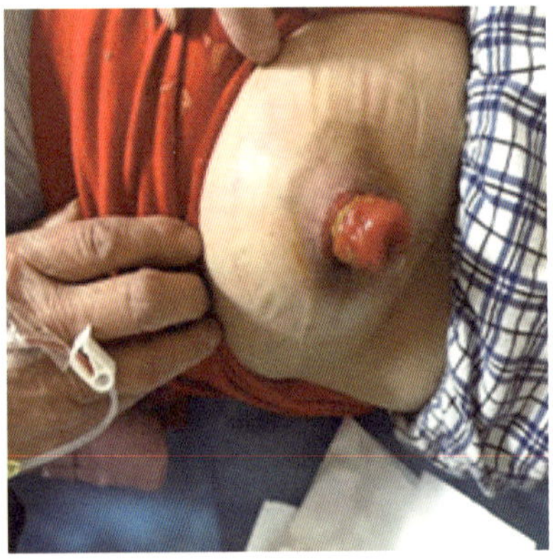

图 4–51 巨凸造口

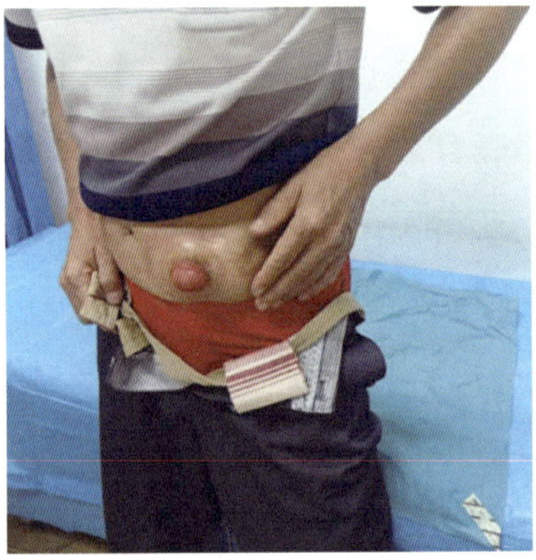

图 4–52 灯笼样造口

第九节 游离底盘法在难愈造口并发症中的应用

临床上经常会遇到一些造口并发症久治不愈的现象，比如会遇到皮肤黏膜分离，造口旁伤口久治不愈，经传统的治疗方法疗效不佳，肉芽增长缓慢或上皮组织生长（爬皮）困难等现象，造口治疗师对此束手无策，患者对造口治疗师的信任度和满意度逐渐下降，甚至会出现不满及投诉的想法，而治疗费用却在增加。那么护士该怎么处理呢，是否应该换个思路来解决问题呢？下面将介绍游离底盘在难愈造口并发症中的应用。

一、思路来源

在对头面部烧伤伤口的治疗过程中，由于头面部某些部位难以固定，以往多采用传统的干燥疗法，但相关研究指出湿润暴露疗法治疗面部烧伤较传统暴露疗法效果显著，所以建议头面部的烧伤伤口采用湿润暴露疗法治疗。这就提示我们当传统的治疗方法达不到应有疗效的时候，应该采取一种新的思维方法，当粘贴造口底盘达不到有效治疗造口并发症的目的时，我们是否可以考虑采取游离底盘法来治疗造口并发症呢?

二、操作步骤

1. 常规处理伤口。清除坏死组织、冲洗伤口及填充湿性敷料，伤口较深时采取墙壁负压吸引。

2. 封闭伤口。使用水胶体贴作为伤口外敷料覆盖伤口。

操作方法：在水胶体的中央，根据造口大小剪出一孔，穿过造口到造口基底部，全部遮住伤口，与造口周围皮肤粘合。

3. 放置造口底盘

（1）在造口周边水胶体上放置防漏贴环（用水打湿，防止粘手）。

（2）将清洁或无菌纱布一块或两块（根据造口距离皮肤表面的高度决定），中间依据造口大小剪一孔，将剪孔的纱布穿过造口到造口基底防漏贴环上。

（3）将裁剪好的造口底盘（最好是微凸底盘）穿过造口压在纱布上。

（4）特殊情况：患者活动量大，为了预防造口底盘来回移动摩擦造口黏膜，用10cm×12cm透明敷料垂直于长轴横向剪开成两片，将底盘的左右两边水平固定。

（5）放置造口腰带固定底盘，为防止造口腰带对皮肤造成压力性损伤，在腰带周边垫一圈棉布，加大受力面积，减少压强，减少发生压力性损伤的可能，放置造口袋。

三、优点

1. 节约成本，节约底盘。压在纱布上，不用揭除背衬纸，可以反复使用。

2. 便于清理。一旦纱布被粪便污染，立即去除，更换新纱布，因纱布下有一层水胶体贴，不用担心伤口会被粪便直接污染。

3. 便于观察伤口。去除纱布即可透过水胶体贴观察伤口。

4. 可保护皮肤。减少伤口周围皮肤的浸渍，有助于伤口的愈合；纱布可以吸收肠液，透气，又可以随时更换，减少周围皮肤的浸渍，有助于伤口的愈合；保护毛孔的呼吸功能及分泌、排泄等功能。

5. 节约更换造口底盘的时间，不用揭除粘胶被衬纸张，不用粘贴。

四、临床病例

病例一　1 例乙状结肠造口皮肤黏膜分离伴周围皮肤多处溃疡的护理案例

（一）病例介绍

温某，女性，57 岁，2019 年 8 月 20 日全麻下行腹腔镜直肠癌切除术，并行横结肠造口术。2019 年 9 月 23 日患者因造口皮肤黏膜分离并伴有多处皮肤溃疡，皮肤黏膜分离，主管医师请造口治疗师给予处理。

（二）首次接诊伤口评估

1. 局部评估

（1）造口位置：位于左下腹部。

（2）造口大小：3cm × 3cm × 1.5cm。

（3）造口形状：圆形。

（4）造口颜色：红色。

（5）造口类型：横结肠造口。

（6）皮肤黏膜分离伤口大小：宽度 0.2cm，深度 0.8cm（1 点 ~4 点方向、8 点 ~11 点方向）。

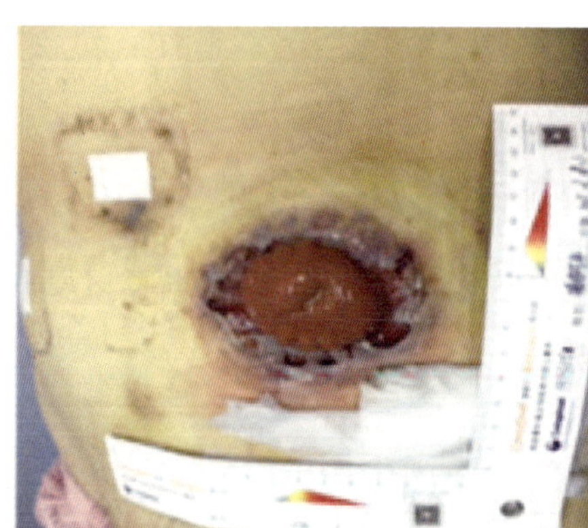

图 4-53　患者首次就诊时造口情况

（7）造口旁伤口颜色：伤口基底，小于 75% 红色，大于 25% 黄色。

（8）渗出液：中等量棕色渗出液。

（9）气味：腥臭味。

（10）伤口周围皮肤（DET 评分）：10 分。

（11）疼痛 (NRS 评分)：6 分。

2. 全身评估

（1）患者全身情况：进食困难伴全身皮肤黄染（如图 4–53 所示）。

（2）精神面貌：患者焦虑，经济情况差，痛苦面容，焦虑表情。

（三）护理难点

1. 患者肝功能差，肤色黄染，愈合困难。

2. 造口周边多发溃疡，造口袋粘贴困难。

3. 患者食欲差，进食困难。

（四）造口伤口处理

1. 局部换药及更换造口装置

（1）揭开底盘（如图 4–54 所示）。

（2）清除坏死组织（如图 4–55 所示 ），冲洗伤口，管理好渗液。

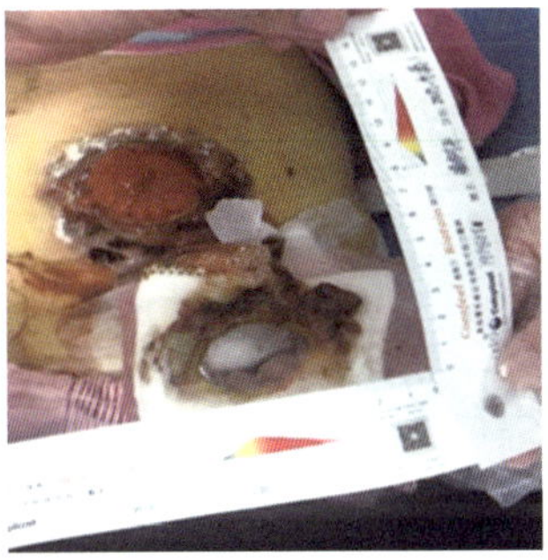

图 4–54　揭开底盘

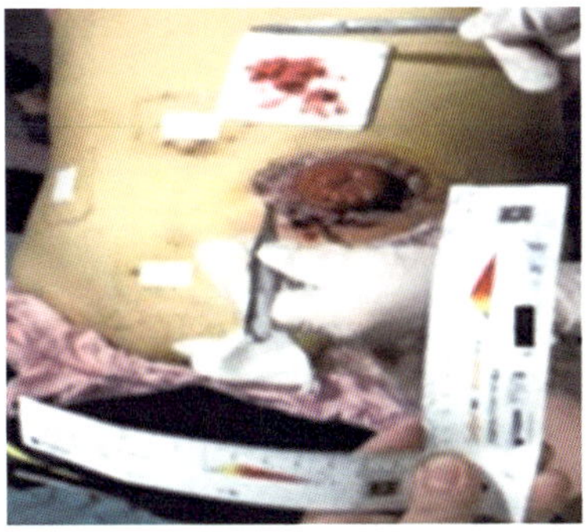

图 4–55　清除坏死组织

（3）肠造口黏膜分离处填塞亲水性纤维含银敷料→造口周围皮肤撒造口粉→喷皮肤保护膜（如图 4–56 所示）。

（4）水胶体敷料覆盖，放置防漏贴环（如图 4–57 所示 ）。

（5）放置纱布（如图 4–58 所示 ）。

（6）放置底盘（如图 4–59 所示 ）。

（7）放置造口袋（如图 4–60 所示）。

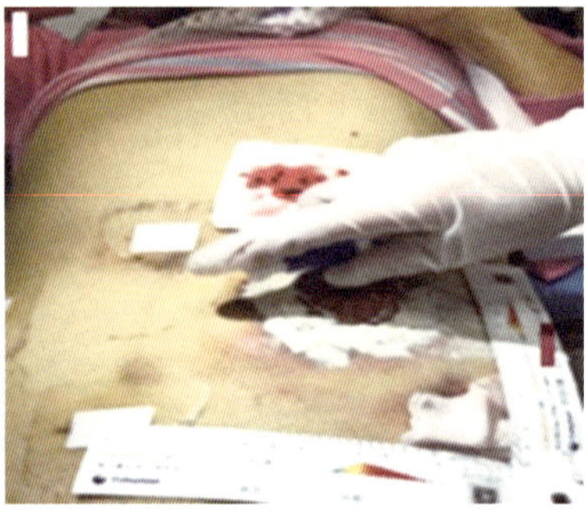

图 4–56　填塞敷料，周围皮肤撒造口粉和皮肤保护膜

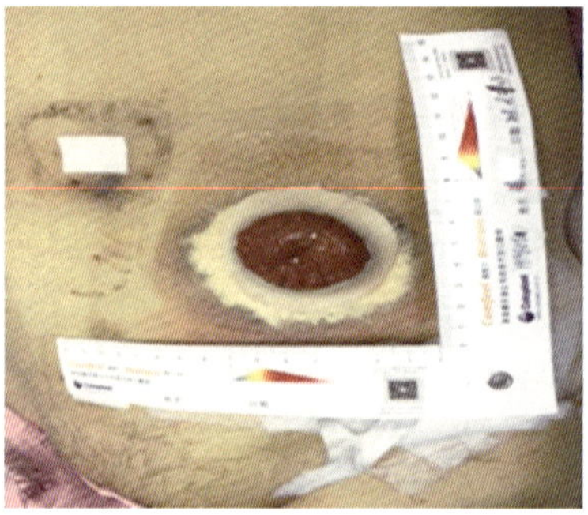

图 4–57　水胶体敷料覆盖，放置防漏贴环

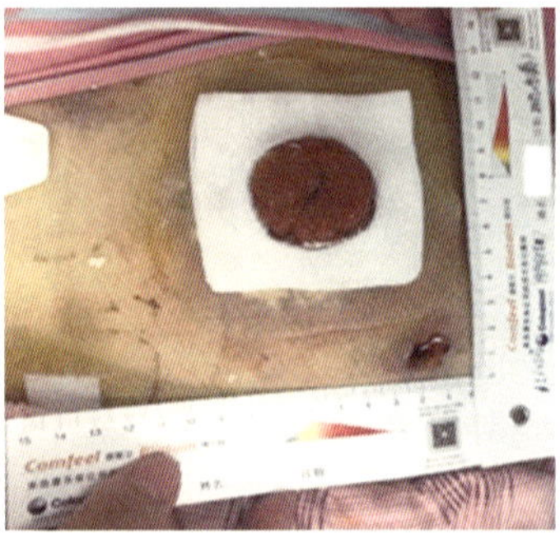

图 4–58　放置纱布

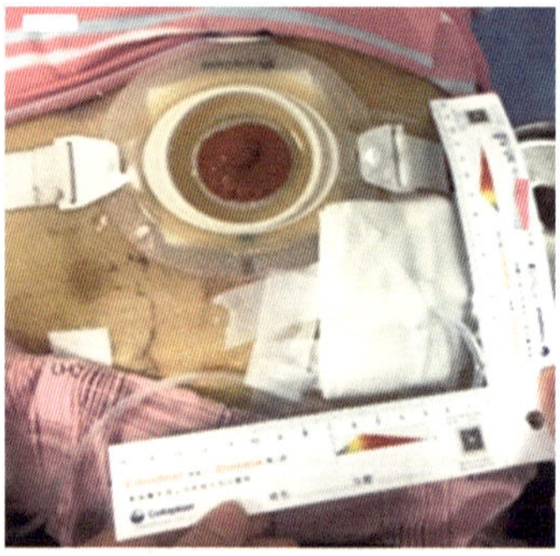

图 4–59　放底盘

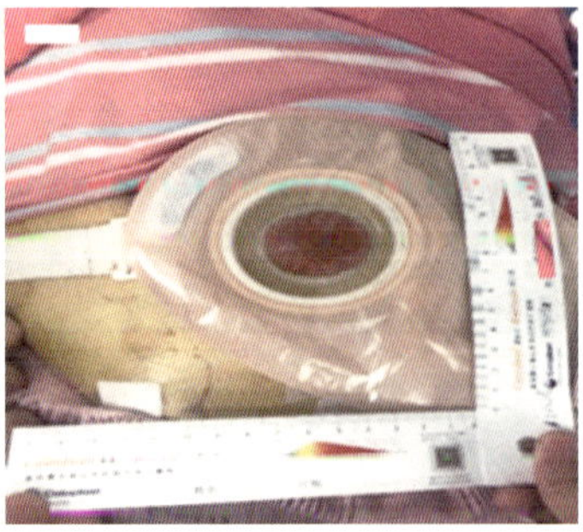

图 4–60　放置造口袋

2. 全身治疗：大肠埃希菌阳性 + 多重耐药感染，遵医嘱合理应用抗生素（头孢哌酮舒巴坦钠 – 敏感）、床边隔离、配备手消、建立隔离标记等；肝功能差，遵医嘱输注保肝药物（易甘草酸镁注射液）；肝功能差，遵医嘱输注静脉高营养液体（TPN）、口服水解蛋白口服液。

（五）结局——基本治愈

经过 7 次换药，伤口基本愈合（如图 4–61 所示）。

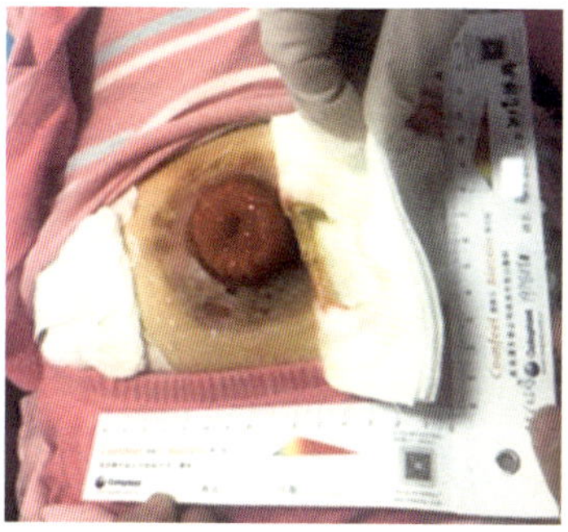

图 4–61　伤口基本愈合

（六）护理思考

医护合作，MDT 团队，做好渗液管理，使用悬浮底盘法，灵活个性化护理，以及和患者进行有效的沟通是伤口愈合的关键。

病例二　1 例下肢血栓伴造口旁脂肪液化感染伤口的护理

（一）病例介绍

郭某，女性，61 岁，退休，身高 160cm，体重 82kg，BMI 32.03kg/ ㎡，2014 年初在太谷县人民医院行静脉曲张手术，6 月 23 日因直肠癌入住肿瘤医院结直肠外科，7 月 1 日腹腔镜下行直肠癌根治术并做临时造口，7 月 13 日病情好转出院，7 月 20 日因造口旁伤口渗液至伤口门诊换药，7 月 28 日因下肢静脉血栓入住山西白求恩医院。

（二）首次接诊伤口评估

1. 局部造口伤口评估（如图 4-62 所示）

（1）造口位置：位于右下腹部。

（2）造口大小：4cm×3cm×1cm。

（3）造口形状：椭圆形。

（4）造口颜色：红色。

（5）造口类型：回肠造口。

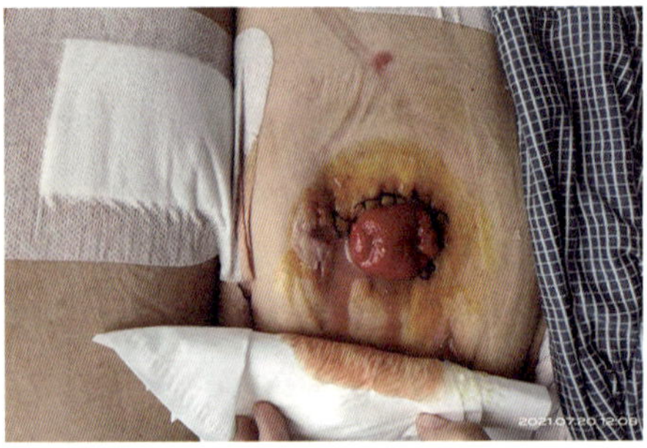

图 4-62　患者首次就诊时造口情况

（6）造口旁伤口：12 点方向有 1cm×1cm×6cm 伤口，4 点 ~6 点方向 9cm 伤口，9 点方向 5.3cm 伤口。

（7）伤口组织类型：大于 75% 黄色，小于 25% 红色。

（8）渗出液：大量咖啡色渗出液。

（9）造口伤口周边皮肤浸渍：有。

（10）疼痛 (NRS 评分)：2 分。

（11）气味：腥臭味。

（12）伤口周围皮肤（DET 评分）：10 分。

2. 全身评估

（1）患有下肢静脉血栓，发热 38.4℃。

（2）精神面貌：患者焦虑，痛苦面容。

（三）护理难点

1. 患者有下肢静脉血栓，换药存在安全隐患。

2. 伤口位于造口旁，容易被大便污染。

3. 伤口开口小、腔隙大，伴有潜行、窦道。

（四）造口伤口处理

1. 局部换药及更换造口装置

（1）碘伏消毒伤口及造口周围皮肤，生理盐水冲洗伤口（如图 4-63 所示）。

（2）保守机械清创，自溶性清创，清除脱落缝线及坏死组织（如图 4–64 所示）。

（3）10% 氯化钠冲洗伤口，清洗后藻酸盐银离子敷料 + 凡士林纱布填入伤口（如图 4–65 所示）。

（4）造口粉 + 皮肤保护膜 + 水胶体贴覆盖伤口，可塑贴环 + 凸面底盘 + 造口袋行造口护理（间断使用悬浮底盘法）（如图 4–66 所示）。

（5）适时使用负压治疗和生长因子，便于伤口床渗液引流及刺激肉芽生长（伤口处理所用物品如图 4–67 所示）。

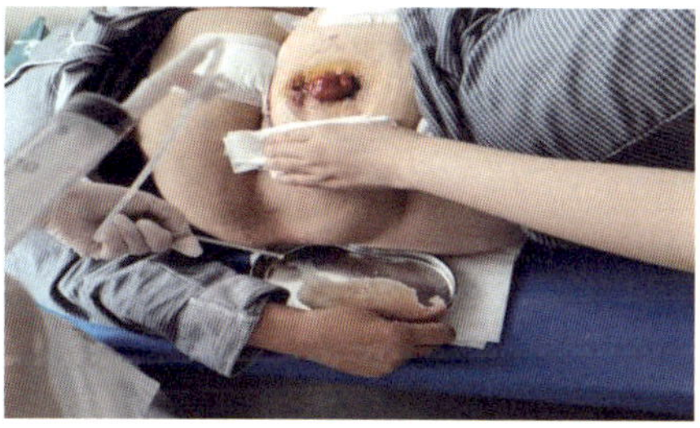

图 4–63　消毒冲洗

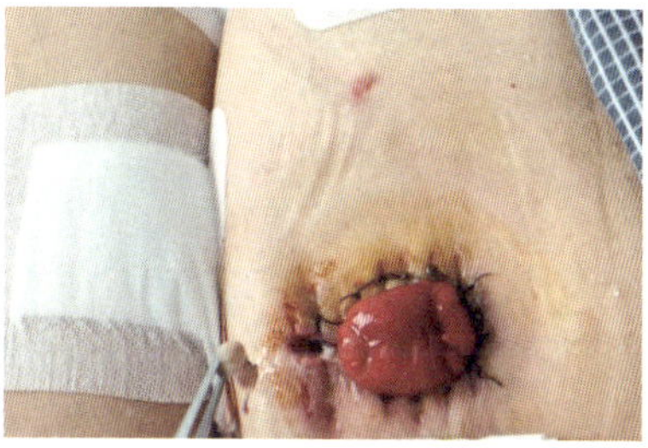

图 4–64　清除坏死组织

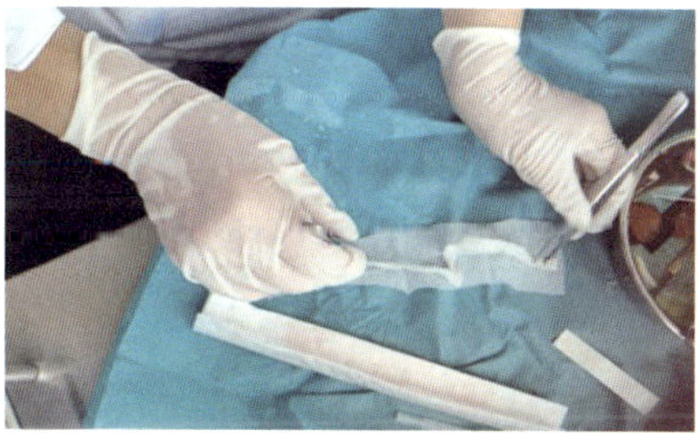

图 4–65　伤口填充抗菌敷料

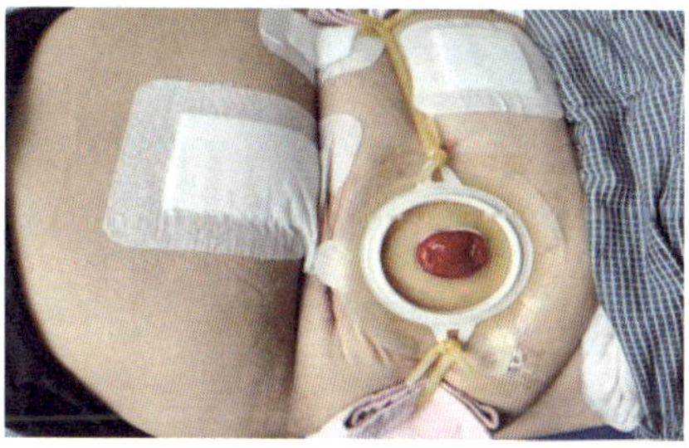

图 4–66　放置造口装置

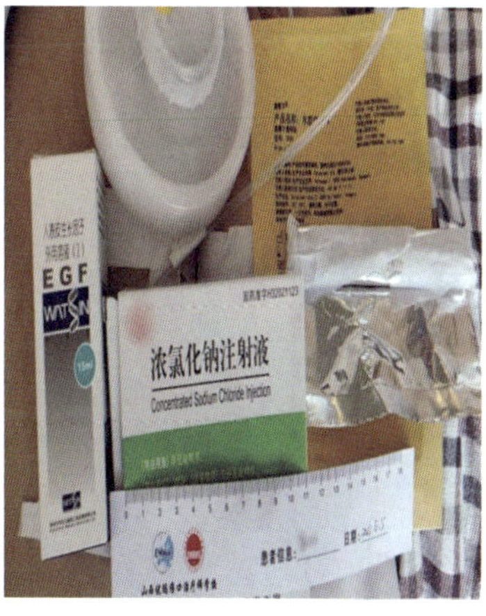

图 4–67　伤口处理所用物品

2. 全身治疗：抗感染（头孢他啶、左氧氟沙星）治疗，据伤口培养药敏结果，大肠埃希氏菌（+++）（如图 4–90 所示）。

报告详情

米诺环素	16	敏感	12-16
头孢呋辛	6	耐药	14-18
哌拉西林/他唑巴坦	22	敏感	17-21
头孢他啶	14	耐药	17-21
亚胺培南	28	敏感	19-23
复方新诺明	6	耐药	10-16
头孢哌酮/舒巴坦	21	敏感	15-21
氨苄西林	6	耐药	14-16
头孢哌酮	6	耐药	15-21
哌拉西林	6	耐药	18-20
大肠埃希菌			+++
48小时真菌培养无真菌生长			
丁胺卡那霉素	20	敏感	14-17
氨曲南	10	耐药	17-21
环丙沙星	24	敏感	15-21
头孢噻肟	6	耐药	22-26
头孢唑啉	6	耐药	19-23

图 4–68　细菌培养结果

（五）结局——愈合 经过 13 次换药，伤口愈合（如图 4-69 所示）

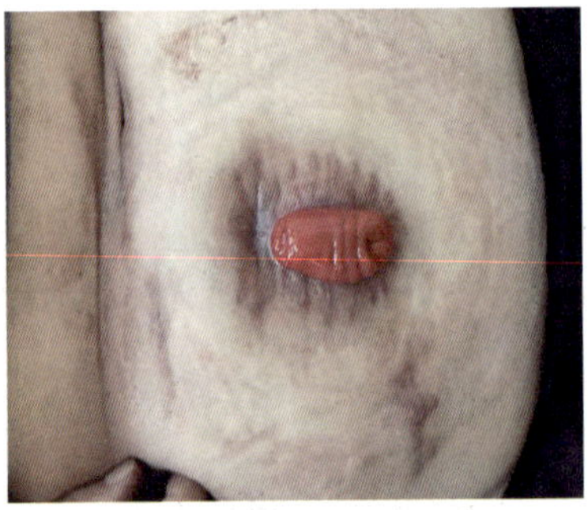

图 4–69　伤口愈合

（六）护理思考

使用悬浮底盘法，医护合作，MDT 团队，灵活使用负压治疗和生长因子，通过微信、电话进行健康宣教（如图 4–70 所示）。

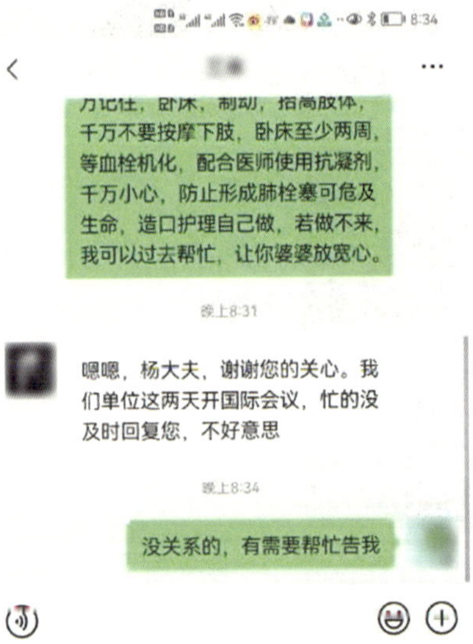

图 4–70　微信健康宣教截图

病例三　1 例难愈造口皮肤黏膜分离的护理

（一）病例介绍

武某，女性，57 岁，无诱因大便带血 1 月余，于 2020 年 9 月 22 日以“直肠癌”收住院，9 月 27 日行直肠癌根治术，术后吻合口漏，于 10 月 5 日行乙状结肠造口术，术后恢复顺利，10 月 19 日出院。2020 年 11 月 2 日以“直肠癌术后”收入院行化疗。化疗期为 11 月 2 日至 11 月 5 日。入院当日护士为其更换造口袋时发现乙状结肠造口皮肤黏膜分离。

（二）初次接诊伤口评估

1，局部造口伤口评估（如图 4–71 所示）

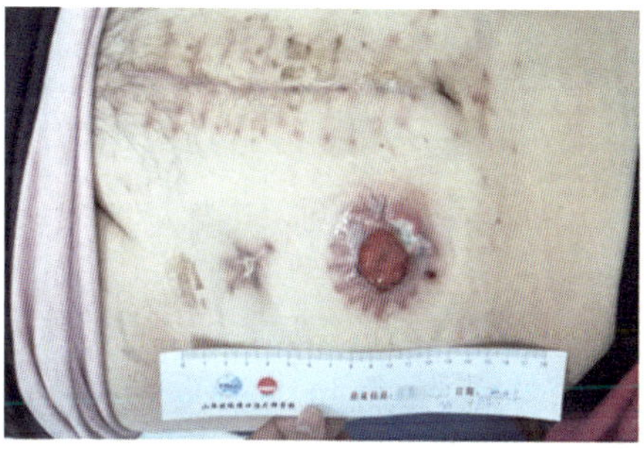

图 4–71　患者首次就诊时造口情况

（1）造口位置：位于左下腹部。

（2）造口大小：3cm × 3cm × 1.5cm。

（3）造口形状：圆形。

（4）造口颜色：红色。

（5）造口类型：乙状结肠造口。

（6）造口周围皮肤：变色、皮炎、增生。

（7）DET 评分：6 分。

（8）皮肤黏膜分离伤口大小：造口周围 9 点 ~11 点方向，2cm × 1cm × 0.1cm。

（9）伤口形状：不规则。

（10）伤口颜色：100% 黄色。

（11）造口旁伤口渗出：少量、黏稠、淡黄色。

（12）伤口气味：轻微异味。

（13）造口旁伤口边缘：皮肤增厚。

（14）伤口周围皮肤；轻微浸渍。

（15）疼痛评分： Vas 评分 3 分。

2. 全身评估

（1）BMI22.3kg/m^2，白细胞，红细胞，血清总蛋白，血糖，未诉其他基础疾病。

（2）精神面貌：轻微焦虑。

（三）护理难点

1. 皮肤黏膜分离伤口紧挨造口，容易渗漏。

2. 患者术后化疗影响造口愈合。

（四）造口皮肤粘膜分离伤口处理

1. 局部换药及更换造口装置

（1）使用粘胶剥离剂揭除底盘（如图 4–72 所示）。

（2）拆除无功能缝线（如图 4–73 所示）。

（3）清除伤口腐肉及坏死组织（如图 4–74 所示）。

（4）裁剪伤口周围增生边缘（如图 4–75 所示 ）。

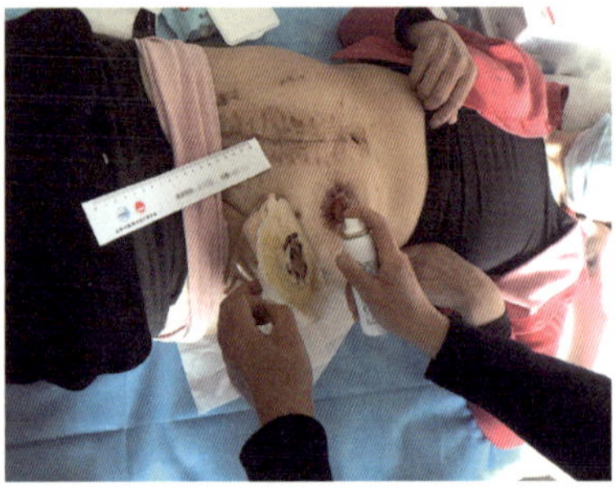

图 4–72　使用粘胶剥离剂揭除底盘

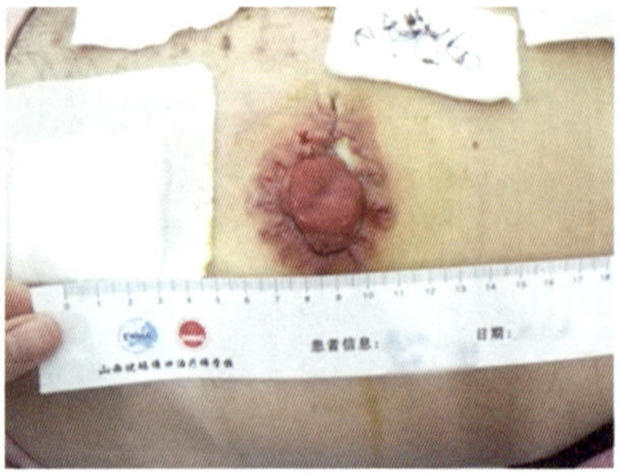

图 4–73　拆除无功能缝线

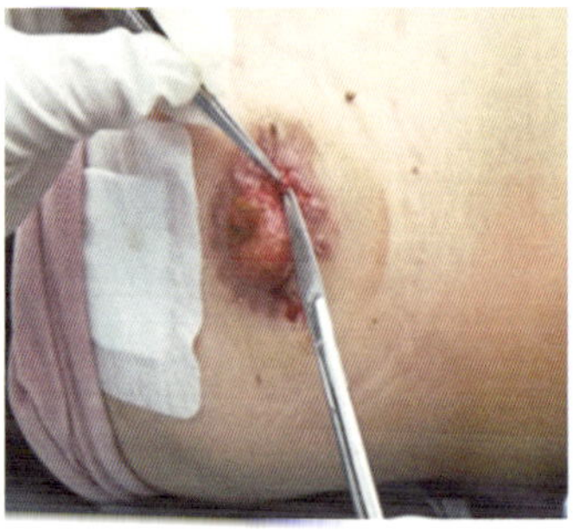

图 4–74　冲洗并清除伤口腐肉和坏死组织

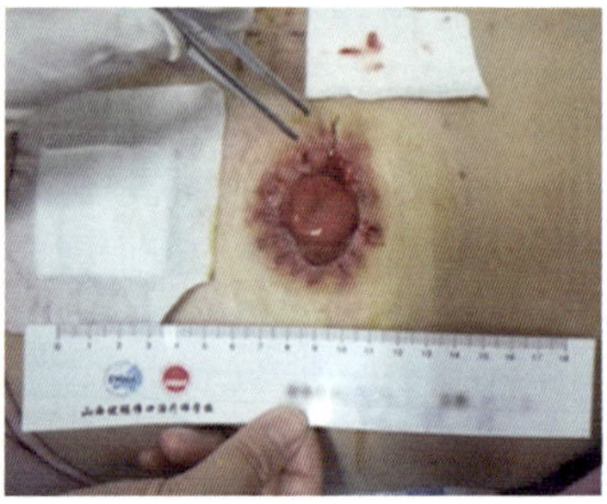

图 4–75　裁剪伤口周围增生边缘

（5）使用银离子藻酸盐敷料填充（如图 4–76 所示）。

（6）使用外敷料水胶体贴（如图 4–77 所示）。

（7）使用凸面底盘（不用粘贴，游离即可）、附件及造口腰带（如图 4–78 所示）。

（8）第 2 次换药清创时观察患者造口情况（如图 4–79 所示）。

第 2 次处理同前，将银离子藻酸盐敷料改为藻酸盐敷料，并使用生长因子（如图 4–80 所示）。

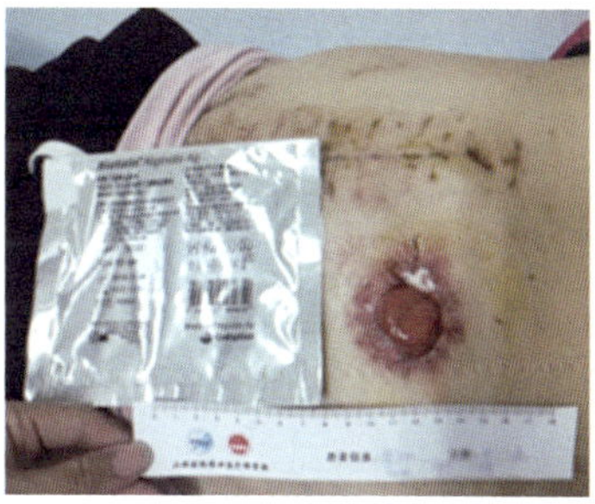

图 4–76　使用银离子藻酸盐敷料填充

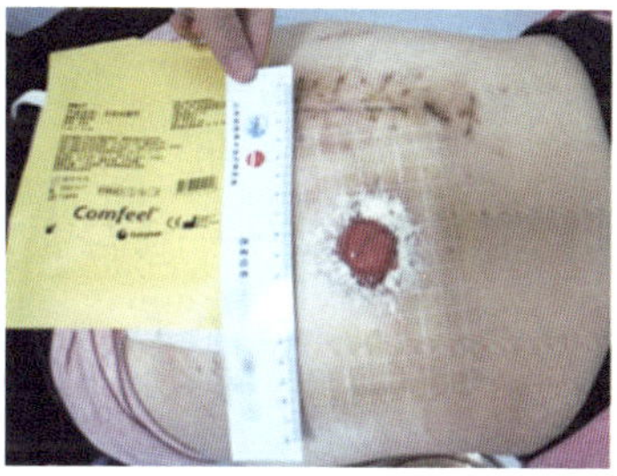

图 4–77　使用外敷料水胶体贴

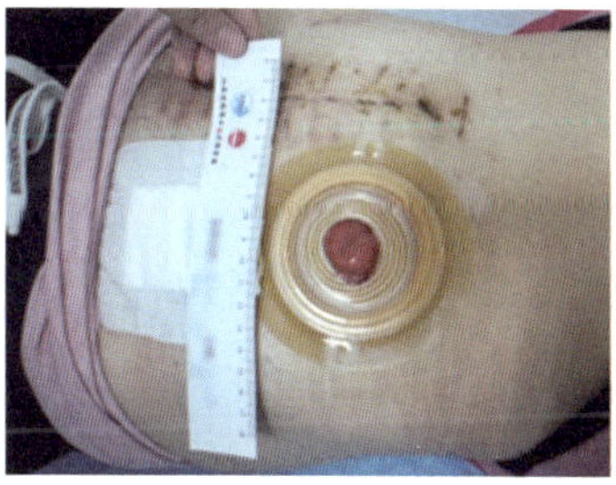

图 4–78　使用凸面底盘

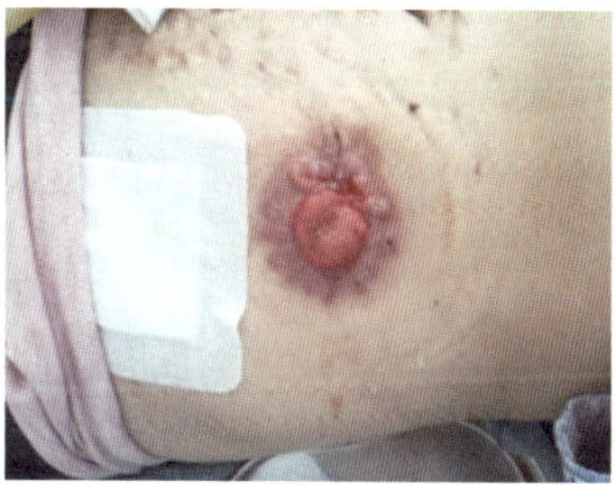

图 4–79　第 2 次换药时造口情况

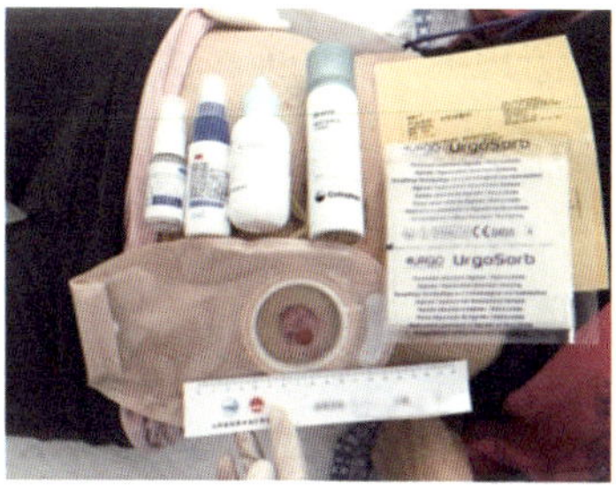

图 4–80　第 2 次换药所需物品

（9）第 3 次换药揭除敷料观察造口情况（如图 4–81 所示）。

（10）经过第 4、5、6 次换药，伤口好转但未愈合（如图 4–82 所示）。

（11）采用游离底盘方法，第 7 次换药后伤口愈合。

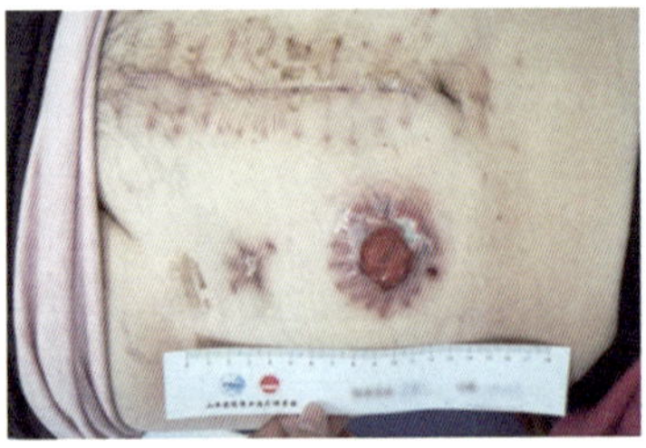

图 4-81　第 3 次换药时观察造口情况

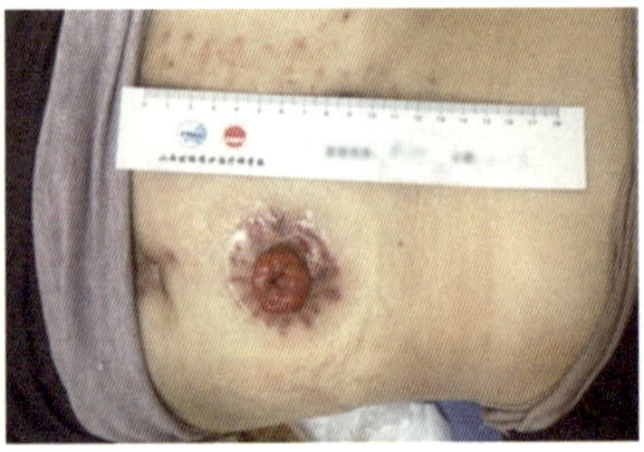

图 4-82　第 6 次换药时观察造口情况

2. 全身治疗：化疗、对症支持治疗

（五）结局——愈合

经过 8 次换药，伤口愈合（如图 4-83 所示）。

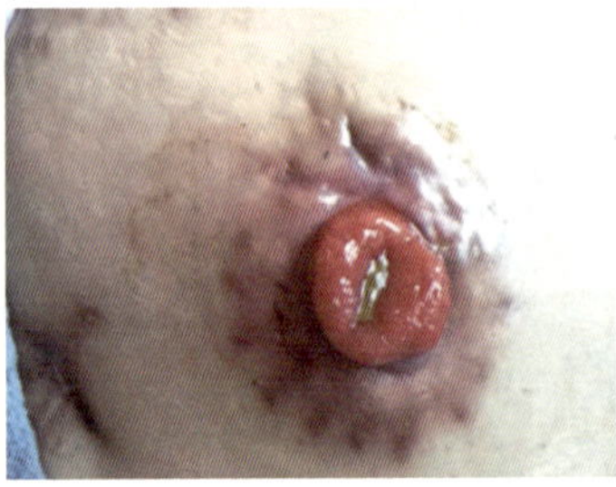

图 4-83　伤口愈合

（六）护理思考

患者伤口愈合经过 8 次换药，历经 31 天，伤口愈合。前 6 次换药有 2 次处于化疗期，伤口基底被不同面积的白色坚韧组织覆盖，且采用粘贴底盘的方法效果不明显。伤口难愈原因如下：

1. 化疗期间骨髓抑制，白细胞减少，抑制了伤口愈合四期中最重要的炎性期的发展，延长了伤口的愈合时间，影响了伤口的愈合。且粘贴底盘不具备游离底盘的 4 项优点，所以愈合较慢。

2. 后两次换药，采用游离造口底盘法，首次（即第 7 次）在医院换药，教育患者家属如何操作并进行考核，患者在家中第 8 次自行换药的时候，拆开敷料发现伤口已完全愈合，遂通过手机传来伤口图片，医患双方对治疗效果都非常满意。经此类病例，故建议采取游离底盘法治疗疑难造口并发症会受到很好的治疗效果，由于患者在家中换药，由于条件限制，未来得及将游离底盘的图片拍照，因此不能将完整图片呈现，实表歉意。

病例四 1例久治不愈疑难造口旁伤口护理

（一）病例介绍

薛某，女，62岁，卵巢癌直肠转移术后+Miles肠造口术后90天。于2021年1月22日首次就诊，慢性病容，痛苦表情。

（二）伤口评估

1. 局部评估（如图4–84所示）

（1）造口位置：左下腹。

（2）造口类型：乙状结肠造口。

（3）造口黏膜颜色：淡红色。

（4）DET评分：5分。

（5）渗出液：渗液量中等。

（6）气味：腥臭味。

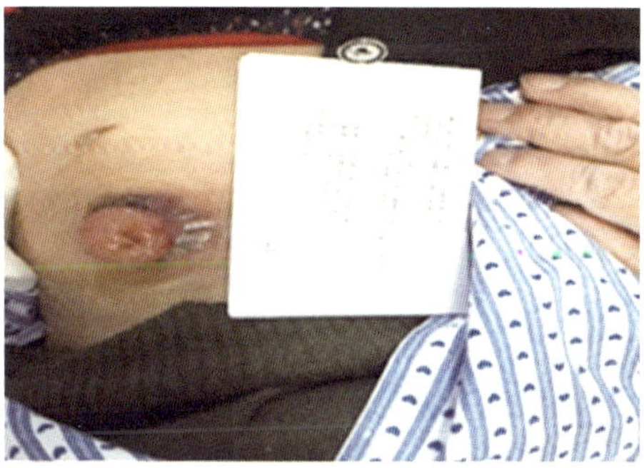

图4–84 患者首次就诊时造口情况

（7）皮肤黏膜分离点：6点～12点方向皮肤黏膜分离，破溃区约1cm×2cm，灰黑色黑痂区域约1cm×1.5cm。

（8）疼痛评分：由于患者触痛感明显，疼痛数字评分（NRS评分）大于7分，每次清除坏死组织需要局部麻醉后，方能进行。

2. 全身评估

（1）不伴高血糖、高血脂等合并症。

（2）经济状况一般，心理压力较大，患者明显焦虑；进食困难，消瘦，贫血面容。

（三）护理难点

1. 患者呈恶液质，营养状况极差，严重影响伤口的愈合。

2. 患者痛觉十分敏感，每次换药都大声喊叫，影响换药的进度。

3. 换药过程中无进展，情况更进一步恶化。

（四）伤口处理方法

1. 局部换药及更换造口装置

（1）络合碘消毒周围皮肤。

（2）局部伤口机械性清理坏死组织。

（3）生理盐水冲洗后在皮肤黏膜分离处和皮肤溃疡处放置藻酸盐银离子敷料加清创胶（若伤口渗液多时停止使用清创胶），预防感染。

（4）外敷料用水胶体敷料覆盖。

（5）使用凸面底盘（粘贴）加腰带固定（材质柔软，少刺激）。

（6）每次更换造口底盘时粉、膜、环全部使用。

（7）口服营养制剂（遵照说明书）。

（8）每次换药前对伤口进行总体评估。

2. 伤口初始换药频率每周换药频率是 2 ~ 3 次 / 周，共使用银离子敷料两周（6 次），藻酸盐敷料换药两周（4 次），共计 10 次。

3. 伤口初始换药效果评价不明显，患者症状反而加重（如图 4–85 所示）。

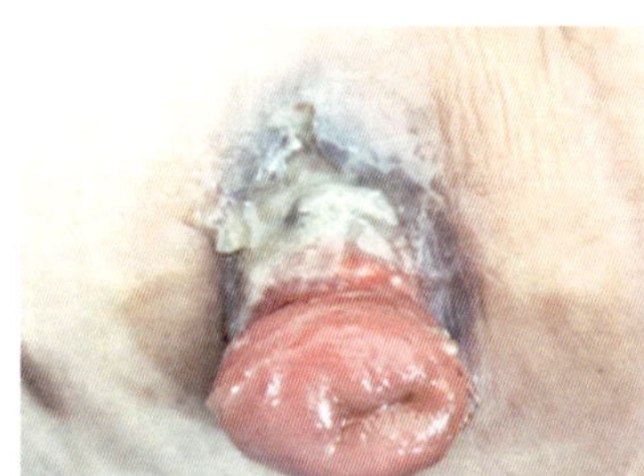

图 4–85　造口伤口恶化

4. 伤口初始换药恶化的伤口评估

（1）皮肤黏膜分离面积加大，面积最大最严重时如所示。

（2）伤口局部情况评估：伤口创面 4cm × 3cm × 0.2cm；伤口触痛明显（数字评分 10 分）；伤口基底 25% 红色，75% 黄色；周边皮肤颜色发黑；渗液量中等，无明显异味。

（3）全身情况评估：患者明显焦虑；进食困难，消瘦，贫血面容。

5. 换药思路调整

造口治疗师考虑是否有感染耐药菌的可能。遂取伤口分泌物做细菌培养，结果显示肺炎克雷伯菌（++++）（如图 4–86 所示），即改用抗菌优研碎外敷（如图 4–87 所示）

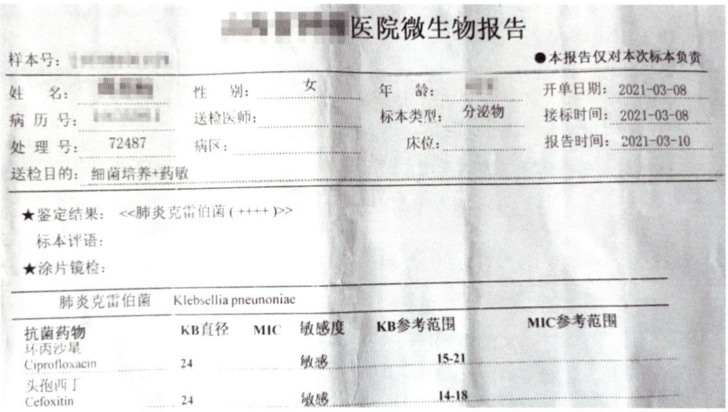

医院微生物报告

样本号：

●本报告仅对本次标本负责

姓　名：　性　别：女　年　龄：　开单日期：2021-03-08

病 历 号：　送检医师：　标本类型：分泌物　接标时间：2021-03-08

处 理 号：72487　病区：　床位：　报告时间：2021-03-10

送检目的：细菌培养+药敏

★鉴定结果：<<肺炎克雷伯菌（++++）>>

标本评语：

★涂片镜检：

肺炎克雷伯菌　Klebsellia pneunoniae

抗菌药物	KB直径	MIC	敏感度	KB参考范围	MIC参考范围
环丙沙星 Ciprofloxacin	24		敏感	15-21	
头孢西丁 Cefoxitin	24		敏感	14-18	

图 4–86　伤口分泌物培养结果

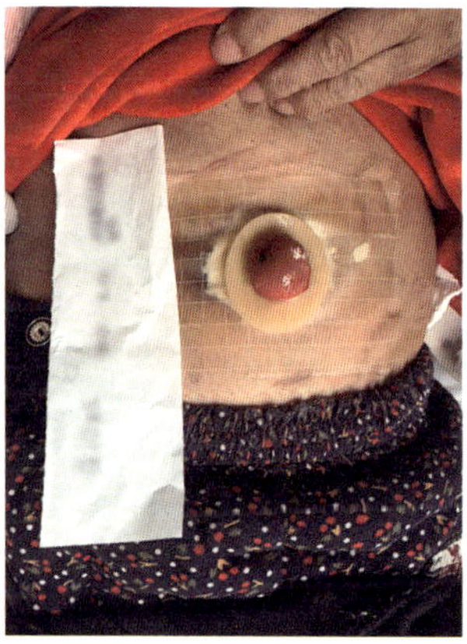

图 4–87　伤口床上撒抗菌优

6. 调整思路后的换药方法

（1）局部换药时先清理伤口坏死组织，用双氧水冲洗伤口，生理盐水反复冲洗干净后，再度使用藻酸盐银离子敷料加清创胶（若伤口渗液多时停止使用清创胶），外敷料用水胶体敷料覆盖，另外上弹力绷带加固，以便敷料在伤口内能更好地贴合和发挥作用，余同前。

（2）全身给予输氧氟沙星加头孢类抗生素（院外诊所输液，具体药名不详）抗感染治疗及输注氨基酸给予营养支持治疗。

7. 全身给予输氧氟沙星加头孢类抗生素（院外输液，具体药名不详）抗感染治疗及输注氨基酸给予营养支持治疗 2 周，换药 5 次后，伤口出现愈合迹象，遂停止输液，患者回家。

8. 一周后伤口出现反复情况，丘疹样改变，肉芽粒，疼痛性溃疡，当地医师怀疑脓皮病（未取组织活检），给予口服地塞米松片一周，并加大抗菌输液量，造口治疗师用视频指导家属在给造口患者换药时，伤口局部用碾碎的抗菌优片与湿润烧伤膏充分搅匀，均匀涂在创面上，在创面上外覆盖水胶体贴。采用游离造口底盘方法（如图 4–88 所示），游离造口并告知患者以平卧位为主。居家换药频率 1～2 次 / 周，纱布渗液超过 3/4 即应给予更换，两周后出现如图 4–89 所示的渐进愈合情况。

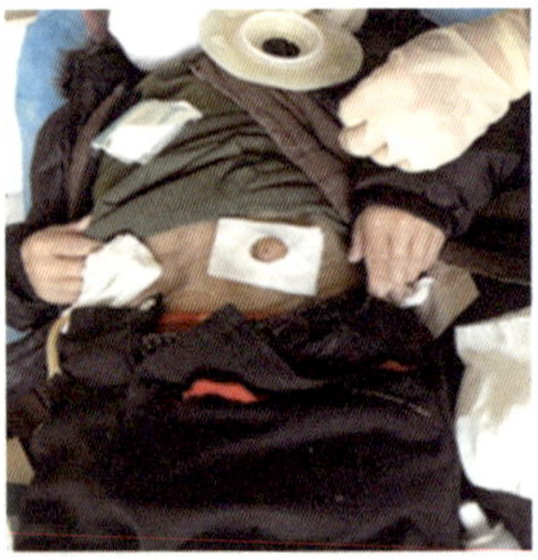

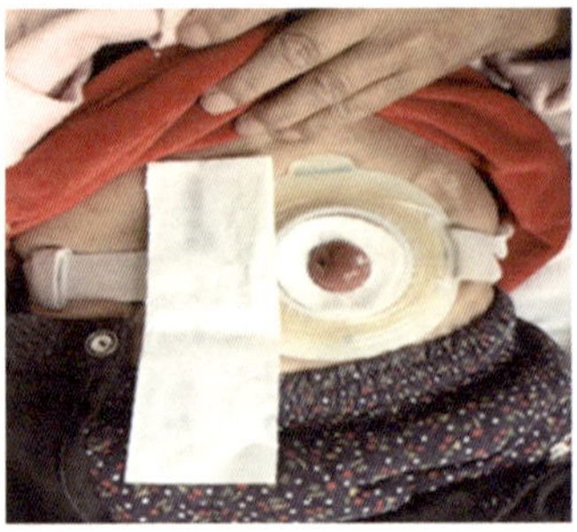

图 4–88　采用游离造口底盘

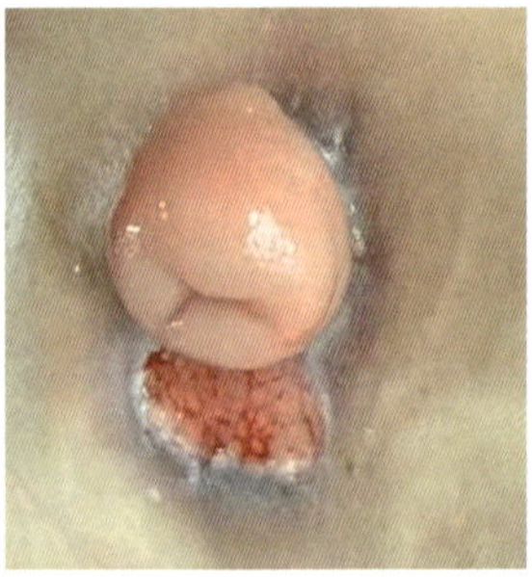

图 4–89　渐进愈合情况

（五）结局——愈合

历时 3 个月，换药 40 余次，伤口愈合，持续跟踪 2 个月未复发（如图 4–90 所示）。

（六）使用局限性

1. 对于造口旁伤口较大、渗液较多的伤口不建议使用，因纱布敷料较泡沫敷料吸收性差，且单块敷料的面积有限，不可能遮住全部伤口和造口，伤口渗液较多时容易从腹壁漏出，引起社交尴尬。

2. 造口低平或凹陷者，由于黏膜不突出于皮肤表面，不建议使用此种办法。

3. 大造口或有支架棒的患者，由于纱布敷料缺少延展性，不建议使用此种办法。

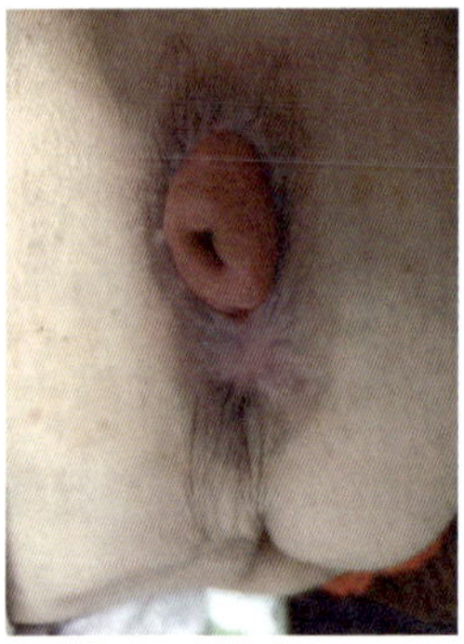

图 4–90　伤口愈合

（七）护理思考

疑难复杂造口旁伤口，在愈合过程中经常反复，常规护理措施难以奏效，需要探究病因，对症给予灵活处理；伤口局部给予对症抗菌，给予足够的治疗疗程，配合全身使用抗生素，适度抑制免疫反应，是本病例治愈的关键所在。

第十节　凸面底盘在造口并发症中的应用

研究表明，医院造口患者中，造口周围皮肤发生问题严重，粪水性皮炎是肠造口术后常见的并发症之一，占造口周围皮肤并发症的22%，主要是由粪水刺激引起造口周围皮肤糜烂，粪水性皮炎不仅会引起患者剧烈的疼痛，影响休息和睡眠，还会使造口袋粘贴困难，引起患者的焦虑与不安。造口皮炎等诸多并发症的发生与底盘渗漏有关。利用凸面底盘加压于造口周围皮肤，使用腰带后底盘与周围皮肤完全接触，皮肤下压，使肠黏膜抬高，造口乳头部膨出，可改善造口回缩的现象，临床实践证明其可以避免渗漏。

一、防渗漏机理

1. 由于造口高度不够或造口周围腹壁（或皮肤）情况不理想，用平面达不到理想或预期的佩戴时间。

2. 凸面底盘可对造口周围皮肤施压，从而使造口最低黏膜处高出皮肤，避免排泄物渗漏到造口周围皮肤而引起并发症。

3. 凸面底盘可以撑平造口周围皮肤的折痕或褶皱，使周围皮肤平整，预防浸渍和渗漏。

4. 凸面底盘可以填平造口周围皮肤凹陷，实现皮肤与底盘间的紧密贴合，预防浸渍和渗漏。

5. 选择合适的凸面用于预防浸渍和渗漏，有助于提升患者的独立护理能力。

二、专家共识点

（一）国内专家共识

2017 年 12 月 16 日，来自全国不同省市的 18 位造口专家齐聚成都，就凸面底盘的使用初步达成多条共识。

1. 使用凸面底盘的原因及临床获益。

2. 凸面底盘的评估维度。

3. 凸面底盘的使用范围。

4. 凸面底盘的潜在风险及谨慎使用的情况。

5. 凸面底盘选择的基本原则。

（二）国外专家共识

1. 去除造口袋后评估。

2. 采取坐位评估。

3. 需评估排泄物性状。

4. 评估排泄口开口、造口高度、造口是否蠕动伸缩、袢式造口或双腔造口中远端造口。

5. 评估腹壁（软硬）、周围形态、是否有皮肤并发症。

6. 根据造口患者个人需求。

7. 根据临床判断。

8. 每次更换底盘评估压疮、疼痛等，以决定是否继续使用。

9. 液体排泄物，如尿路造口。

10. 造口开口与皮肤平齐。

11. 凸出的造口也可用凸面底盘。

12. 坚实腹壁用柔软凸面底盘。

13. 松软腹壁用坚硬凸面底盘。

14. 皮肤并发症患者。

15. 术后立即可用。

16. 造口治疗师应指导患者和照护者正确使用。

17. 远端造口开口平齐。

18. 造口开口不在中心点。

19. 造口回缩。

20. 凸面底盘可用于肠瘘患者。

21. 凸面底盘可延长佩戴时间到理想情况。

三、适用情况

1. 造口平坦（目前临床上比较常见低平造口）（如图 4-91 所示）。

2. 造口较严重的陈旧性皮炎（如图 4-92 所示）。

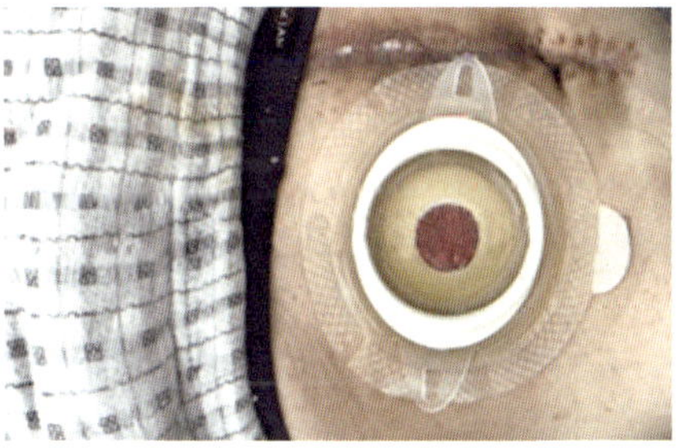

图 4-91　造口平坦

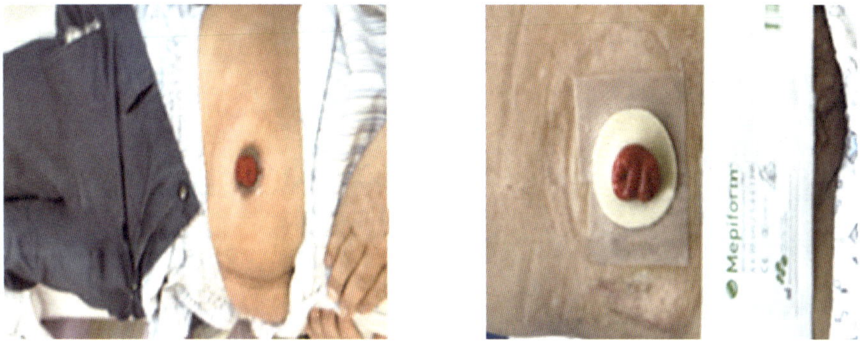

图 4-92　陈旧性皮炎

3. 造口旁伤口（如图 4–93 所示）。

4. 双腔造口表皮缺失（如图 4–94 所示）。

5. 全周皮肤黏膜分离（如图 4–95 所示）。

6. 复杂性皮炎（如图 4–96 所示）。

7. 黑色素沉着性皮炎（如图 4–97 所示）。

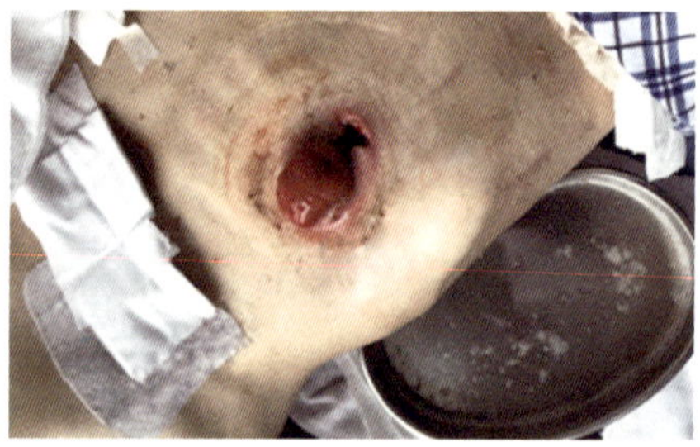

图 4–93 造口旁伤口

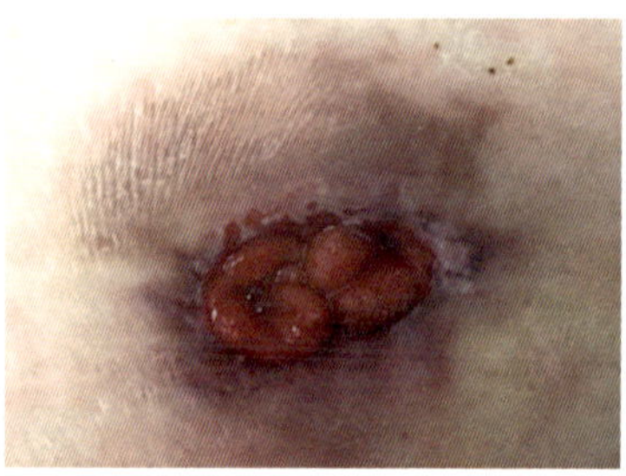

图 4–94 双腔造口表皮缺失

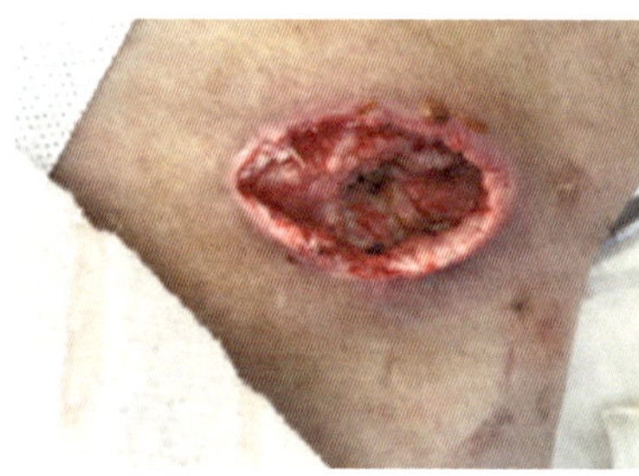

图 4–95 全周皮肤黏膜分离

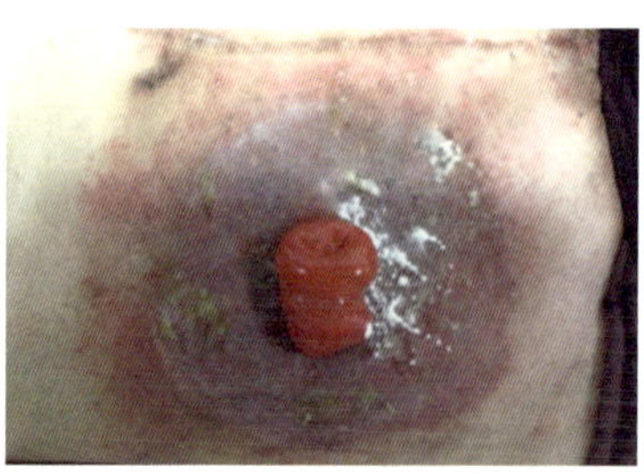

图 4–96 复杂性皮炎

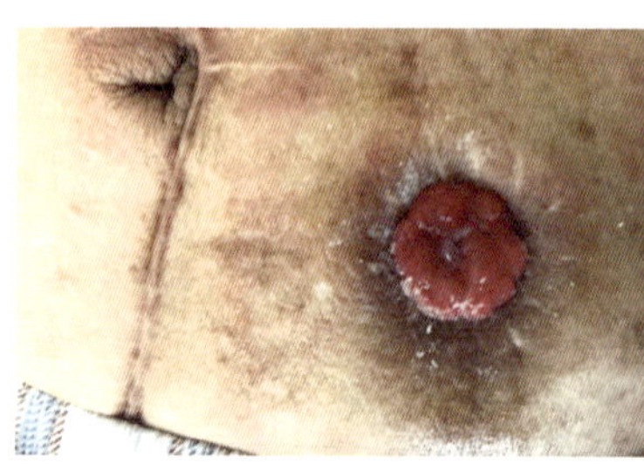

图 4–97 黑色素沉着性皮炎

8. 双部位、双功能造口（如图 4–98 所示）。

9. 造口周围皮肤地图样改变伴毛囊炎（如图 4–99 所示）。

10. 回肠造口皮肤及皮下损伤（如图 4–100 所示）。

11. 放疗造口（如图 4–101 所示）。

12. 皮肤黏膜分离伴黏膜增生（如图 4–102 所示）。

13. 双尿路造口图（如图 4–103 所示）。

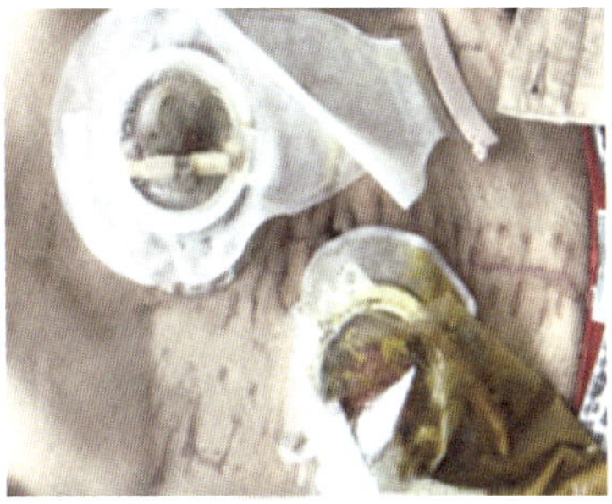

图 4–98　双部位、双功能造口

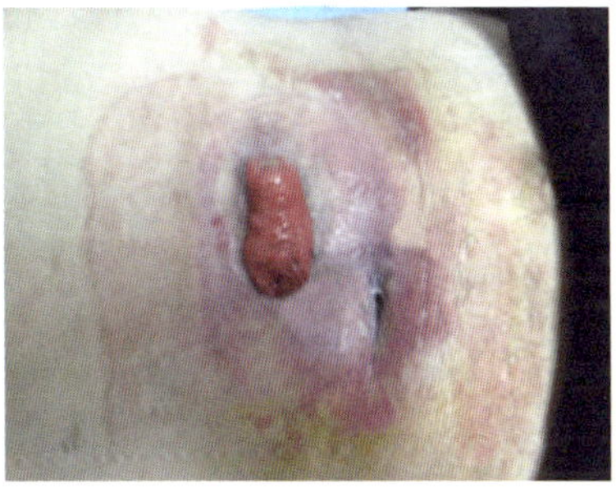

图 4–99　造口周围皮肤地图样改变伴毛囊炎

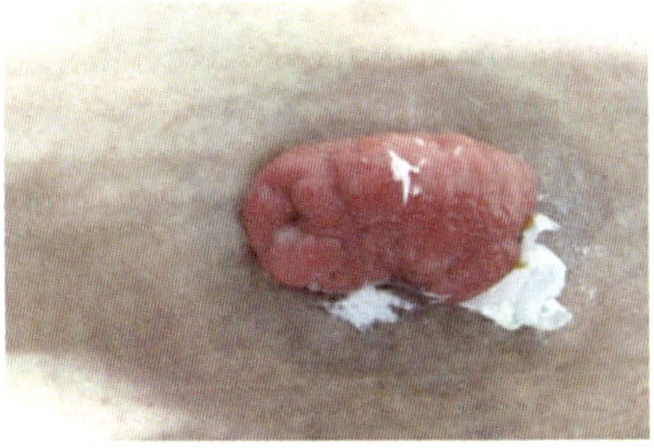

图 4–100　回肠造口皮肤及皮下损伤

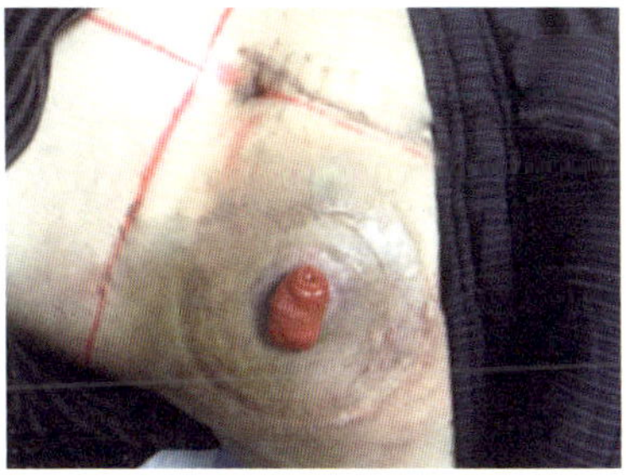

图 4–101　放疗造口

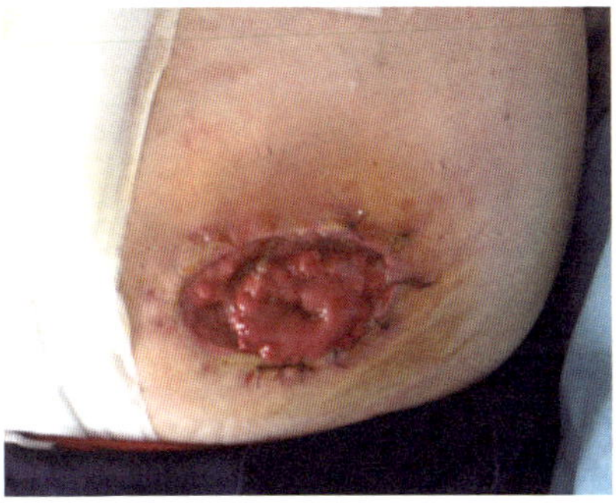

图 4–102　皮肤黏膜分离伴黏膜增生

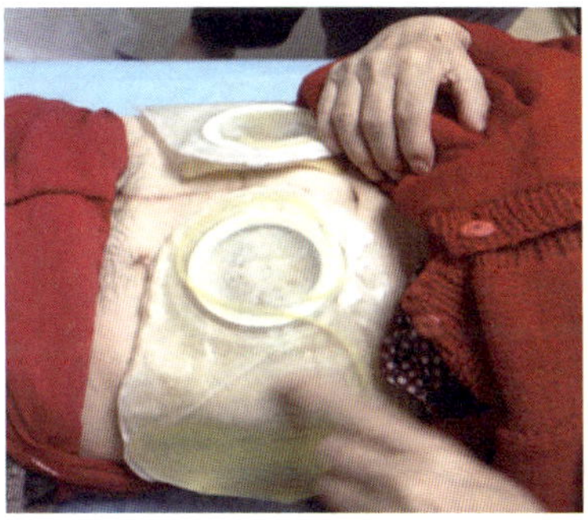

图 4–103　双尿路造口图

14.瘢痕皱褶凹陷处皮肤专用的Mio产品，延展性好，舒适度高，可完全与皮纹贴合（如图4–104所示）。

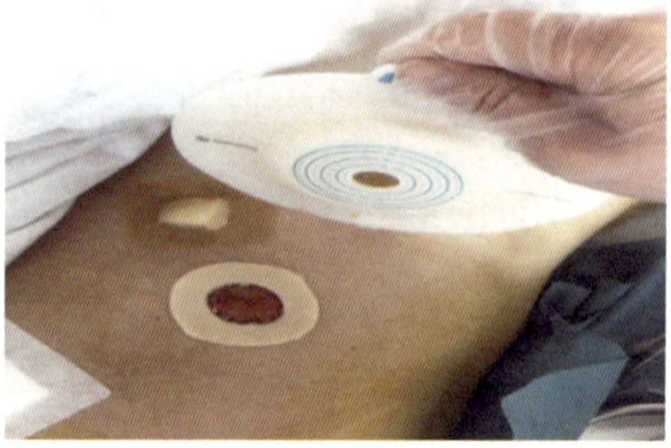

图4–104 Mio产品

四、临床病例

1.刘某，女，47岁，门诊患者，造口周围皮炎，DET评分10分，大面积粪水性皮炎，采用凸面底盘，连续3次治疗，治疗3天后愈合（如图4–105所示）。

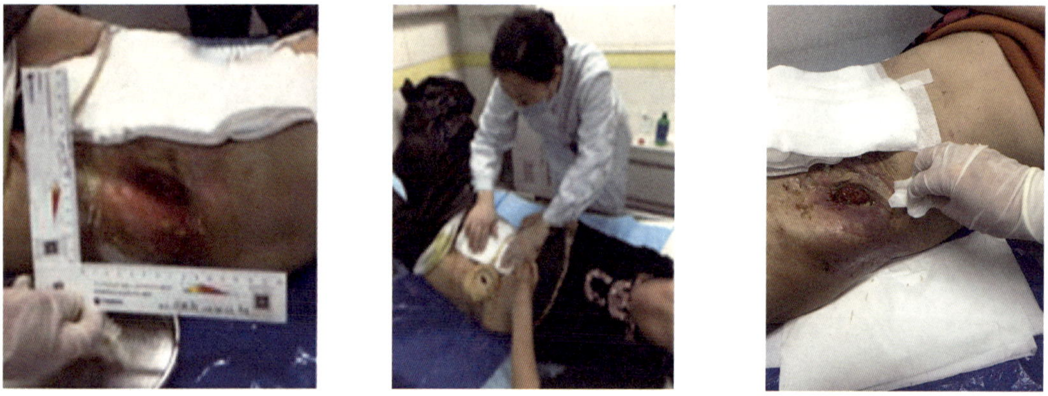

图4–105 严重皮炎治疗

2.聂某，男，73岁，直肠癌术后12天，合并糖尿病及高血压病，术后12天，皮肤黏膜全周分离，经凸面底盘换药3次处理，20天愈合（如图4–106所示）。

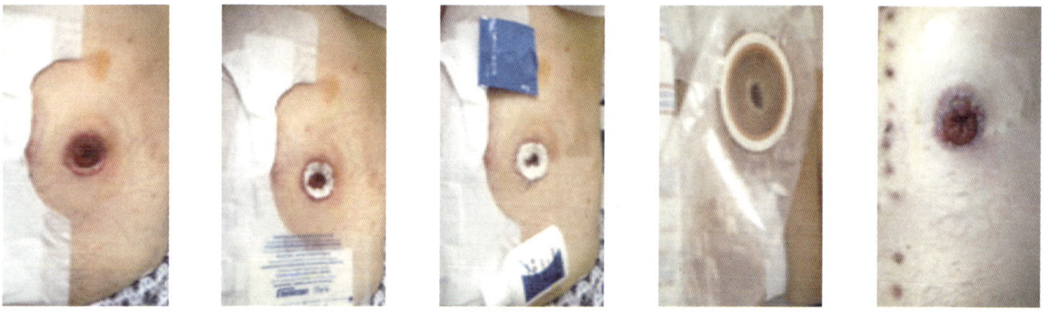

图4–106 造口皮肤黏膜分离

3. 张某，女，68 岁，直肠癌造口重建术后 6 天，造口黏膜部分坏死伴肠管回缩，经凸面底盘换药 3 次处理，9 天后情况明显好转（如图 4–107 所示）。

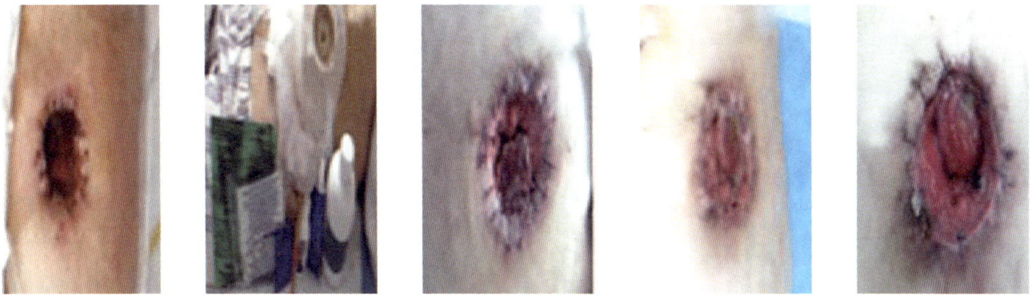

图 4–107　造口皮肤黏膜分离

4. 张某，男，71 岁，直肠癌根治术后，乙状结肠单腔造口术后 13 天，采用凸面底盘换药 1 次，伤口趋于愈合（如图 4–108 所示）。

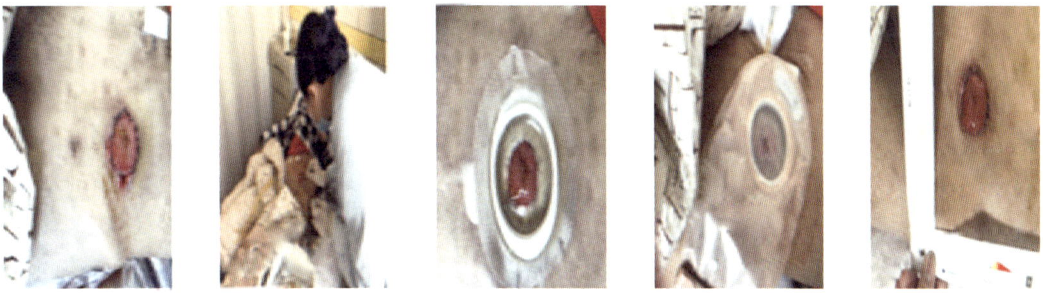

图 4–108　造口旁伤口

5. 张某，男，71 岁，直肠癌根治术后低前位切除 + 末端回肠造瘘术后 96 天，采用凸面底盘换药 1 次，皮炎治愈（如图 4–109 所示）。

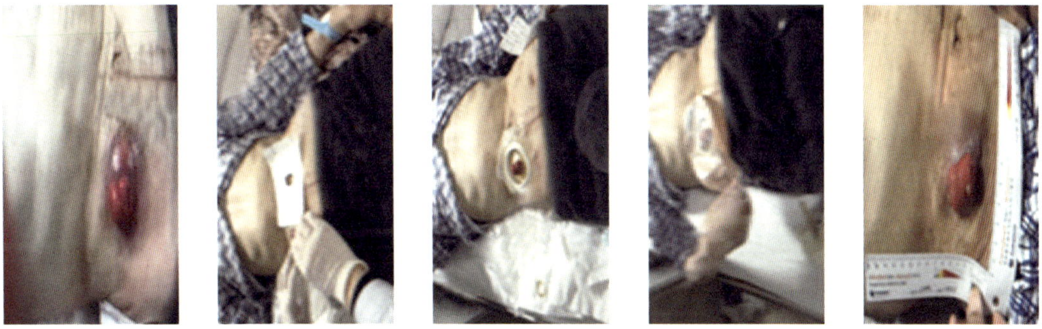

图 4–109　严重皮炎导致皮肤增生

凸面底盘在临床中的使用比较广泛，尤其是适用于造口并发症的治疗，在临床应用中要注意其使用的技巧和方法，使其能为更多的患者提供帮助。

第十一节　DET 评分

DET 评分是对造口周围皮肤的健康状况进行量化评估的工具，是临床护理工作者用来描述造口周围皮肤情况的统一标准。评估内容包括颜色改变（Discoloration）、浸渍 / 溃疡（Erosion/ulceration）、组织增生（Tissue over growth）三个症状和受影响的造口周围皮肤面积、造口周围皮肤受损的严重程度两个维度。依据每个症状受影响的皮肤面积的大小分别计 0 ~ 3 分，严重程度计 0 ~ 2 分，DET 总分 =D 分 +E 分 +T 分，总分为 0 ~ 15 分，分数越高说明造口周围皮肤损害的程度越严重。

一、三个步骤

1. 使用 DET 评分评估造口周围皮肤。

2. 如果皮肤是健康的（DET 评分 =0），则继续正常护理和观察。

3. 如果皮肤不正常（DET 评分 >0），将看到的症状或问题与 AIM（造口皮肤护理）指南进行对比，以确定皮肤问题的诊断类别。

二、三个症状和两个维度

1. 三个症状：检查和评估造口周围皮肤。

（1）颜色改变。

（2）浸渍 / 溃疡。

（3）组织增生。

2. 两个维度

第一，依据受损面积判断得分：面积 0，得分 0；面积 <25%，得分 1；面积 25% ~ 50%，得分 2；面积 >50%，得分 3。也就是说，受损面积最高分数是 3 分。

第二，依据受损的严重程度来判断，严重程度最高分数是 2 分。

3. 严重程度评分

（1）变色：0= 没有变色；1= 造口周围皮肤颜色改变；2= 造口周围皮肤颜色改变的同时，有伴发症状（疼痛、发亮、皮肤硬化、发热、痒、烧灼感）。

（2）浸渍 / 溃疡：0= 没有浸渍 / 溃疡；1= 浸渍 / 溃疡严重程度损伤只到表皮层；2= 浸渍 / 溃疡严重程度损伤到表皮和真皮层，同时有伴发症状（渗出、出血或溃疡）。

（3）组织增生：0= 没有组织增生；1= 组织增生严重程度高于皮肤水平；2= 组织增生严重程度高于皮肤水平，同时有伴发症状（出血、疼痛、渗出）。

需要说明的是：DET 最高分 =15 分，每个症状的最高分为 5 分。

三、注意事项

DET 评分只针对造口底盘覆盖的皮肤问题进行评估，不包括其他并发症，如果皮肤没有变色，则皮肤是正常的，面积得分为 0，其他症状得分也是 0，则 DET 总分肯定为 0。如果皮肤颜色有改变，即皮肤不正常。接下来评估其受影响的面积和严重程度，并继续评估其他两个症状，如果面积分数是 0，不管是皮肤浸渍 / 溃疡，还是组织增生，其严重程度得分也自动计算为 0。

四、意义

1. 通过客观的观察对造口周围皮肤进行评估。

2. 依据导致皮肤问题的原因对皮肤问题进行分类。

3. 提供护理指导，改善造口周围皮肤问题。

五、临床病例

病例一

（一）病例介绍

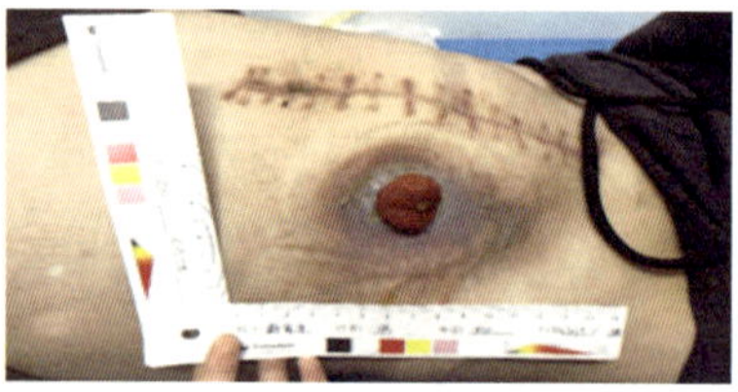
图 4-110　造口皮炎伴溃疡

患者性别：男。

年龄：54 岁。

造口原因：直肠癌。

造口类型：回肠造口。

造口袋平均佩戴时间：7 天（如图 4-110）。

（二）伤口评估

1. D- 颜色改变（5）

（1）面积评分：受损面积> 50%，评分为 3 分。

（2）严重程度：造口周围皮肤颜色改变，伴有发痒症状，评分为 2 分。

2. E- 浸渍 / 溃疡（2）

面积评分是 1 分（<25%）。

严重程度评分是 1 分，只损伤到表皮层。

3. T- 组织增生（0）

该患者 DET 评分共计 7 分。

病例二

（一）病例介绍

患者性别：女。

年龄：34 岁。

造口原因：直肠癌。

造口类型：回肠造口。

造口袋平均佩戴时间：2 天（如图 4-111 所示）。

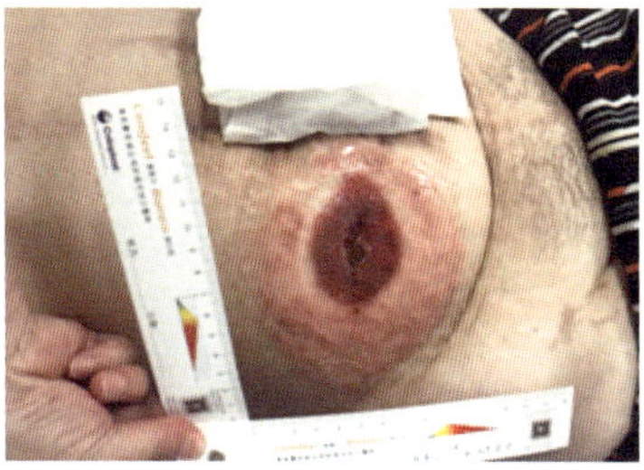

图 4-111　皮炎加皮肤破溃

（二）伤口评估

1. D- 颜色改变（5）

（1）面积评分为 3 分，受损面积> 50%。

（2）严重程度评分 2 分，造口周围皮肤颜色改变，伴有疼痛症状。

2. E- 浸渍 / 溃疡（4）

（1）面积评分是 2 分，溃疡面积 25% ~ 50%。

（2）严重程度评分是 2 分，损伤到表皮和真皮层，同时伴发溃疡症状。

3. T- 组织增生（2）

（1）面积评分为 1 分，组织增生面积 <25%。

（2）严重程度评分为 1 分，增生组织高于皮肤水平。

该患者 DET 评分共计 11 分。

第五章

造口产品的选择

第一节 造口底盘及造口袋

随着科技的不断创新和人们生活水平的提高，造口患者对造口产品的要求也越来越高。生产造口产品的厂家越来越多，造口产品也在不断地更新换代。

一、造口底盘

按底盘与造口袋是否分离分为一件式底盘和两件式底盘，一件式底盘是指底盘和造口袋粘在一起，两件式底盘是指底盘和造口袋分离。下面以两件式底盘为例谈谈造口底盘。

（一）按底盘裁剪方式分类

按底盘裁剪方式可分为预开孔底盘、可裁剪底盘、可塑底盘。

1. 预开孔底盘：出厂时即已预留了一定尺寸的孔径，无需裁剪，使用时依照造口的尺寸选择相应型号的底盘。其优点是无需裁剪，对于固定大小的造口，尤其是老年视力不好的患者或手指不灵便者使用较为方便，但对于不规则形状的造口使用不方便，现市场上已很少见。

2. 可裁剪底盘：大多数底盘属于此类，出厂时预留一个小孔，背面标有尺寸，使用时依据造口的尺寸大小进行相应的裁剪。其优点是可以任意裁剪大小、形状不同的造口，尤其适用不规则形的造口，缺点是对操作者的视力及手指灵活度有一定的要求（如图 5-1 所示）。

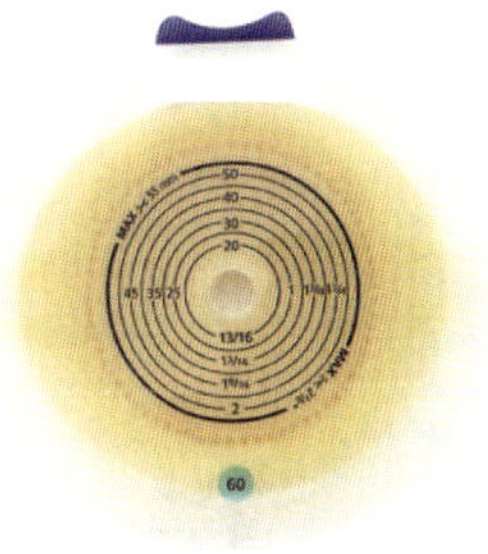

图 5-1　可裁剪底盘

3. 可塑底盘：是一种适合老年人、视力障碍者及手足障碍患者用的底盘，是具有回弹记忆功能的复合材质粘胶底盘，可塑底盘具有龟颈效应，底盘受到肠液的浸渍后，发生膨胀，可牢牢地粘附在肠壁上，而且只需根据造口的形状从欲开口处将粘胶向内卷起，塑成各种形状，适用于突出皮肤表面的造口（如图 5-2 所示）。

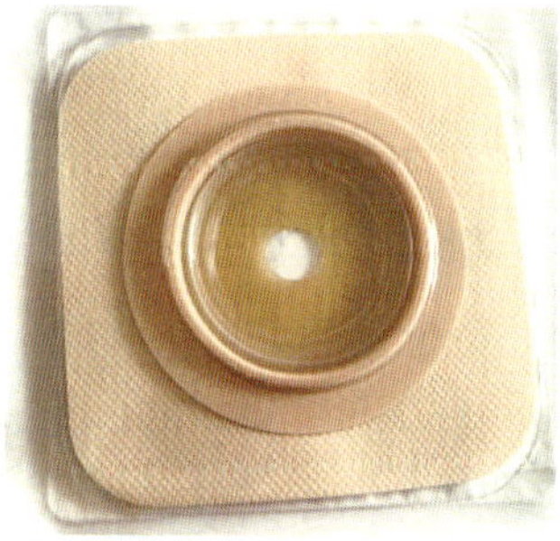

图 5-2　可塑底盘

（二）按底盘平面分类

按照底盘的平面分为平面底盘、微凸底盘和凸面底盘。（如图 5-3 所示）。

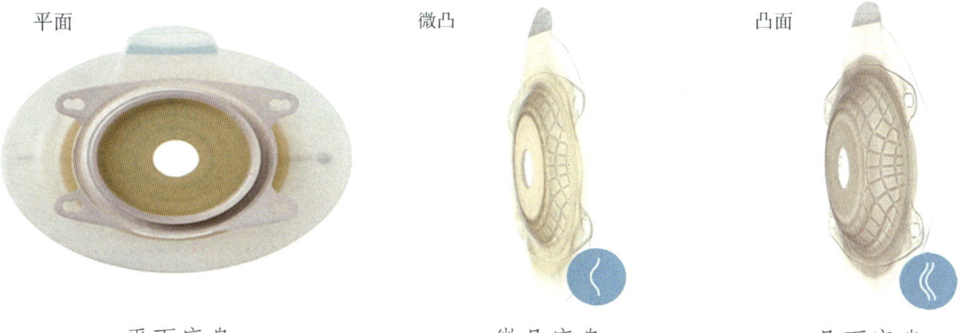

平面底盘　　微凸底盘　　凸面底盘

图 5-3　造口底盘类型

1. 平面底盘：造口底盘在一个平面，没有高低凸凹之分，适用于造口黏膜突起、周围皮肤平坦的造口患者。

2. 微凸底盘：造口底盘的中间面轻微凸起，适用于轻微回缩或凹陷的造口、平面造口、周围皮肤有皱褶的造口等。

3. 凸面底盘：造口底盘的中间面凸起，适用于造口凹陷、回缩或造口周围皮肤凸凹不平的患者。

二、造口袋

造口袋的品种不一，但总体来说，造口袋不仅能妥善地容纳体积、形状不同的造口排泄物，而且能有效地防止排泄物外漏至皮肤上。根据造口袋粘合方式可分为一件式造口袋和两件式造口袋；根据造口袋粘贴方式不同分为粘贴型造口袋和卡扣式造口袋；根据造口袋开放方式分为开口袋和闭合袋；根据造口袋材料分为透明造口袋和不透明造口袋；根据是否含有碳片又分为含碳片造口袋和非含碳片造口袋（如表 5–1 所示）。

表 5–1 造口袋的分类及特点

分类		特点	示图
按粘合方式分类	一件式（粘合式）	造口袋和底盘融为一体，通过造口底盘直接粘贴于腹壁，使用方便、底盘柔软，顺应性好，一次性粘贴，不能更换方向，粘胶粘贴性强	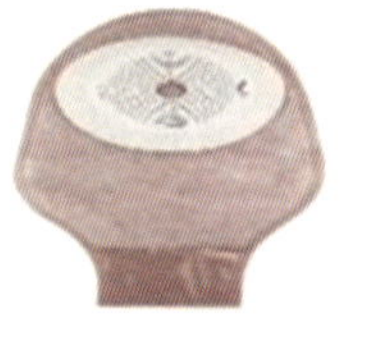
	两件式（卡扣式）	包括造口底盘和造口袋独立的两部分，底盘粘贴于腹壁，造口袋可拆卸清洗，重复使用，可随意变换造口袋方向，比一件式操作复杂	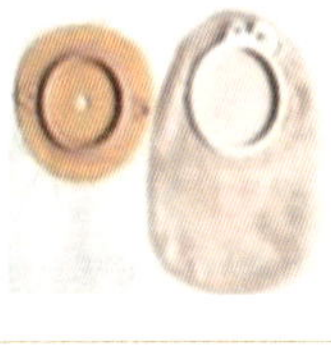
按开放方式分类	闭口袋	底端封闭，一次性排空，免洗，适用于粪便成形，每天更换 1～2 次的患者	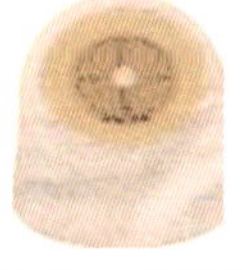

续表

分类		特点	示图
按开放方式分类	开口袋	底端开放，可多次开放或清洗，适用于粪便较多或稀薄的情况，用封口夹封闭	
按造口袋材料分类	透明袋	造口袋透明，便于观察造口情况和排泄物形状，缺点是直视效果强、无隐蔽感，适用于术后早期或年龄较大的患者	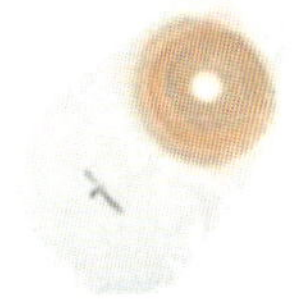
	不透明袋	肉色不透明，避免粪便对患者的视觉刺激，缺点是不利于观察粪便的颜色及形状，适合于康复期患者	

三、造口产品的选择原则及储存注意事项

（一）造口产品的选择原则

1. 根据造口类型选择，比如凸出造口选平面底盘，平坦或凹陷造口选凸面底盘。

2. 根据手术后时间选择，比如刚刚手术后的患者选一件式（粘贴式）不带滤片的造口袋，对皮肤压力较小，便于观察术后排气情况，也方便操作。康复期及居家患者活动量逐渐增大，选择两件式带腰带的造口袋。

3. 根据造口本身情况，若有造口并发症，防渗漏时（无禁忌证）选微凸底盘；皮肤平坦，造口黏膜凸出选平面底盘。

4. 根据造口周围皮肤情况，周围皮肤有瘢痕、凹陷，选用凸面底盘。

5. 根据患者情况，对生活质量要求高的患者可选用质量好的造口袋，如 Mio 系列等，患者经济条件较差者可选用安舒系列。

6. 爱干净，比较讲究的患者可选用不透明闭口袋。

7. 有支架棒造口选用一件式大底盘。

8. 造口并发症情况：过敏皮炎者，另选不同厂家造口袋；造口肿瘤者，选较柔软造口底盘和造口袋，减少换袋摩擦次数；造口旁疝、造口周围静脉曲张和造口脱垂选用底盘柔软的一件式造口袋；造口狭窄、皮肤黏膜分离选用两件式造口袋；造口回缩或凹陷，选用两件式凸面底盘。

（二）不同时期造口袋的选择

1. 肠造口手术后大部分医师会在手术当天开放造口，少部分在术后第二天开放造口，此时宜选用一件式透明无碳片开口造口袋。这是因为一件式造口袋操作方便，且底板柔软，粘胶粘贴牢固，粘贴时不用用力，患者翻身、活动时都不会刺激造口，可以减轻患者不适感。同时，透明袋方便医护人员观察造口黏膜血运，可及时发现出血、坏死等早期并发症。选择开口袋也能方便粪便的及时排放，避免因频繁更换造口袋引起机械性皮肤损伤。选择不带碳片的造口袋是为了观察肠造口排气情况。

2. 手术后 1 周 ~ 1 个月内造口袋的选择

这一时期，患者对造口袋的使用还处于学习和适应阶段，且患者也正处于手术后恢复阶段。大多数患者排便还没有规律，粪便排出较多，且患者刚开始适应造口，并增加了活动量。此时，宜选用两件式造口袋。两件式造口袋一般建议佩戴腰带，可以延长造口底盘的粘贴时间，如无明显渗漏情况发生，可在使用 3~5 天后更换造口袋。患者可以自行或在家属的帮助下完成，而且两件式造口袋可以反复清洗，在一定程度上可以缓解患者的经济负担。此外，还可根据患者经济情况和偏好安装碳片，以消除异味带来的尴尬，同时也避免了胀袋。

3. 院外造口袋的选择及获得方式

患者经过 1 个月的造口袋佩戴的学习和操作练习，对造口袋的使用已经熟练，排便也已经有了一定的规律，同时也掌握了一件式和两件式造口袋的更换技巧。医护人员应重点讲解造口袋的选择要领及误区，使患者根据自身的特点选择适合自己的造口产品。同时，还应该向患者介绍厂家的联系电话和购买方式，使患者有更多的选择机会，也方便患者购买造口袋；厂家有许多打折活动，患者可以获得廉价优质的造口产品；患者还可通过免费的健康教育项目，掌握更多的造口护理知识。

（三）储存注意事项

为了防止肠造口袋变形、变质等情况，在造口袋储存时应注意“五避免”“一需要”。

1. 储存处应避免高温（≥ 40℃）。
2. 储存处应避免过于潮湿。
3. 储存应避免放在冰箱等低温设施中保存。
4. 储存应避免放在脏乱的地方。
5. 储存应避免受其他杂物挤压。
6. 造口袋需要存放于干燥通风的地方，按需购买，不可大批存放。

第二节　造口灌洗器

结肠造口灌洗器是一种灌洗工具，是一种将定量的水通过造口注入肠腔内的装置。其目的是清洁肠道，帮助患者养成定时排便的习惯，减少异味，节省造口产品，减少经济费用，同时增加患者的社交信心和自尊心。使用结肠灌洗器对结肠进行灌洗，可以反射性刺激肠道排出粪便，使得造口在两次灌洗间隔期间无或者较少排出粪便，从而达到自行控制粪便的目的。

第三节　造口附件产品

造口的附件产品是一类用于患者造口周围皮肤，能起到保护造口周围皮肤、预防和治疗造口并发症作用的造口产品。它的主要功能包括：可以防止造口渗漏，延长造口的使用时间；可以缓冲肠液对皮肤的直接腐蚀作用；可以加固造口底盘，扩大造口底盘的粘贴面，避免因渗漏引起的社交尴尬；可以保护和治疗造口周围皮肤损伤；不同品牌的造口附件产品，可以满足造口患者的个性化需求，从而改善、提高造口患者的生活质量。

一、造口粉

1. 功效　造口粉（如图 5-4 所示）主要成分包括瓜儿豆胶、黄原胶及羧甲基纤维素钠，其中羧甲基纤维素钠中富含亲水性粒子，可较好地吸收所渗出的液体，从而形成凝胶，并牢固地粘贴于皮肤的创面层，达到阻断粪便及尿液对皮肤的浸渍作用；同时，还可发挥自体清创功能，对清除皮肤细菌所产生的毒性物质具有重要作用。

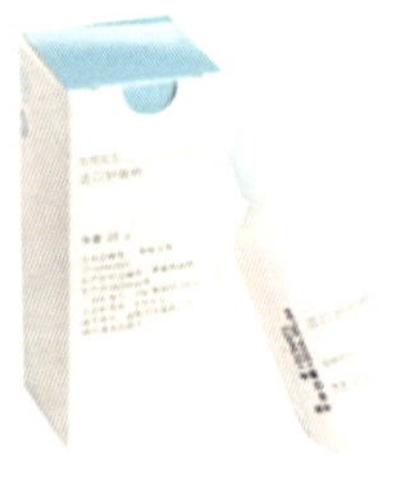
图 5-4　造口粉

2. 用法　用温水或生理盐水清理造口周围皮肤，用纱布或棉布蘸干，喷洒少量造口粉到造口周围正常皮肤上或有皮炎的皮肤上，均匀摊开，待吸收 5 分钟左右，把多余的造口粉抹去，再喷上皮肤保护膜。若是皮肤上有皮炎或伤口时，需喷无刺激皮肤保护膜（不含酒精），待干后再粘贴造口袋。

3. 用途　用于正常造口底盘的更换，并可治疗皮炎、造口黏膜出血等。

二、皮肤保护膜

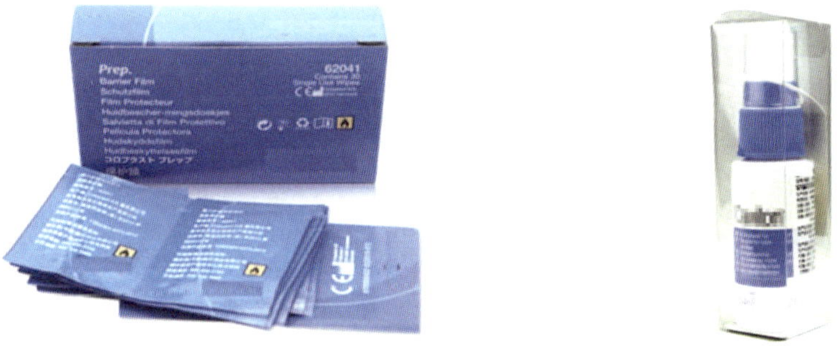

图 5-5　皮肤保护膜

1. 功效　目前市面上常用的皮肤保护膜（如图 5-5 所示）分为薄片型和制剂型两种，在选择皮肤保护膜时应选择不含有酒精成分的皮肤保护膜，且最好选用制剂型，方便操作。皮肤保护膜既可防止皮肤潮湿又不会对皮肤造成刺激。使用时将其涂于皮肤表层，在短时间内便可形成一层膜状物质，皮肤保护膜具有较好的选择通过性，可将外界的氧气逐渐渗透至膜下，使得膜下的水汽迅速蒸发，而膜外的水或细菌则无法进入，达到了阻止细菌感染的目的，利于创面愈合。

2. 用法　结合造口粉使用，在撒好造口粉的皮肤上均匀喷洒一层薄薄的皮肤保护膜，不可直接用在破损的皮肤上。

3. 用途　可用于正常造口周围皮肤，或用于治疗粪水性皮炎、失禁性皮炎等。

三、皮肤防漏贴环（膏）

1. 功效　防漏可塑贴环（规格 2.0，4.2mm，如图 5-6 所示），能在持续高侵蚀环境下保持完整性，具有超强的耐腐蚀能力，能抵抗排泄物侵蚀，预防渗漏，保护皮肤。临床上习惯采用防漏可塑贴环，其主要成分是丁烯共聚物、明胶、聚丙二醇和乙烯 – 乙酸乙烯酯共聚物。其不含酒精，亲

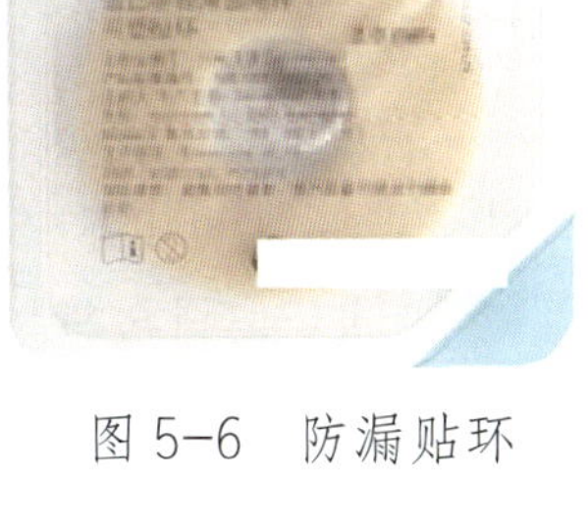

图 5-6　防漏贴环

肤友好，可在有效隔离排泄物的同时吸收皮肤水分，提供双重保护。患者在出现造口周围皮肤问题时，可以采用防漏可塑贴环填充和去除间隙，从而在造口皮肤和底盘之间形成可靠的密封环境，阻止肠液对皮肤的浸渍。

2. 用法　把防漏贴环按造口的形状塑形后套在造口黏膜周围，用蘸水的棉棒压平，放置造口底盘，或使用适量的防漏膏填充在造口周围皮肤上，有凹凸不平的地方均要填平，放置造口底盘。要注意，每次使用防漏膏后要随即拧好瓶盖，预防防漏膏干涸。

3. 用途　用于正常造口底盘下预防渗漏，或有皮炎等造口并发症者。

四、粘胶祛除剂

1. 功效　粘胶祛除剂（如图 5-7 所示）能够清除粘在皮肤上的残余护肤胶。产品为烷基硅氧烷混合物，产品为硅基底，可在数秒内变干，所以使用该产品清理造口底盘后，不影响新的造口底盘和其他产品的粘贴，且防止皮肤角质层细胞的损伤。

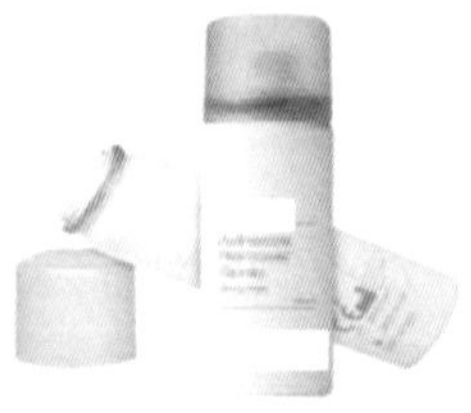

图 5-7　粘胶去除剂

2. 用法　从耳部揭起底盘，将粘胶祛除剂对准皮肤与底盘之间的间隙喷洒，底盘即可脱离皮肤。

3. 用途　可以从完整皮肤上剥离粘胶类产品，注意避免直接用于伤口、眼睛和黏膜上。

五、其他

1. 造口清香剂能有效预防和控制异味的产生，去除造口袋内异物。

2. 过滤片可排放气体，避免胀袋，祛除异味。

3. 腰带可增加环周压力，固定底盘，减少外力对底盘的影响，延长造口袋使用寿命。

4. 防漏条易塑形，柔软有韧性，可用于填平造口周围皮肤，使其平整，以便粘贴造口底盘，防止渗漏。

5. 便带夹用于夹闭造口袋开口，防止粪便泄露。

6. 弹力胶贴可以粘贴在造口底盘周围，起到对造口底盘的加固、延展作用。适用于大造口及有支架棒的造口。

第四节　造口栓

造口栓是由特殊泡沫压缩在非亲水性薄膜内制成的，呈小栓子样（如图 5-8 所示）。它是一种特殊的造口护理产品，可通过堵塞造口而控制粪便。造口栓插入造口后，栓子表面的水溶性包膜即刻溶解，薄膜内的泡沫因吸收肠道内容物膨胀而堵塞造口，从而防止内容物外泄。结肠造口栓具有堵塞造口、防止粪便排出的功能，可在一定程度上防止造口患者在社交或性生活中的尴尬，提高其生活质量。

一、特点

优点：节制粪便，控制臭味，消除排气声的尴尬，不用放置造口袋，方便患者，没有了造口袋的负性心理刺激，患者的生活信心和勇气会增强。

缺点：价格昂贵，普通患者承担不起费用，难以普遍推广；少数也可有栓子脱落、渗漏现象；具有使用局限性，只适用于单腔造口，一般在结肠灌洗后配合使用效果会更好。

二、适应证

适用于降结肠和乙状结肠造口，尤其是粪便成形的、呈固体状的单腔造口者。

三、禁忌证

造口狭窄或出现机械性梗阻者（如图 5–8 所示）。

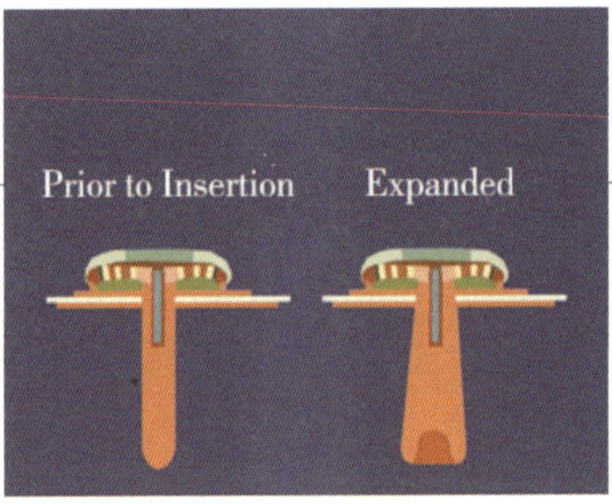

图 5–8　造口栓

第六章

造口患者的生活护理

第一节 肿瘤肠造口装置的更换流程

一、用物准备

1. 清洁物品：换药碗、卫生纸、经过反复清洗且暴晒的棉布（纱布）、凉开水或湿纸巾。

2. 垃圾袋，笔和纸。

3. 造口用品：粘胶剥离剂、测量尺、弯剪刀、造口粉、防漏膏或防漏贴环。

二、更换步骤

1. 对患者进行宣教，讲解造口装置的更换目的，并与其谈心，消除其紧张情绪，争取其合作。

2. 揭除底盘。为保护皮肤角质层，建议使用粘胶剥离剂揭除底盘。为防止粪便外流，自上而下慢慢去除。一手按住皮肤，一手将底盘轻轻揭起，拽住造口底盘接触手柄或裂缝处，喷粘胶剥离剂，一边揭一边喷，直至造口底盘脱落。如果没有粘胶剥离剂，揭除底盘动作要轻，以免损伤皮肤角质层。

3. 清洁：认真清洗造口周围皮肤，清洗范围为以造口为圆点的半径 5 ~ 10cm 的周围皮肤；清洗顺序由外向内，由清洁区到污染区，再用棉布（纱布）吸干皮肤水分。再用蘸凉白开水湿纱布或湿纸巾清洗造口黏膜，由外向内，去除肠液，动作要轻，以免造成肠黏膜出血。

4. 观察

（1）观察造口底盘的溶胶情况，大于 3/4 且粪便有浸渍皮肤的现象，说明应增加造口底盘的更换次数。

（2）观察造口黏膜及周围皮肤情况并测量造口的大小，以便裁剪。如果发现黏膜出血、溃疡、脱垂、增生、苍白、发紫发黑（伴或不伴有臭味）等，造口周围皮肤存在皮炎、皮肤黏膜分离、伤口、脓肿、皮肤平面或颜色发生改变等应寻求专业的造口治疗师处理。

（3）观察分泌物性质、颜色、量等情况，如有异常，应及时向医师汇报。

（4）观察造口的伴随症状，如有异常，应及时通知主管医师。

5. 测量与裁剪：裁剪底盘前先测量，使用测量尺测量造口大小再行裁剪。裁剪底盘要注意，要带有艺术性，按照造口的形状进行裁剪，并使裁剪的底盘平滑而无毛刺。裁剪时应注意 7 个方面。

（1）造口的大小。

（2）造口的形状。

（3）造口横径与皮肤横径的夹角，如果裁剪错位，会导致一件式造口袋开口朝向胸侧，粪便倒灌入造口周围皮肤；两件式造口底盘两耳错位，造口腰带不在同一水平面上，导致造口底盘固定不牢固。影响造口底盘的粘贴牢固性。

（4）注意按造口基底的大小进行裁剪，而非造口冠的大小，因为按造口冠的大小裁剪，会有过多的皮肤浸渍在粪水中，引起粪水性皮炎。

（5）裁剪后注意用手指将底盘的造口圈磨光，避免任何毛刺的残留。毛刺会刺激造口黏膜，引起出血和增生。

（6）裁剪大小以造口基底为标准再加 0.1 ~ 0.2cm，裁剪周径过大会导致粪便渗漏在皮肤上引起粪水性皮炎，裁剪过小则会引起造口黏膜的“禁锢”，引起造口黏膜缺血和水肿。

（7）对于不规则造口，应该多点测量，细心裁剪，注意点和点之间的弧度连接。

（8）对于年龄大、视力差、手抖的患者，一定耐心宣教，告知裁剪的关键点。

（9）责任护士要教会患者如何使用测量尺测量造口的大小，如何使用弯剪刀进行裁剪，出院时应联系厂家为每一位造口患者发放造口护理包，以便患者出院后参考。

6. 保持皮肤平整，对于有皱褶或凹陷的皮肤，建议使用防漏膏或防漏贴环填平皮肤，再粘贴造口底盘。

7. 粘贴底盘应注意以下五点：

（1）揭除造口底盘上的保护纸，对准造口周边皮肤粘贴，粘贴顺序由下而上，以防粪便受重力影响溢出造口底盘。

（2）以造口黏膜中点为中心，以造口底盘为半径，以同心圆为层次，多点按压造口底盘。

（3）嘱患者鼓起腹部，以便暴露皮纹，使造口底盘上的粘胶与患者的皮纹相粘合。

（4）手呈空杯状按压造口处 3 ~ 5 分钟，以便粘胶受热增加粘性。

（5）对于支架棒造口，应提前将造口底盘背衬纸剪开，目的是当底盘跨越支架棒后再撕除背衬纸，方便粘贴。

8. 安装造口袋（两件卡扣式）应注意以下六点：

（1）注意造口袋的方向，应考虑体位时长来确定腹壁横轴和造口袋的长轴夹角。

1）当患者卧位时间 > 站位时间时，腹壁横轴与造口袋的长轴夹角应为 0° ~ 15° ，以方便粪便的排泄和造口护理，适用于术后卧床的患者。

2）当患者卧位时间 = 站位时间时，腹壁横轴与造口袋的长轴夹角应为 45° ~ 60° ，以方便粪便的排泄和造口护理，适用于康复期患者。

3）当患者卧位时间 < 站位时间时，腹壁横轴与造口袋的长轴夹角应为60°～90°，以方便粪便的排泄和造口护理，适用于居家患者。

（2）安装造口袋的方向应由下向上，以免粪便受重力影响流向腹壁。

（3）安装造口袋应让患者鼓起腹部，机体给予一个垂直于腹壁向上的支撑力，以利于造口袋与底盘粘合。

（4）若为两件式开口袋，应将开口端闭合后再与底盘扣合，以防流出粪便污染床单。

（5）适度用力按压造口底盘和造口袋凹槽，听到"咔嚓"一声，说明底盘和造口袋已经闭合，为了证实闭合的严密性，用手轻拽造口袋，观察有无松动或未闭合处。

（6）用手呈空杯状按压底盘3～5分钟，以热和压力增加造口底盘的粘贴稳固度。

9. 收拾用物，记录更换造口装置的时间等，告知患者相关注意事项。告知内容包括患者下次底盘的正常更换时间，如何清理造口袋内和底盘内的粪便，如何清洗造口袋，活动时应注意什么，出现什么情况应及时告知护士等。

10. 心理护理：造口对于术后患者来说是个新生事物，患者很难接受这一难以启齿的躯体变化，下面就造口治疗师在和术后患者的沟通交流中了解到的造口患者的主要心理问题，谈谈患者存在的心理问题和解决方法。

（1）患者存在的心理问题

1）自我否定，自我嫌弃：造口术后患者认为，造口又脏又臭，影响同病房患者的感受，会遭人嫌弃，所以不敢也不愿与同病房的其他人交流。

2）怨天尤人，绝望焦虑：造口术后患者认为，我怎么这么倒霉，我以后戴个造口袋怎么活，老公（老婆）、孩子会不会嫌弃？单位的同事会怎样看我？

3）焦虑悲观，愁眉苦脸：造口术后患者认为，我的病一定很严重，所以大夫才给我做了个造口，造口袋咋换？以后换造口袋会不会花很多钱？儿子还在念高中，我又成了这样，咋办？

4）病耻自卑，无用嫌弃：造口术后患者认为，这下完了，本来我在单位就不受重视，这一病更没有我的立足之地了，再说戴个造口袋咋上班啊，我现在是个废人了，活着还给家人和社会添麻烦，我该咋办?

（2）解决方法

护士在开放造口或更换造口袋时要耐心与患者讲解，用微笑表情面对患者，用幽默诙谐的语言来强化造口的优势，增强患者抗病的信心和力量。

1）每当遇到这种情况，只要能兼顾得过来，造口治疗师应亲自给患者徒手开放或更换造口袋。给患者传递的信息是我很重视你，我并不嫌弃你脏，希望你自己也不要嫌弃自己。

2）造口治疗师一边给患者更换造口袋，一边微笑轻松地与患者交谈，可以告诉患者，不要老想着自己的鞋不好看，想想这个世界上还有许多下肢残疾的人。虽然有了造口是患者不愿接受的事实，但是造口毕竟挽救了生命，比起那些无药可医的患者来说还是幸运的，只要能活着，就是最大的幸福。这会给患者透露出几个信息，让患者减轻心理负担。第一，微笑的表情传递给患者：不管发生了什么事情，你在世界上仍然获得了有增无减的爱，甚至获得了更多的关爱和帮助；第二，轻松交流；第三，遇上事情要想得开，看得淡，因为悲伤和痛苦不能改变任何现实，相反，接受现实并与自己内心和解才是明智之举。

3）造口治疗师应利用幽默的语言化解患者尴尬和悲观的情绪，可以告诉患者把造口当成“前门”，把肛门当成“后门”，造口患者“走前门”少走了不少弯路，况且旅行时在人山人海的景点和堵车塞车的洪流中不用找厕所，只要随身多带些造口袋，就可迎刃而解。这就透露出两层意思：第一，生活要乐观、积极；第二，可以用另一种思维来看待自身的造口。

4）只要人格健全，肯替他人考虑，替社会出力，那便是有价值的人。身体的残缺并不算什么，只要意志坚强，想常人不敢想的事，做常人不能做的事，那就是强者。比如造口人志愿者，以自己的阳光心态感染其他造口患者，给他们带来光明和希望。这里透露了两层意思：第一，人的价值定位，是付出而不是索取；第二，只要你的出发点是有利于人民、有利于社会的，无论健康与病痛，一样是受尊重、受社会爱护的人。

三、注意事项

1. 更换造口装置之前应将所有物品按流程依次摆好，以免在拆除造口袋后，手忙脚乱，而致粪便污染周边环境，增加不必要的工作量，造成造口附件产品资源的浪费。

2. 更换造口装置前 4 ~ 6 小时要禁食，因为进入胃肠道的食物在 5 分钟左右开始排空，而混合食物在 4 ~ 6 小时才可完全排空。尤其是回肠造口，建议晨起空腹更换造口袋相对安全。以免在更换造口袋时有粪便不断排出影响操作过程。

3. 更换造口装置前应先清空造口，以免粪便污染床单。

4. 更换造口装置前要做好心理疏导，工作要做到位，要有爱心、耐心和同情心，要全程面带笑容，以免刺激造口患者。

5. 为节约成本，更换下来的两件式卡扣式造口袋的袋子不要随意丢弃，用洗洁精清洗后，挂在卫生间晾干备用；粘贴式造口袋清洗后晾干，可用双面胶粘贴。

6. 造口袋中的粪便达到 1/3 ~ 1/2 时就要排放或更换（一件式闭口袋）。

7. 造口黏膜应每天用生理盐水清洁，以免引起肠黏膜水肿。

8. 更换下来的造口袋应对折、封闭，以免粪便气味污染居室空气。

第二节　营养与肿瘤肠造口的关系及肠造口患者的饮食指导

一、营养与肿瘤肠造口的关系

21 世纪以来，癌症已成为人类死亡的第二大原因。近年来，大肠癌发病率在持续上升，我国直肠癌的发病率持续升高并表现为“三多”的特点：直肠癌多、中低位直肠癌多、年轻人多，因此直肠癌的发患者数还会增加。世界卫生组织指出，1/3 ~ 1/2 的癌症是可以预防的。80% 的癌症发病是由不良的生活方式和环境因素导致的。其中，不合理的膳食、吸烟、饮酒分别占诱发癌症因素的 35%、30% 和 10%。食物是生活方式中的最大影响因素，食物可以起到致癌和预防癌症发生的作用，在临床护理工作中要注意宣教。

1. 能量与直肠癌的关系：能量摄入过多，超重、肥胖者罹患结肠癌等癌症的概率高于体重正常者。动物实验发现，限制 20% 进食的大鼠比自由进食的大鼠自发性肿瘤的发病率低且发生肿瘤的潜伏期长。

2. 有调查资料显示，过多摄入动物性蛋白质，会使结肠癌、直肠癌等癌症的危险性增加。

3. 脂肪：流行病学资料表明，脂肪的摄入量与结肠癌、直肠癌的危险性呈正相关。

4. 膳食纤维：膳食纤维可以通过吸附肠道内有害物质，增加肠内容物容量，使得肠道内致癌症物质稀释，使结肠癌、直肠癌的发病危险性降低。

5. 维生素 A：动物试验显示，维生素 A 或胡萝卜素试验对小鼠或大鼠的结直肠癌等癌症有抑制作用。

6. 维生素 C：动物试验发现，维生素 C 可抑制二乙基亚硝胺和二甲基肼诱导的大鼠肝癌和肠癌的发病率。

7. 维生素 E：资料显示，维生素 E 可能会降低肠癌等癌症的发病风险。

8. 维生素 D：人群干预结果显示，维生素 D 和钙的摄入量与大肠癌的发病率呈负相关。结肠癌的死亡率与接受日光照射量呈负相关。

9. 研究结果显示，全谷物可降低结直肠癌的发病风险。

10. 研究表明，水果的摄入量与结直肠癌等发病呈负相关。

11. 有资料显示，畜禽肉摄入过多可增加结直肠癌的发病风险。

12. 研究表明，牛奶及其制品，特别是低脂奶类可降低结直肠癌等癌症的发病风险。

二、肠造口患者的饮食指导

由于肠造口患者改道，患者会担心自己的营养问题。其实肠造口患者胃和肠管都在，其消化和吸收的功能都存在，所以没必要担心饮食问题。肠造口患者的饮食与普通人饮食的原则是相同的，都是以营养均衡为主，但由于其肠管变短，大肠对水分和无机盐的吸收、对粪便的浓缩功能存在一定局限性，所以在具体的饮食种类及服用量方面还是有所限制的。

（一）食物要求

食物是人类赖以生存的物质基础，是各种营养素和有益的生物活性物质的主要来源。人类为了维持生命和健康，每天需要从自然界获取一定的食物、水分和营养物质。造口患者的营养要求为：营养全面，容易吸收，少量多餐，粗细搭配，温度适宜，细嚼慢咽，注意补充水分。

（二）饮食指导

由于肠道术后的解剖发生了变化，消化吸收的功能也受到了一定的影响，患者术后的饮食也应遵循流质 → 半流质 → 普食逐渐过渡的规律。流质饮食主要指液态饮食，如米汤、肉汤和菜汤等；半流质饮食是介于软饭和流质之间的饮食，半流质饮食比软饭更容易咀嚼和消化，且纤维素含量极少，并且含有充足的蛋白质和热量，如瘦肉粥、皮蛋粥、汤面和蔬菜泥等。若恢复到普食，肠造口患者和普通患者的饮食基本一致，也可以吃到色香味美的食物。

（三）回肠造口患者的进食要求

结肠造口与正常肠道功能接近，下面重点论述一下回肠造口。结肠造口与正常肠道功能接近，下面重点论述一下回肠造口。回肠造口排气后可遵医嘱给予流质饮食，术后1周可进半流质饮食，术后2周左右可进普食，指导患者进食高蛋白、高热量、富含维生素类及矿物质的食物，少食刺激性低渣饮食，在进食过程中注意倾听患者的主诉，以无不适主诉为原则。尽量不进食牛奶、豆浆或过甜食品及富含氨基酸的食品，以免造口排气过多，增加患者不必要的社交尴尬；禁食高纤维食物，如芹菜、韭菜、玉米、坚果等，禁食黏糕等难消化食物，因回肠造口患者难以消化这类食物，容易形成肠梗阻；指导患者进食时充分咀嚼，细嚼慢咽，还要避免一次进食太多；尽量避免进食易产异味的食物，如洋葱、大蒜、笋干、韭菜等，以防造口袋内排泄物异味困扰到其他人。若为糖尿病患者，可向患者解释控制糖摄入的重要性，制订糖尿病食谱；若为贫血患者，除遵医嘱给予输血外，还应指导进食补血的食物，忌辛辣、坚硬食物，减少对肠道的刺激。

（四）进食须知

1. 首先在患者治疗期间要注意观察营养改善情况，皮肤弹性、体重、面色及客观指征，如血常规等。

2. 患病期间要戒烟戒酒，不吃或少吃洋葱、大蒜等刺激性食物，因会刺激伤口引起疼痛，造成腹胀。

3. 一旦出现造口感染的情况，要立即停止或控制豆类食物、高蛋白食物的摄入，如大豆、鸡蛋等。给予茶叶、香菇类食物，提高机体的免疫力，促进伤口愈合。

4. 减轻患者肠胃的负担。术后初期可一日多餐，规律进食。食物多样化，注意色、味、质。烹饪方式尽量以蒸、煮为主。

5. 进食易消化食物，不宜太油腻，以免加重消化系统负担。

6. 进食过程中要注意患者是否出现腹胀，排便是否通畅，以免造成肠梗阻。

7. 注意控制患者体重，以免对以后造口护理造成不便。

8. 注意进食方式，建议闭口咀嚼食物，避免空气进入胃中。

9. 服用适量酸奶或脱脂奶，多种绿叶蔬菜搭配食用，能缓解粪便臭的问题。

三、饮食在肠造口并发症中的作用

1. 便秘。便秘是指肠蠕动减少，粪便过于干燥，排便困难、费力，一般成人

2日或儿童4日以上不排粪便者为便秘。结肠造口便秘的患者粪便较硬，这说明粪便中缺少水分和足够的纤维。据统计，成人每天有800～1000ml水进入大肠，作为粪便排出的仅约150ml，即每天至少有600ml水被大肠吸收。不良情绪和某些药物的影响也会导致便秘。因此，每天应饮入8～10杯（2000～3000ml）水或果汁，可补充水分，湿润粪便。日常生活中要注意蔬菜与水果的合理搭配，可进食全麦面包、谷类食品等补充膳食纤维。适量活动，促进肠蠕动，也可以防止便秘。如果出现便秘现象，不要用力，以免造成造口撕裂，可用手在腹部持续按摩，促进肠胃蠕动，按摩方向要遵循乙状结肠造口走形，若便秘持续存在，可遵医嘱配合润肠通便的药物治疗（如芦荟胶囊、麻仁滋脾丸等）。

2. 梗阻。不适当的进食会引起造口患者梗阻。高纤维难消化的食物，如生的蔬菜、果皮、爆米花和坚果等，大量进食后形成一团，可卡住小肠，引起回肠造口堵塞。如果短时间内大量进食普通不易消化的食物也会引起造口堵塞，如临床上曾发现有萝卜丝堵塞造口的案例，使用镊子将萝卜丝一根根挑出，解决了肠造口的梗阻问题。预防肠造口堵塞的食物有水和果汁。进食应细嚼慢咽，少量多餐。一旦发现食物堵塞的现象，应禁食，不服用泻药或软便剂，以免引起肠痉挛、破裂。可采用温和的解决方法：

（1）取平卧位，更换大容量造口袋，用手掌沿肠管方向轻轻按摩腹部，将双膝拉向胸部并左右摇动20～30次（左右各摇一次算一次），冲15～20分钟热水澡。

（2）如果造口处能探到堵塞食物团块儿，用无菌镊子捏碎，并轻轻取出部分食物，使食物容积变小，方便排出。

（3）通知主管医师，遵医嘱对症给予相应治疗。

3. 腹泻。排便在1日内超过3次，或粪便中脂肪成分增多，或带有未消化的食物、黏液、脓血者称为腹泻。造口腹泻常由食物和药物引起。造成腹泻的根本原因是假膜性肠炎和肠道菌群失调。预防腹泻的措施有：

（1）避免进食易引起腹泻的食物，如生冷水果和蔬菜、咖喱、酒类、辛辣食物、高脂肪或高糖饮食。

（2）停止使用影响肠黏膜的化疗药、抗生素等药物，给予肠黏膜营养药，使用生长激素和谷氨酰胺等；使用活菌制剂，如双歧三联活菌。

（3）腹泻特别严重者可用正常人粪液灌肠。

（4）在医师的指导下，服用止泻药。

（5）应用结肠灌洗法排便者腹泻时应停止灌肠。

4. 产气。人体每天摄入的食物，都会经过体内肠道菌群消化、分解、发酵，然后产生硫化氢、氨气等臭味气体，还有一部分气体由吞咽而入。据统计，成人每天要排放500ml的气体，肠造口患者常常因肠造口容易排出异味气体的问题而受困扰。防治方法：

（1）避免摄入产气的食物或饮料：如洋葱、豆类、黄瓜、卷心菜、萝卜、可乐、苏打水、啤酒、薯类等。特殊患者避免摄入乳糖制品，因许多成年人不再产生乳糖分解酶，如果摄入乳制品，肠道会痉挛并产生气体，所以应尽量少吃含乳糖产品。

（2）造口患者少吃产生异味的食品：如芦笋、西兰花、卷心菜、奶酪、鱼类、蛋类、大蒜、山葵、香辛类调味品等。

（3）鼓励造口患者多吃一些去除臭味的食物：西芹、番茄汁、脱脂乳、酸奶等，水果含有活化酶，因此这类食物可连同新鲜水果一起食用。

（4）吃饭时应细嚼慢咽，避免吞入空气。

（5）更换造口袋时可撒些花露水，以减少臭味。

5. 脱水。回肠造口患者的排泄物较多，粪便稀薄，水分含量很大，且大肠是水分吸收的主要部位，回肠造口患者因食物不能在大肠停留，容易发生脱水。为防止脱水，患者应补充淡糖盐水，以维持水、电解质平衡及能量供给。每天饮水量应在2000～3000ml。也应结合机体的实际水分丢失量给予补充。

第三节　肿瘤肠造口患者的运动指导

不同程度肠道功能改变及排便失控常导致患者体力活动依从性降低，而适当的活动锻炼在预防造口并发症，提高患者生活质量及降低结直肠癌疾病复发率、死亡率等方面获益明显。国际造口护理临床实践指南也强调造口患者恢复术前的活动水平具有重要意义。规律的体力活动 / 运动有益于患者的生理、心理及社会功能。在临床护理工作中强化造口患者的活动意识，增强其活动的信心，促进造口患者早日康复也是护理工作的重要内容。

国际造口护理临床实践指南明确指出，应告知患者加强锻炼腹部核心肌肉，以预防造口旁疝。

体力活动包含职业工作、家务、交通、休闲娱乐和体育运动。其中，体育运动是体力活动中重要的组成部分。有研究指出，为患者安排术后医护型膳食服务及合理的运动有助于促进患者的身体恢复。医护人员需要对患者身体的各项指标检测后进行综合评价，分析测量患者所需的营养量，若经口进食不足以达到要求时则需要营养剂进行补充。需临床医师、护士、营养师共同为患者制订合理的膳食计划，参考患者的各项身体指标搭配出合适的餐食。指导患者进行适量的运动，包括太极、慢跑、散步等运动强度不大的项目，并且控制每天的运动量，每次运动时间在 15 ~ 30 分钟，每天运动 2 ~ 4 次。每天需要记录患者的身体状况，根据患者的身体状况做出及时的改变。

肠造口术是直肠癌疾病中一种常见的治疗手段，患者术后容易出现并发症等不良的现象，严重地影响了患者的恢复。对于这种需要营养支持及良好的抵抗力的危重病、肠胃功能丧失的患者在临床治疗的过程中主要考虑的是静脉营养注射。有研究显示，在常规护理的基础上指导患者适量运动及合理营养搭配的基础上，患者术后排便的正常率高于对照组，并发症的发生率明显低于对照组，在一定程度上有利于患者的恢复。因此，我们提倡造口术后应有营养师推荐合理的饮食、指导患者进行适量的锻炼、保持良好的心情，可以有效地增加患者所需的营养及提高其抵抗力和耐受力；有助于改善患者的排便，减少并发症的发生。

第四节　肿瘤肠造口患者的性生活指导与妊娠指导

一、肿瘤肠造口患者的性生活指导

（一）基本要求

1. 造口患者术后至少需要 3 个月的身体修复期，才能开始尝试性生活。因此爱人的理解和支持非常关键，为避免肠造口排泄物过多，最好在饱餐后 2 ~ 3 小时进行。

2. 建立自信。肠造口患者首先应肯定造口是治疗疾病的一种方式，没有任何导致自卑的理由（比如人品、能力等），而只要两情相悦，借助其他的肢体语言（抚摸等）仍可做到性生活和谐。

3. 营造良好的性生活氛围，周末、柔和灯光、鲜花、香水配上抒情音乐。尝试外宿、爱的倾诉、亲吻、拥抱等既浪漫又富有刺激的环境。

4. 爱人的支持至关重要，和谐的两性关系是给予造口患者及其家属最重要的鼓励和支持，温柔幽默的语言、轻巧细腻的动作及宽容有爱的态度是性生活的良药。

（二）姿势

注重姿势的选择，配合药物等的治疗。肠造口患者性交的姿势应注意：

1. 不能直接压迫肠造口。

2. 可采用润滑剂润滑阴道。

3. 阴茎插入角度应避开瘢痕。

5. 配合药物治疗（罂粟碱、前列腺素 E1 和枸橼酸西地那非）治疗，促进阴茎勃起，提高性欲望。

二、肿瘤肠造口患者的妊娠指导

据文献报道，每年约有 2 万例造口女性妊娠，但临床上少见。妊娠的造口类型以回肠造口最常见，其次是结肠造口，少部分是泌尿系统造口。妊娠过程中，造口脱垂是最常见的并发症，这个并发症可以发生在妊娠的任何阶段，主要与妊娠呕吐、腹压增高有关。造口回缩也是常见的并发症，可能与怀孕期间营养增加、腹壁脂肪沉积、体重增加有关。当然这些并发症可以通过使用相应的造口用品进行预防和纠正，要求护士做好健康宣教，关注妊娠的进展情况，帮助患者顺利地度过妊娠阶段。因肠造口并不影响患者的受孕率，但妊娠会导致造口并发症产生，因此有学者提出造口女性至少在术后 1 年妊娠较为合适。

第五节　肿瘤肠造口患者的社交指导

肠造口患者术后要回归社会，回到单位上班，继续扮演以往的社会角色，那么肠造口患者如何适应社会，如何开始自己新的生活，如何以不同的身体状况和心理状态适应单位的工作，下面将针对这些问题进行论述。

一、心理准备

造口不是累赘，不是疾病，它是造口患者的一个新的器官，需要呵护，造口患者应该拥有和正常人一样的生活，正常的思维理念，感恩生活赐予治疗疾病的机会。感恩医护在院期间给予的精心治疗与护理，终于迎来了康复出院的日子。新的生活正在悄然降临，经过居家3个月的休养期，伤口已全部愈合，肠管的神经调节功能已基本恢复，可以返回自己的工作岗位了，应该感到高兴。

二、用物准备

造口患者在上班前，应准备一个容量较大的背包，内放造口更换用品，包括卫生纸、粘胶剥离剂、造口粉、皮肤保护膜、防漏膏（或防漏贴环）、弯剪刀、湿纸巾、垃圾袋、测量尺、笔、造口底盘和造口袋（有碳片），以便渗漏时及时更换。

三、领导关怀

领导出于对造口患者的关心和爱护，要尽可能多地为患者提供更多的私人隐秘空间，要注意让造口患者干一些力所能及的工作，不可从事繁重的体力工作。同时要注意有三种工作不宜让造口患者从事：

1. 举重的工作不能做。
2. 会碰撞造口黏膜的工作不能做。
3. 增加腹压的工作不能做。

因这三种工作会导致造口患者造口脱垂或旁疝，损伤造口黏膜，所以建议其不再从事较重的体力工作，尽量照顾其从事较轻体力工作，尽量不安排其值夜班、加班等，让其保持生活规律。

四、同事支持

单位同事支应持造口患者不是传染病患者，更不是疫情传播者。所以，同事没必要嫌弃和躲避造口患者，造口患者具有更为丰富的内心活动，面对同事对自己的态度，造口患者自己会多心，会有顾虑。为了消除造口患者的心理负担，同事要主动同造口患者谈心，进行心理沟通。同事与造口患者要和睦相处，要理解和关心造口患者，帮助其早日实现自己的角色转换。当造口患者（尤其是肿瘤患者）回归工作时，同事应给予更多的关爱，更多的热情，更多的温暖。一起谈心，一起工作，一起健身，一起玩牌，一起看电影，一起欣赏音乐，一起逛公园，一起上街购买物品，让造口患者感受到组织关怀的强大力量和集体关照的温暖氛围，消除郁闷的心结，树立抗病的信心。

五、造口患者自身的态度

首先造口患者自己应态度端正，造口是疾病治疗后的人体新生器官，它与人品、道德、人格没有任何关系，所以造口患者没有必要否定、怀疑、厌恶自己，带有任何负面情绪。造口患者应有的正确态度是不卑不亢，热情大方地与同事相处。主动而不回避，热情而不自卑，宽容而无嫌隙，面带笑容，目光柔和，言语真诚，幽默诙谐，工作主动认真，尊重领导，团结同事，营造和谐的人际氛围，可以提高机体的免疫力，对预防疾病的复发及促进疾病的康复具有重要的意义。

六、改变自己

造口患者在单位的工作因受到领导的照顾而变得轻松，相对而言，空闲的时间会多起来。可以借这个机会多学习，学习专业知识，变成本单位、本行业的优秀专家，为单位做出更多的贡献，实现自己的人生价值。也可以博览群书，成为一个知识渊博的人，也可以做自己感兴趣的事情，同时可以撰写论文或书籍等。以此来丰富自己的生活，使生活变得更有意思，使自己变得更有自信。

七、营造良好的社交圈

中国古话说“近朱者赤，近墨者黑”，可见造口患者的社交氛围对造口患者的影响大而深远。造口患者应多与正能量的同事、朋友在一起倾诉自己面临的问题、困惑等，倾听他们的意见和建议，做勇于克服困难、改变生活的强者。

造口患者可多参加社交活动，多参加造口联谊会。在造口联谊会上可以结识更多的造口患者，可以放松心情、畅所欲言，可以欣赏音乐、小品，观看演出，学到造口护理的新知识和新理念；鼓励造口患者参加阳光之家；鼓励造口患者参加“世界造口日”活动；鼓励造口患者成为造口志愿者，为新的造口患者传递正能量；鼓励造口患者代表作为演讲者出席造口联谊会做报道，传递正能量。这些活动可以调动造口患者的积极性和主动性。

八、社会的支持与帮助

目前大部分造口产品都还没有被纳入医保，而造口产品的费用又很高，急需要医保给予造口患者一定的报销份额，以缓解造口患者的生活压力和经济压力。造口患者是生活在阳光下的树荫，需要全社会共同努力，切实改善造口患者的生活现状，让造口不再是造口患者心中的阴影，让经济不再是困扰造口患者的最大难题。只有当患者有了社会保障，才不至于因病返贫，才能保证正常交往和心理健康。

第六节 肿瘤肠造口患者的功能锻炼

由于肠造口术后身体及心理原因，患者的室外活动明显减少，造口的功能锻炼也很少受到重视。国内外学者提出，肠造口术后患者排便方式及控便能力的改变，造口并发症的困扰及焦虑、抑郁等负面情绪都可引起或加重患者的疲乏，从而降低患者的躯体功能，影响其体力活动水平，也影响了其肠道功能的恢复。因此，为了提高肠造口患者的生活质量，减少造口并发症的发生，指导造口患者进行功能锻炼是非常必要的。

一、进行功能锻炼的原因

（一）加速肠造口患者疾病康复的进程

由于肠造口患者手术后肠管延续性受到了破坏，也失去了相应肠管的生理功能，且肠管断端相接后神经的再通和协调功能的恢复需要一定的时间，需要做有效的功能锻炼。

（二）减少造口并发症的发生

研究表明腹直肌的锻炼，适当的体力活动、运动可降低患者发生多种疾病的风险因素，改善其糖代谢水平，增强其心肺功能，有效预防结直肠癌、2 型糖尿病、心血管疾病等慢性病。

功能锻炼可以使造口早日适应环境的变化，更好地应对突发事件的发生，减少造口并发症的发生。

（三）促进身心健康

有效的运动及功能锻炼，可以促进患者的血液循环，增加氧气的吸入量；可以稳定患者情绪，消除紧张心理；还可以缓解其心理压力，促进身心健康。

二、功能锻炼的内容

1. 腹部功能锻炼。术后第 1 天开始进行腹式呼吸功能锻炼，也就是腹部用力进行呼吸，以能耐受疼痛为宜，注意叮嘱患者有规律地进行深吸气和呼气，每天练习 3 ~ 4 次，每次坚持练习 15 ~ 30 分钟。术后 3 天，若患者自我感觉良好或疼痛减轻后，就可以开始进行造口旁指压功能锻炼，具体步骤为：以造口为中点，以造口边缘 2cm 为半径，患者用自己的示指与中指有规律地压迫腹膜外结肠段造口周围皮肤，并随着腹式呼吸频率进行腹部功能锻炼，每天锻炼 2 ~ 3 次，每次锻炼的时间长度逐渐增加，具体以患者自我耐受程度为准。术后 30 天，若患者出现腹胀、肠鸣、腹壁有蠕动感等症状时，即出现排气、排便信号，此时就可以压迫造口并开始收缩腹肌，至少坚持 30 秒以上（尽量延长这个时间），每天次数不限，坚持锻炼至少 3 个月。

2. 腹直肌锻炼。术前 7 天让患者学习腹式呼吸，要求患者做深吸气及呼气运动，可以让患者吹气球。术后第一天让患者进行腹式呼吸功能锻炼，前提条件为患者可耐受切口疼痛。术后第三天帮助患者开展造口旁按压功能训练，让患者及其家属并拢四指，对腹膜外结肠段位置进行有节律的按压，方向为由外至造口方向，依据患者切口疼痛程度确定腹式呼吸深度与按压力度。每日锻炼 3 ~ 4 次，锻炼时间不得低于 3 分钟，根据患者耐受情况，锻炼时间可以适当延长，可以增加次数。术后 30 天出现排气信号与排便信号时，要对造口进行压迫，并收缩腹肌，时间为 30 秒。患者依据自身情况延长收缩、压迫时间。有研究指出，对肠造口患者进行腹肌锻炼的康复指导，可有效降低造口旁疝的发生率，可有效锻炼腹直肌对造口的支撑作用。

3. 减压锻炼。第一周采用小幅度减压法，患者双手从外侧插入臀部，缓慢握拳使双拳能够支撑起臀部，每 2 小时 1 次，每次 10 分钟。第二周重复第一周的小幅度减压法。第三周采用中等幅度减压法，患者以臀部为支点将双肘置于身体两侧，轻轻抬起臀部 3 ~ 5cm，配合肌肉收缩进行反复的吸气与呼气，每 2 小时 1 次，每次 10 分钟。第四周采用大幅度减压法，患者趴在床上，使用双臂支撑起上半身，然后轻轻抬起臀部 8 ~ 10cm，配合腰臀部肌肉收缩维持呼吸 5 分钟，每 2 小时 1 次。

三、注意事项

1. 必须保证有充足的营养供给。功能锻炼需要消耗营养物质提供能量，若患者出现营养不良，在锻炼的过程中可能会出现头晕、乏力等症状，严重影响其进行体力活动。营养的供给可以通过静脉内输入高营养液（TPN 等）、鼻饲等。

2. 活动量应适度。肠造口患者的耐力总体上来说是下降的，对活动量的耐受程度也是有限的，所以活动量一定要限制，否则容易导致组织器官的疲劳和损伤。

3. 功能锻炼必须坚持，建立活动日程表，有计划、有规律地坚持锻炼，对于完成事项，多给自己点赞，以示鼓励。

第七节　肿瘤肠造口患者的门诊复查

随着康复医学的发展，肿瘤肠造口患者一般术后 5 ~ 10 天就出院了，但出院并不等于疾病完全治愈。由于大部分患者需要继续化疗或放疗，而且随着造口对环境的适应性增加，黏膜的水肿会逐渐消退，造口的形态也在发生变化。另外，住院期间的规范护理及指导时间毕竟有限，患者在造口护理方面还存在一定的困难，出现造口皮肤和黏膜的并发症后不会处理，造口患者还面临许多生活问题。面对这些问题，造口患者需要到造口门诊接受检查、治疗和康复指导。

一、复查的重要性

1. 能够及时发现造口问题

针对患者的心理问题，给予及时处理。中国有句古话叫“眼见为实”，虽然现在的视频媒介比较发达，可以通过视频向造口治疗师请教，但从不同角度、不同方向、不同侧面拍来的照片很难反映真实的情况，也很难使造口治疗师做出正确的判断。而且造口患者不是专业人士，缺少分析和判断问题的能力，因此到造口门诊复查是必要的。

2. 及时给予健康知识宣教

造口患者住院时间较短，再加上造口治疗师大部分是兼职的，所以在门诊之外的工作日很难得到详细、耐心的讲解和指导。只有经过系统的培训和专业的讲解才能弥补出院知识不足的情况。造口治疗师会仔细地讲解造口患者生活方面的注意事项。而且造口患者是社会人，由于自己身体的变化，会给家庭成员、朋友及同事带来一定的不便，这些都需要造口治疗师给予耐心的讲解以应对这些问题。

3. 进一步掌握造口底盘更换的技巧

底盘的更换技巧是非常重要的。造口底盘更换的关键要素有三：精细化裁剪、合理地使用附件产品、牢固地与皮纹粘贴。要做到这三点需要一定时间的锻炼，造口治疗师可以帮助患者快速地掌握造口袋的更换流程和技巧。

二、复查的内容

1. 造口装置的更换流程。

造口装置的更换流程非常重要，一旦流程颠倒，会造成造口底盘粘贴不牢，发生渗漏，发生造口周围皮肤并发症或造口黏膜并发症。

2. 造口产品的选择是否合适。

患者出院时选择的底盘是在出院当时的情况下选择的，经过2周的居家生活，造口的形状和大小都发生了变化，那么相应的造口底盘也应发生变化。比如说，患者赵某某，出院时，根据其实际情况使用平面两件式造口底盘，第一次来门诊复查时，发现其造口皮肤周围发红、发紫，考虑因患者肥胖，造口底盘渗漏，而引起粪水性皮炎。这种情况应尽快将平面底盘换成两件式凸面底盘，通过凸面底盘腹壁加压，加腰带（增加环周压力）来防止渗漏。

3. 造口皮肤黏膜有无异常情况。

4. 回家后是否适应新的生活。

可以通过和患者交谈，发现患者存在的心理问题，观察家属对患者的态度，并针对性地给予心理支持和家属宣教。

5. 咨询（性生活、饮食、锻炼、社交及用药等）。

三、注意事项

1. 复诊时间：建议 2 周返院复查。因为随着造口的形状变化，底盘会发生渗漏，造口以后的复诊次数根据情况而定。

2. 复诊需携带的物品：粘胶剥离剂、造口粉、皮肤保护膜、防漏膏（或防漏贴环）、两件式造口袋和造口底盘、腰带、卫生纸、湿巾纸、垃圾袋。

3. 最好寻求同一专家。因同一专家对患者的病情有一定了解，会在诊疗方面节约一定的时间。

第八节　肠造口患者结肠造口灌洗指导

肠造口无括约肌，排便、排气无法控制。结肠造口灌洗术可以有效地解决患者的排便、排气问题。通过造口向结肠内灌入一定量的液体，导致结肠容积扩张，之后反射性收缩，可以在短时间内较彻底地排出液体和粪便，而在两次灌洗之间无粪便排出。通过这种人工排泄的方式管理人工肛门，进而形成与正常人类似的规律排便，减轻人工肛门的异味，降低造口周围皮肤刺激反应，改善结肠造口患者生活质量。

一、概述

肠造口排便的方式分为两种：即自然排便和通过灌洗排便。结肠造口灌洗是利用重力和虹吸原理，将定量的温水由造口注入结肠，从而增加压力，扩张肠道而刺激肠蠕动，使结肠反射性收缩，将粪便和液体从肠道排出。用生理盐水 500 ~ 1000ml 定时进行结肠灌洗，可以训练肠道的蠕动，达到与正常人一样有规律的排便。一般连续灌洗 10 次左右，基本上能人为控制排便。第 1 次灌洗在术后 6 ~ 10 天进行，灌洗时间平均为 45 分钟，间歇时间可由最初的 24 小时延至 48 小时，少数每周 1 次，48% ~ 85%的患者在两次灌洗之间不用或很少用造口袋，结肠灌洗的方法简单易掌握。

二、装置

灌洗装置的研究进展：在 20 世纪 80 年代以前都是通过插入导管进行结肠造口灌洗的，因而有了灌洗锥的发明应用，至今仍被用来进行造口灌洗，杜绝了肠管损伤的并发症。在标准的灌洗装置上增加一个便携式电动泵设计和水流调节阀，水的注入是由电动泵控制的，调节阀设置流量，使得结肠清洁可在持续控制压力的情况下进行，可以防止粪便在肠黏膜上粘连。这种新型的灌洗装置使得造口灌洗更容易操作，缩短了灌洗时间，提高了舒适度。

国内也报道了一些自制的灌洗装置，均取得了一定疗效。临床工作者将一些其他促进排便规律建立的方法与结肠造口灌洗相结合，取得了一定的效果。生物反馈治疗结合造口灌洗，即经造口置入测压气囊内并注入生理盐水，逐渐增加气囊内水的容积量，并要求患者放松腹肌，增加腹压，做出类似排便的动作，患者观察自己的测压曲线，并调整排便动作，使其尽可能地接近正常人的排便压力曲线，上海长海医院徐红莲老师根据自己多年临床经验创新的一种灌洗方法，具有一定的临床应用价值，为了便于读者理解，灌洗过程结合了徐老师提供的部分灌洗图片，在此表示衷心的感谢。

三、优缺点

（一）优点

1. 保持造口及皮肤清洁。造口灌洗后 24 ~ 48 小时无粪便及气体排出，无臭味，无粪便污染皮肤和黏膜。通过灌洗，达到清洁、卫生及安全的效果。

2. 减少粪水性皮炎等皮肤并发症的发生。

3. 经济实惠，可以节省造口产品和附件产品的费用。

4. 方便出行及社交，不用顾及更换造口袋的不便及气味的污染。

5. 提高造口患者的生活质量。

（二）缺点

1. 必备条件比较复杂，需要一整套灌洗器材，如集水袋、连接管、灌洗圆锥头、腰带、夹子、灌洗袖带等（如图 6–1 所示），需要场地，需要较长时间（1 小时左右），灌洗示意图（如图 6–2 所示）。

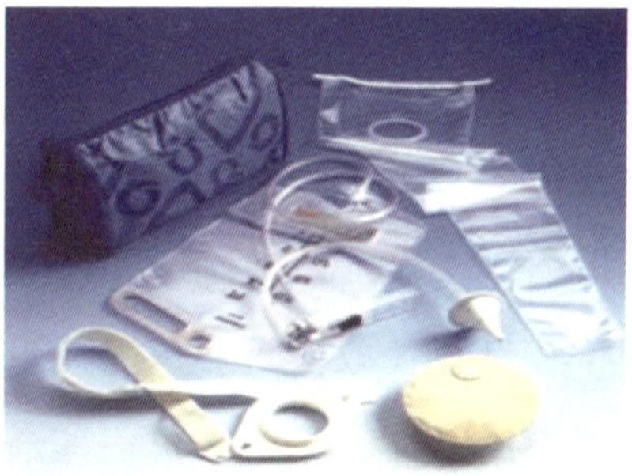

图 6-1　灌洗物品

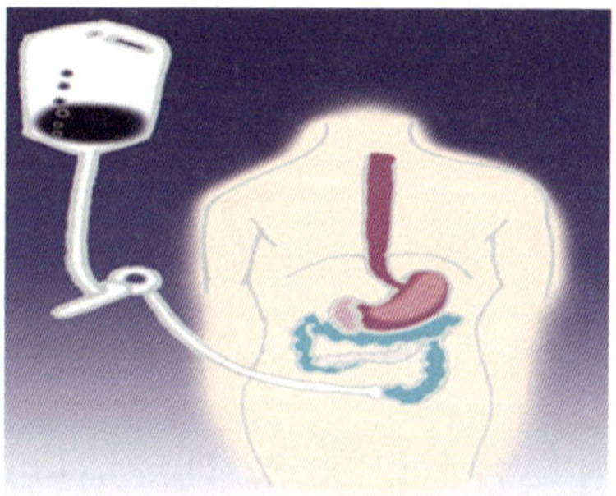

图 6-2　灌洗示意图

2. 必须掌握一定的操作技能，居家患者需要接受培训。

3. 有一定的不适感觉，有适应证，不适用于每一位肠造口患者。

4. 可能会导致肠穿孔。

四、适应证和禁忌证

（一）适应证

1. 永久性降结肠或乙状结肠单腔造口者。

2. 生活能够自理，且能掌握灌洗技能者。

3. 肠道功能正常者，肠道消化吸收功能良好，肠造口排出的粪便成形。

4. 有独立的卫生间和充足的时间。

5. 造口者肠道准备。

6. 对造口底盘或附件产品过敏者。

（二）禁忌证

1. 年龄特殊的人群，如婴儿、儿童、高龄老人。

2. 暂时性或双腔造口者不建议使用。

3. 有造口并发症者，如造口脱垂、旁疝、狭窄者，肠道炎性疾病结肠憩室者，结肠中残留肿物者。

4. 伴有特殊疾病者，如肠内有残余的恶性肿瘤、心脏疾病或肾脏疾病者，帕金森、关节炎、瘫痪、预后差、临终患者。

5. 接受特殊治疗期间，如盆腔或腹部放射治疗期间、化疗期间。

6. 其他：生活不能自理，缺乏灌洗必备条件者（场地、时间、灌洗设备等）。

五、操作流程

（一）操作前准备

1. 准备灌洗用品：结肠造口灌洗器材一套、温水（39 ~ 41 ℃的温水 500 ~ 1000ml）、温度计、润滑剂、纸巾、灌洗后佩戴 / 遮盖物。

2. 灌洗装置的准备

（1）连接好灌洗装置：集水袋与灌洗圆锥头连接，将备好的温水注入集水袋中。

（2）排气：打开流量控制器排尽空气。

（3）调整水压：调整集水袋的液面离肠造口的高度 45 ~ 60cm，使集水袋底部与患者肩部平齐。

（4）佩戴腰带和底盘、装上袖带：揭下粘贴于肠造口上的造口用品 / 遮盖物，清洁肠造口黏膜及周围皮肤；佩戴腰带和底盘、装上灌洗袖带并把袖带底端放进厕所或袖带内。

（二）操作过程

1. 插入灌洗圆锥头：第一次灌洗时，造口治疗师先用石蜡油或香油润滑手指，轻轻插入造口，探明方向，并且将插入的技术教给患者，让患者学会自探。用润滑过的灌洗锥头（奶嘴，前端已裁剪）轻轻插入造口（如图 6-3 所示）。

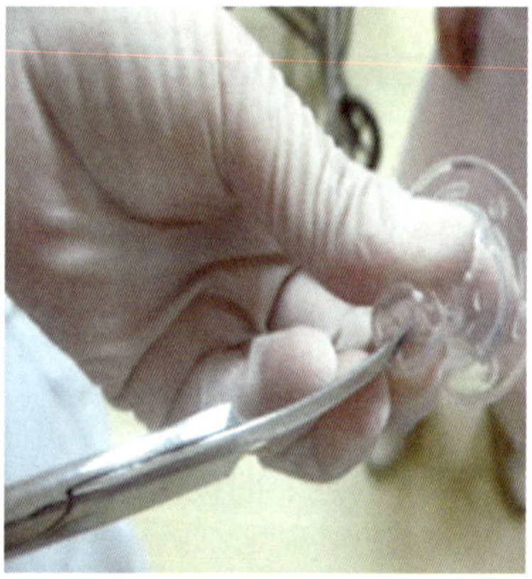

裁剪奶嘴前端

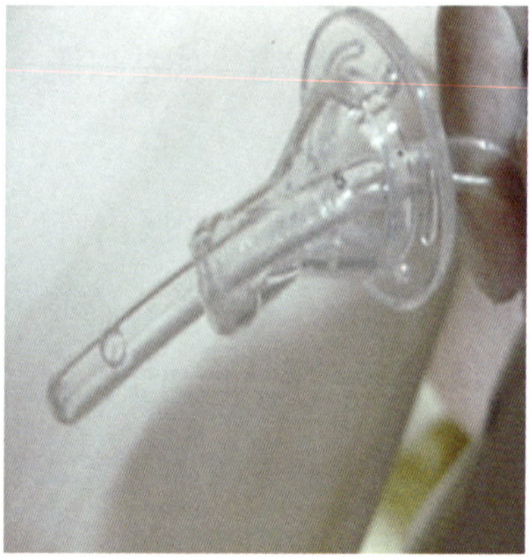

插入灌洗插头

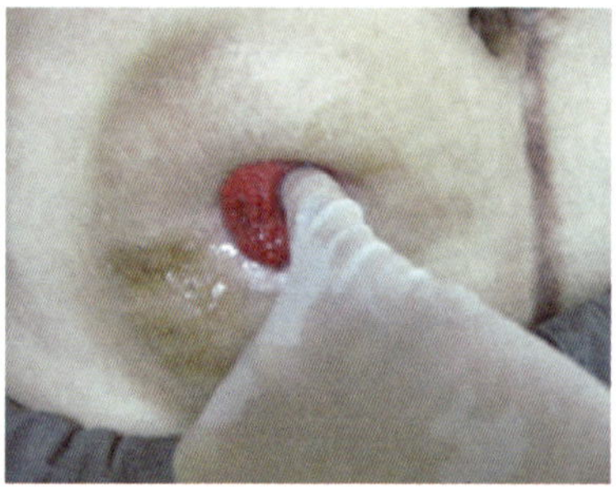

探明造口方向

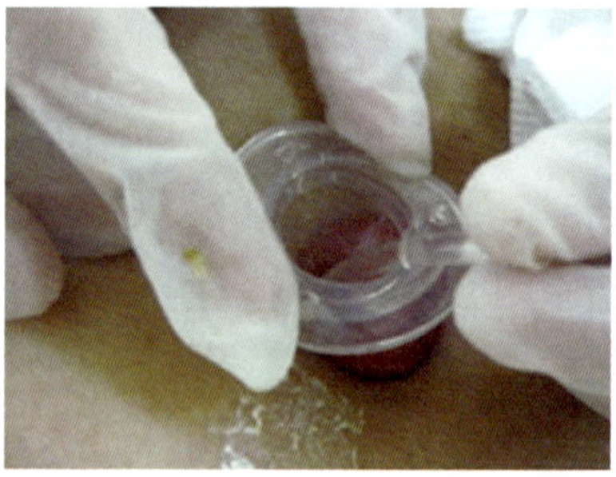

插入造口

图 6-3 灌洗操作

2. 打开调节器使灌洗液流入肠腔中，控制流速在每分钟 60ml 左右。流速过快会引起肠痉挛，灌洗量成人一般在 500 ~ 1000ml。灌洗过程中用手按压固定灌洗圆锥头，预防灌洗液逆流（如图 6-4 所示）。

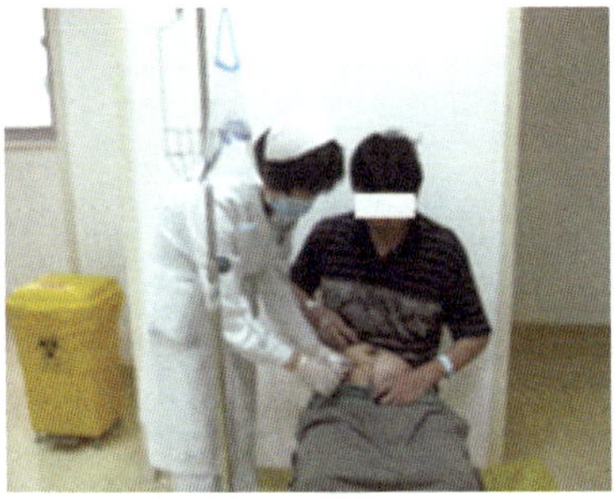
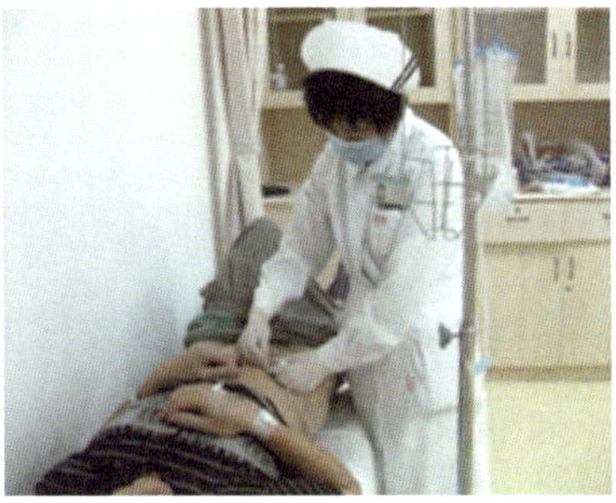

图 6-4　灌洗过程

3. 灌洗完毕后将调节器关紧，停留 3 ~ 5 分钟后，让水分充分进入肠腔内，拔除灌洗圆锥头（如图 6-5 所示）。

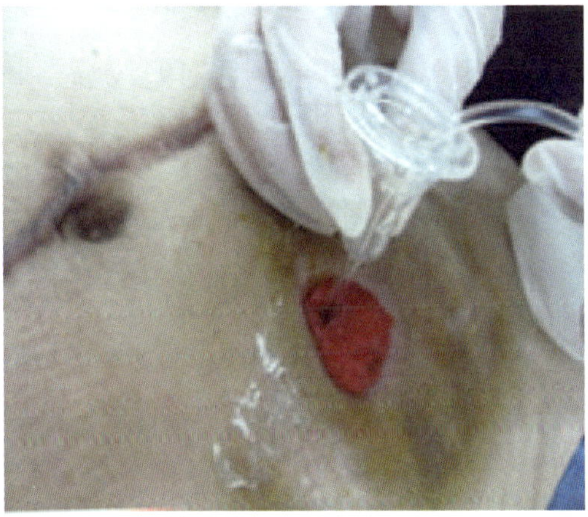

图 6-5　拔除灌洗头

4. 观察灌洗效果并记录：粪便排出过程需要 20 ~ 30 分钟。灌洗结束约 15 分钟后，大部分粪便排出，灌洗者可将袖带尾端扎紧起来活动，再过 10 ~ 15 分钟后粪便才能排泄干净，确定排泄物完全排出后，除去袖带，清洁造口并贴上造口用品 / 遮盖物。若灌洗后无粪便排出，不能再次灌洗，应戴上造口袋，等下次灌洗时再进行。

5. 整理并记录：整理清洁灌洗物品，晾干备下次使用。记录灌洗时间、灌洗量、排泄物性质、肠造口周围皮肤的情况。

六、注意事项

1. 在国外，术后 1 周即可进行灌洗。国内患者能自理，能下蹲，能坐 1 小时即可进行灌洗。第 1 周灌洗每天都要进行，灌洗后用造口袋，连续适应 3 个月后，隔天或 3 天灌洗一次。

2. 即使灌洗效果不满意，24 小时内也不可重复进行。

3. 灌洗要定时进行，不可间断。

4. 灌头插入之前，先用手指扩张造口，顺便试探造口的方向。

5. 结肠灌洗，肛管插入深度 10 ~ 15cm，周围绕以凡士林纱布，以免溢液。

6. 患者处于脱水状态时，灌洗液可经结肠吸收，应加大灌洗液的量。

7. 在灌洗的过程中，若患者面色苍白，伴有肠绞痛、肠痉挛时应暂停灌洗，休息待症状缓解后再灌洗。

8. 灌洗时间 15 分钟，5 ~ 10 分钟第一次排出粪便，10 ~ 15 分钟第二次排出粪便，灌洗全过程需要 40 ~ 60 分钟，灌洗的速度应先慢后快。

9. 注意灌洗液的温度应维持在 39℃ ~ 41℃，只可以用温水或温生理盐水灌肠，不可用肥皂水灌肠，注意灌洗不是清洁灌肠，所以灌洗液不能超过 1200ml，以免引起患者不适。

10. 灌洗结束后用棉球或纱布盖在造口上。

七、培训阶段

1. 以图文、视频的形式让患者观看。

2. 护士教患者操作。

3. 让患者自己操作。

八、灌洗过程中的问题排除方法

（一）灌洗液受阻，不能由造口注入肠内

灌洗液受阻，不能由造口注入肠内可能是由于灌洗头抵住了肠壁，可轻轻调整灌洗头的插入方向；可将灌洗液的位置适当调高，增加液体的势能；也可能由于患者过于紧张，可以做心理疏导，让患者全身放松。

（二）腹痛

腹痛与灌洗液刺激肠管引起腹部痉挛有关，所以灌洗的速度不宜过快，调节流速，控制在 60ml/ 分钟；在灌洗的过程中灌洗液温度可能在下降，应注意给灌洗液加温；腹痛剧烈时通知医师。

（三）无粪便流出

灌洗液注入完毕后，取下圆锥头后仍无排便现象，说明肠道缺水。应给患者佩戴造口袋，不可强行灌洗，等待下次灌洗，或给患者饮水。

（四）腹泻

若灌洗的速度或方法出现问题时，会发生腹泻，腹泻时应鼓励患者放松、休息，调节饮食，必要时口服止泻药物。

（五）灌洗 3 ~ 4 小时又有粪便排出

灌洗 3 ~ 4 小时又有粪便排出是由灌入量过少，肠内粪便短时间内不能全部排出所致。应检查灌洗液是否已经注入肠道内，即使采取各种措施还是无效，说明患者不适合灌洗法，适合自然排便法。

（六）造口出血

造口出血提示插入灌洗头用力过猛，蹭破了造口黏膜，或使造口黏膜受压时

间过长，引起造口出血。少量出血不用处理，无须紧张，出血量大时，通知医师，遵医嘱给予处理。

九、辅助用品

结肠造口栓优点：可控制粪便，隐蔽性好，重量轻，无任何不良反应，可显著提高患者的社会生活质量，可与灌洗合并使用。缺点：价格昂贵，只适用于部分单腔造口患者，需要学习逐渐掌握。若偶有栓子脱出，粪便溢出，会引起社交尴尬。

表 6-1　结肠造口的灌洗流程

步骤	内容	备注
评估	患者是否符合结肠造口灌洗标准，是否接受结肠灌洗排便方式，是否能够学习并自行操作	—
告知	患者结肠造口灌洗的操作过程，配合注意事项	—
条件	①单独卫生间或房间；②灌洗装置；③需要 1 小时以上的时间	—
患者准备	①将造口底盘揭除，清洗造口及造口周围皮肤 ②装上袖带并把底端放入厕所或垃圾桶内 ③安装好腰带	—
用物准备	①结肠造口灌洗器一套。包括带有胶管和水流调节器的灌洗袋、灌洗圆锥头、底盘、袖带、腰带、夹子，造口用品如造口袋、迷你袋和纱布 ②量杯、温水（39℃～41℃）500～1000ml、润滑剂、温度计、卫生纸、便盆 ③调节水压：灌洗液的液面距肠造口的高度为 45～60cm。不管患者站位或坐位，一般灌洗袋口底端与患者肩部平齐即可	—

续表

步骤	内容	备注
操作过程	①用石蜡油或香油润滑手指，轻轻插入造口，探明方向。用润滑过的灌洗锥头并轻轻插入造口，用手按压固定灌洗圆锥头预防灌洗液逆流 ②打开调节器灌洗液流入肠腔中，控制流速在每分钟 60ml 左右。灌洗量成人一般在 500～1000ml ③灌洗完毕把调节器关紧，拔除灌洗圆锥头 ④粪便排出过程需要 20～30 分钟。约 15 分钟后，大部分粪便排出，灌洗者可将袖带尾端扎紧起来活动，再过 10～15 分钟后粪便才能排泄干净 ⑤确定排泄物完全排出后，除去袖带，清洁造口并贴上造口袋遮盖物 ⑥若灌洗后无粪便排出，不能再次灌洗，戴上造口袋，等下次灌洗时再进行	—
整理用物 观察反应	清理粪便，整理用物，卧床休息，观察有无不适	—

表 6-2 结肠造口灌洗的每个操作步骤所需的时间

时间（分钟）	操作内容
10～15	灌洗前准备工作
5～10	灌入液体（根据医嘱 / 造口治疗师的建议）
3～5	灌洗结束后，轻按灌洗圆锥头，压住肠造口（即使有便意，也须隐忍）
15～20	排便（粪便和积气会间歇性地陆续排出）
10～15	检查后续是否有粪水排便（灌洗后排便情况因人而异，有的患者排泄时间较短，有的较长，可灵活掌握，根据自身特点结束灌洗）
5～10	收拾整理用物（利用剩余的温水清洗结肠造口、周围皮肤及灌洗袖带上的污物））
1～2	粘贴造口护理用品 / 遮盖物
合计 49～77	温馨提示：刚开始采用灌洗法时，结束灌洗后会有一些疲劳感，最好能卧床休息片刻

第七章

肿瘤肠造口患者的心理特征及心理支持

第一节　肿瘤肠造口患者的心理特征

肿瘤造口患者术后腹壁造口、佩戴造口袋改变了患者的生理排便途径，造成患者自身形象、身体、心理状况和社会功能的变化，尤其是出院后患者将面临肠道腹壁造口引起的并发症及日常生活能力、性功能及心理方面的问题。有研究显示，87.32% 的老年结肠造口患者不能接受造口带来的变化，而且在术后早期，需要家属协助对造口进行护理，对家属的依赖性较强。而且肿瘤患者及造口患者双重的心理特征，使他们长期处于悲观、抑郁，甚至是绝望的负面情绪中，关注肿瘤造口患者的心理特征，有针对性地采取护理措施，对肿瘤造口患者的康复无疑起着十分重要的作用。

一、肿瘤患者的心理特征

心理社会因素在癌症的发生、发展、治疗、康复和转归各环节中起着重要的作用。肿瘤患者的心理特征主要有心理痛苦、焦虑、抑郁三大症状。

1. 心理痛苦是指个体面对生活应急事件（如癌症）所形成的较为一般的心理不适应状态。肿瘤一旦被确诊，患者会存在巨大的心理压力。伴随着社会角色的变化、躯体痛苦、药物治疗的不良反应、器官的完整性受损、社会的支持程度和经济压力等原因，患者会产生各种痛苦的心理体验。

2. 焦虑是个体对一个或多个模糊的、非特异性的威胁做出反应时所经受的不适应感和自主神经系统功能紊乱状态。肿瘤患者由于担心自己患病后的工作、收入的下降、对未成年子女照顾能力的下降等因素，产生过度的担心却又无法控制和调适，给自己的身心健康造成不良的影响。

3. 抑郁是一种情绪低落状态。肿瘤患者由于持续存在不同程度的心理痛苦、焦虑等心理问题，又无法消除和排解，会导致情绪极度压抑，表现为反应迟钝、面无表情、遇事爱钻牛角尖。

二、造口患者的心理问题

造口手术对于患者来说是个很难接受的事实。肠管出口改道，排便失控；器官功能缺失或搁置，躯体形象改变；自卑、孤独、社交障碍，甚至有部分患者产生病耻感；更换造口装置困难，甚至产生造口并发症无法识别和处理的感觉，产生无助感。

概括起来有六大情绪：否认、愤怒、焦虑、抑郁、恐惧、孤独。

1. 否认是指护士在护理刚开放的造口时常会遇到的患者否定态度，是患者对于打击应对不良的一种表现，是面对自身造口的惟一有效的应对机制。在手术过程中，医师发现有些患者的病情发展必须造口，而事先并未对患者做出开放造口的告知，只有家属知情签字。患者会采用不同程度的否认，比如不愿承认自己拥有造口，不愿正视自己的造口，不愿谈及自己的造口。这种态度在短时间内可能是有利的，患者因否认、回避而持有希望，患者在短时间内可以避开坏情绪带来的不良影响。

2. 愤怒是患者在应对造口时隐藏无力感的一种常见反应。首先，患者往往会表现出一种强烈的愤慨："为什么造口的人会是我？为什么偏偏在这个时候？"一些人因愤怒情绪，表现为态度粗暴，不愿说话，不愿听从医护人员对造口知识的宣教；而另外一些人则冲医务人员发脾气，易激惹。持续愤怒会使患者的精力被不断消耗而不能建设性地处理环境和自己的造口问题。关注患者的情绪变化，允许患者适当地宣泄，对患者健康恢复是有好处的。

3. 焦虑是患者应对造口的不良事实而产生的复杂情绪反应，常伴有自主神经功能紊乱。患者会表现为无所适从，惶惶不可终日，难以入睡或睡眠不良，预感到不幸的到来："我腹部有了造口以后该怎么生活？我还能活多久？我以后该如何面对亲人及朋友？别人闻见造口的臭味该怎么办？以后造口袋会没完没了地花钱，医保又不报销，该怎么办……"

4. 抑郁是造口患者最常见的一种心理，是大脑皮层下中枢神经系统功能异常的表现。患者表现为反应迟钝、面无表情、眼神呆滞、丢三落四、办事注意力不集中、经常唉声叹气等，精神、食欲都差，睡眠质量低下，有时是整夜不眠，甚至精神崩溃，严重者在外界的不良刺激下，会出现自杀倾向。笔者工作的病区曾有 1 例患者，和家人拌嘴后，在家人上厕所的片刻，快速跳楼自杀。

5. 恐惧是造口患者对种种压力和可能预见的严重后果产生的一种害怕心理。肿瘤造口患者要面对肿瘤带来的巨大生命威胁，造口带来的病耻感及无可言状的痛苦心理，比如工作中断、精神压力大、长时间拖累家人，害怕工作会受影响，害怕亲人嫌弃，担心经济负担，害怕自己不会护理造口……

6. 孤独是造口患者长时间不能参加工作、学习、社交活动，由于存在强烈的自卑感，也不愿主动接触社会人群，切断了和社会人群的联系，影响了正常的社交。会产生足不出户，不愿接触人，不愿了解社会的情况，且随着病情的发展，情况会越来越严重。

三、肿瘤造口患者心理问题

肿瘤造口患者既具有肿瘤患者的痛苦心理，也具有造口患者的无助及自卑感等负面心理。

四、肿瘤造口患者的心理研究

1. 病耻感：肠造口患者将负面情绪和体验整合内化，使其存在病耻感，张宽新等对三甲医院胃肠外科、结直肠肛门外科行腹会阴联合直肠癌根治术的 47 例患者，通过一对一、面对面或视频通话的形式，对患者进行每周 1 次、每次 30 ~ 45 分钟、共 8 次的叙事疗法。即通过当事人的故事，运用适当的方法帮助其找出遗留片段，使问题外化，从而引导其重构积极故事，唤起其发生改变的内在力量的过程。采用社会影响量表及造口适用量表干预前后的结果，得出不同时间点患者的社会心理适应水平，差异有统计学意义。说明叙事疗法有助于降低永久性肠造口患者的病耻感，并提高其社会心理适应水平。

2. 患者家属的疾病不确定感：疾病不确定感由美国护理专家 Mishel 提出，它是指缺乏决定与疾病相关事务的能力，属于认知的范畴。邓丽娜等通过对 134 例老年结肠造口患者家属进行调查，发现有 83.58% 的患者家属疾病的不确定感处于高水平。主要影响因素有社会支持、患者对造口接受程度、文化程度、消极应对方式、家庭人均月收入、家属对造口的了解程度是其疾病不确定程度的主要影响因素，鉴于老年结肠造口患者家属存在较高水平的疾病不确定感，要求医护工作者对这类人群采取有效的护理措施，降低疾病的不确定感。

3. 卞龙艳等选择直肠癌术后永久性结肠造口患者 72 例，对观察组患者采取心理评估、心理护理、知识宣教、帮助患者解决实际问题及出院后进行家庭随访五项措施，可以提高直肠癌术后永久性结肠造口患者的生活质量和提高其自我护理的能力。

第二节　肿瘤肠造口患者的异常心理支持疗法

由于肠造口将粪便的正常出口从隐蔽的会阴部移至腹部，且粪便不能随意控制，对患者的生理和心理造成了极大的影响，加上后期的化疗，易使患者产生强烈的心理、生理反应，出现焦虑、厌恶、恐惧、紧张等情绪。对于肿瘤造口患者来说，接受这一事实需要巨大的心理挑战。异常情绪的存在严重干扰肿瘤造口患者的康复进程，有的会产生严重抑郁情绪及自杀倾向。医务人员应采取有效的措施，给予相应的心理支持，引导患者早日接受造口的存在并做好造口护理。

临床心理学认为，心理过程是人们共有的，但心理过程的产生及表现却是因人而异的，这就形成了一个人不同于其他人，具有明显个体化的心理个性。我们可以根据心理学上 5 步行为疗法来对不同的患者个体进行干预。

一、放松疗法

放松疗法可通过暗示或改变肌肉的紧张程度，从而促进肌肉放松、心理平衡，并使自主神经系统功能得到调节。放松疗法适用于焦虑状态。护理上可让造口患者听节奏舒缓的轻音乐，做动作相对缓和的气功锻炼，听逗人捧腹大笑的相声，做姿势优美的健身操。笔者工作的科室每天早晨 7∶30 会带领患者做八段锦，既可以让患者舒展筋骨，又融洽了护患的合作氛围。此外，可以鼓励患者从事静坐、慢走的活动，在轻歌曼舞的指导下心里默念“放松”二字，对于严重焦虑、入睡困难的患者，可采取催眠疗法。

二、系统脱敏疗法

系统脱敏疗法又称交互抑制疗法，是由南非心理学家沃尔甫（J.Wolpe）首创的，依照行为学派的观点，人的一切行为、习惯都是学习的结果，不良行为、习惯是错误的学习和不良强化的结果。因此，治疗神经恐惧症可通过设计良好的环境，施以积极的良性强化来达到消除恐惧行为的目的。所以，通过正向输入造口相关知识，可以消除造口患者对造口的恐惧心理。可以通过举办造口联谊会，给患者讲解造口相关知识，现场义诊，选派造口患者代表，通过讲解与病魔顽强抗争而获得新生的事例来增强造口患者战胜疾病的勇气。例如，患者周某，系浙江大学的一位带有造口的教授，后因患黑色素瘤，医师告知患者家属其生存期仅有3个月，但周某以顽强的毅力每天坚持锻炼，主动参与造口志愿者活动，经常为造口患者做报告，最终，术后又活了10余年；志愿者到病床现身说法，告诉即将做造口的患者，造口并不可怕，它只不过是改道而已（肛门与造口功能相同，只是路途长短的区别而已），只要护理得当，它不会对造口患者生活产生多大影响；也可以把造口康复出院者回归社会参加工作的视频给造口患者播放；还可以定期为造口患者举办“造口人阳光之家”，让患者学习造口的相关知识、造口的更换流程、异常造口情况的观察等，通过举办有奖比赛项目调动患者的主观能动性。

三、厌恶疗法

厌恶疗法的原理是经典性的条件反射。当患者的不适行为即将出现或正在出现时，给予一个令其不快的刺激，使患者产生厌恶其不适行为的主观体验。厌恶疗法适用于戒除患者的抑郁自杀倾向。对于具有抑郁情绪甚至有自杀倾向的造口患者，建议的方法是用最严肃的方法跟患者谈心，告知患者，如果选择不做造口的话，可能发生的最严重后果就是死亡，死亡即意味着个体的了结。那么你的孩子、你的老公/老婆、你的房子、车子还有钱财将会成为别人的。如果选择死亡，会被世人看作是弱者，是懦夫，是对自己亲人的高度不负责任的表现。既然造口已做，说明每天还能看到新的太阳，生活还要继续下去，要学会与造口和平相处，学会照顾它、护理它，正视现实，拒绝虚幻，接受现实，以最好的心态去对待它。

四、模仿疗法

模仿疗法由班杜拉（Bandura）首先倡导，理论基础是人类很多行为是通过模仿建立起来的，因此可以通过先示范然后让患者模仿的方式培养和塑造其正常行为。模仿疗法可用于多种行为障碍，如恐怖症、社交性焦虑等。术后第一次更换造口袋时，责任护士应耐心地为患者讲解造口袋的更换流程，每一个步骤的先后顺序要讲清楚。各种产品的使用目的及注意事项，以后更换造口袋可以让患者自己动手，模仿护士的操作步骤进行，护士在一旁观察患者操作的误区并及时给予纠正，患者出院前护士考核患者更换造口袋的情况，合格后方可出院。护士应详细交代造口门诊的复查时间，造口患者在门诊可以接受更为专业的造口护理技术培训和获得更多的专业知识。

五、满灌疗法

满灌疗法又称冲击疗法、暴露疗法，是让患者直接面临最恐怖的情境，达到快速消除症状的目的。满灌适用于恐怖症、焦虑症等。这种方法不妨理解为让恐惧造口的患者直接面对造口，有三种方法来应对：

第一种方法：让患者自己提出对造口的看法，如果有恐惧的心理，让其写出自己恐惧造口的理由，造口治疗师再一一给予详细的解答，消除其顾虑。

第二种方法：让患者自己谈谈对造口护理的意见和建议，护士给予认真的记录，并尽可能地改进操作和满足患者。

第二种方法：鼓励具有恐惧心理的造口患者做造口志愿者，授予其一定的头衔，让其在公众场合为造口患者讲课，给其他造口患者传递正能量。

小结

必须强调的是，在做五步心理疗法之前，护理人员必须要有正确的理念和积极的心态，以真诚感动患者，做患者的知心朋友，患者才能接纳建议。要设身处地为患者着想，要为患者提供令其感动的服务，此外，还需要采取家庭疗法，护理的对象不只是患者个人，而应针对他们的家庭，利用各种方法来改善患者的家庭环境。比如，改变家庭成员间的关系，纠正家庭成员中某些人的不正确言谈举止及对患者的态度，通过这些手段来解决患者的心理问题。

第八章

肠造口患者的社会支持

第一节　造口联谊会

造口联谊会是造口协会组织的患者互助小组，由医护人员、造口患者、患者家属、社会志愿者共同参与，造口联谊会是医疗机构专门为造口人开设的集知识讲解、娱乐的会议。造口联谊会的作用是可以增加护患交流的机会，培养护患感情；可以为患者提供交流的平台，增强患者抗病的信心和勇气；可以接受专业老师的讲解，学到更多的造口护理知识；集患教娱乐、于一体，可以缓解患者的紧张情绪。山西省肿瘤医院消化内镜·微创外科中心为造口人召开了两次较为成功的造口联谊会。

2017 年 12 月 17 日 15：00 山西省肿瘤医院消化内镜·微创外科中心成功举办了一次山西省乃至全国规模最大、参会人数最多（全场 130 人）、覆盖面最广的造口联谊会。山西省内北至大同，南至运城，还有来自河北、天津的造口人群。造口人的生活充满各种不便，他们所受到的精神及躯体痛苦，我们难以想象，他们是社会的弱势群体，需要全社会的关注。当时，微创外科中心的全体护士积极筹备造口联谊会的各项事宜，亲手为患者折叠玫瑰花、排练节目，并自筹资金为患者提供住宿，给患者赠送礼品等。

造口联谊会集知识分享、专家答疑、沟通交流、节目娱乐、赠送礼品、解决外地住宿为一体，为他们搭建一个通向光明、充满自信的平台，培养了造口人生活的乐观态度，并增强了造口人抗病的信心；给大家留下了美好的回忆，许多患者希望年年举办。这说明造口联谊会起到一定的正向引导作用；现场义诊，解决患者的疑难问题，引导其采取正确的思维模式来面对自己的疾病和造口方面的问题，打开了许多压抑已久的造口患者的心结。这种活动能够增强护患之间、患者与患者之间的沟通和交流。让患者代表成为“光明使者”，登台现身说法，鼓励所有的造口人树立战胜疾病的信心和勇气，让患者成为造口联谊会的主角，尽情地诉说他们遇到的生活难题，医务人员有针对性地解决。造口联谊会的优点很多，但目前关于举办造口联谊会没有统一的周期标准，有待以后做进一步的研究。

2019 年 9 月 8 日，在山西省肿瘤医院召开了由山西省抗癌协会伤口、造口失禁专业委员会暨山西省肿瘤医院消化内镜·微创外科中心第二届造口联谊会，来自山西省各个地区的 85 名造口人赶来参会。多位领导和专家为“阳光榜样”赠送书籍和爱心礼物，祝福他们保持阳光心态，战胜病魔。还有造口患者家属自己编排的近 1 小时的精彩节目，会场上响起了阵阵掌声，造口人们迎来了自己幸福的一段时光。

第二节　造口人互助组织

伴随着社会的进步及医疗改革的深入推进，患者对医疗服务的需求也呈现出多样化、多层次的特征。单纯依靠医务工作者的努力是远远不够的，需要医务工作者以外的志愿者服务进行补充。造口患者作为一个特殊的群体建立互助组织，实现互帮互助模式，为造口人群传递正能量，对造口患者的早日康复和早日适应社会起到一定的积极作用。

一、成立背景

近代社会的格局在不断发生变化，由于从农业社会转型到工业化社会的关系，邻里间的亲密程度逐渐疏远。患者们也在寻找一些服务去弥补专业服务的不足，希望在自助组织中找到家的感觉，出于这个想法，由同类疾病的患者组成的互助组织便应运而生。造口人合作的基础是自助与合作。

二、国内、国际情况

1950 年，第一个造口人互助小组在美国纽约州的 The Mount Sinai 医院成立（Lyons，2001）。除了美国之外，世界上很多国家都有自己的造口团体，如丹麦于 1951 年成立了全国性造口组织。1975 年 4 月国际造口协会成立。我国造口人互助组织起步较晚，这方面的文献报道较少。刘喜媛等报道与义工合作为泌尿造口患者实施人文关怀经验分享，造口患者满意度提高，平均住院日缩短 2.2 天。

三、成立意义

（一）同病相怜，互助共生

公共关系心理学理论认为，人在认识客观事物的过程中，会因客观事物是否满足自己的需要而产生相应的态度体验，如高兴、痛苦、忧愁、恐惧、喜欢等，这些心理活动就是情感过程。造口人的心理情感过程是很复杂的，我们无法感知，也不可能真正体会到造口人生活的难处和不便，只有同是造口人的人群才能感同身受，他们自发地结合在一起，能共同交流沟通，分享各自的心理体验，互相安慰，互相鼓励，共同思考如何应对和适应新生活。

（二）共同学习，提高造口护理技能

互助组织由同类患者组成，同类患者中又各自有自己的朋友，每次举办造口联谊会时，都会发现造口患者是成群结队的，有时候一个人参加造口联谊会，会带来一群造口人，说明他们之间常常联系，交流心得。造口人所面对的都是类似的问题，病友之间的经验往往值得互相学习和参考，朋友之间的分享亦令病友产生共鸣，通过互助组织的朋友支持，大家互相鼓励，互相学习，互相支持，可以达到帮助别人，提高自己的效果。

（三）共同活动，为社会传递正能量

社会大众应该关注互助组织。互助组织有自己的微信群，造口人有什么活动都会在群里通知。群内的每个造口人通过微信群沟通获得信息，他们每个人的消息都很灵通，知道哪里举办阳光之家，哪里有造口讲座，哪里举办造口联谊会，哪里有利于造口人康复的训练和活动，哪里需要造口志愿者，他们都会积极参与活动，为新患者现身说法，让他们了解造口的护理注意事项、饮食健康、活动及功能锻炼，在造口联谊会上积极发言，讲述与病魔抗争的故事。

四、功能

1. 改变认知。造口人自助团体的成员利用经验，协助其他成员 / 病友处理日常生活遇到的问题和压力。该组织通过正确的引导，讲解造口的医学知识、科技发展对人类健康的影响，以及造口与生命的关系，让人们正视造口，自觉地爱护和接纳它。通过正能量的传递，换角度思考，让造口人对自己的经历认知正常化、合理化。通过造口成员间的互助互动作用，改变造口患者对造口的认识，将病耻感改为正常化；将社交障碍化改为无障碍化，敢于社交，将悲观自守化改为勇敢面对化，敢于迎接挑战。

2. 学会适应。提供信息和分享经验是互助团体的主要功能，这对新做造口的患者尤为重要。互助团体要提供给造口患者如下信息：①通过什么人，或在什么

地方可以获得造口产品；②在什么地方可以获得专业的护理指导和服务；③哪个型号的产品更适合自己；④遇上问题应如何应急。

香港造口人协会在2000年曾经在会员间进行了一次调查，发现很多会员都是想获取更多有关造口护理的信息而参加协会的。另外，也有部分会员希望在造口人协会内可以结识到更多的朋友与他们分享和交流经验。

3. 情感支持。情感支持是造口互助团体的一项主要功能。赵芳认为自助团体创造了一个特别的环境，人们相聚在一起，享受“这种问题不再被认为是耻辱及有这个问题的人不再被轻视”的受保护时间。会员们在这个环境里互相支持。在造口人互助团体中的造口访问者，正是多种形式情感支持中的一种，可以给其他造口患者带来知识和信念，增强造口患者的自信心，对造口患者的情感支持力度最大。

4. 体现自身的价值。互助团体可以实现行动一致性，可以参与一些大型的社会活动，实现自我价值。比如说，募捐活动、义务宣传活动等，也可以现身说法，说服新造口术后患者适应角色转变，抛弃轻身、不遵医嘱等负面情绪，当他们为社会承担了一定的责任和义务，为社会做出一些事情后，他们会感到自身仍存在很大的价值，他们在参与活动的同时也会结交一些新的朋友，共同讨论一些有意义的话题，转移了自身的注意力，不会再一直关注自身的问题。

第三节　肠造口患者的生活困惑

结直肠癌是临床常见的消化道恶性肿瘤，根据中国肿瘤统计数据显示，结直肠癌位居中国肿瘤发病率的第3位，每年新患患者数约为37万例，发病率为27.08/10万，随着医疗质量的提高，对于肠造口患者的治疗目的也在发生着变化：从能让患者生存下来到要求患者生活质量的提高，从评价患者的生命时间的长短到评价患者的生活质量的改善程度，从单纯考虑患者躯体症状改善情况到社会心理的适应程度，从院内护理到院外延续护理，从院内实体护理到网络线上护理。然而造口患者的目前生活状况如何呢？他们的生活困惑在哪里呢？

杜荣欣等研究指出肠造口患者出院后不同时间生活质量及护理需求呈动态变化，护理需求越高生活质量越低。周静等指出焦虑状况、造口性质和造口术后时间是造口患者生活质量的影响因素。贾彩凤等研究指出，复杂的情绪反应（自卑、无奈等），生活障碍与窘境，并发症的影响，性功能障碍，社交障碍，护理知识缺乏，经济压力大等相关因素均会影响患者的生活质量。目前，美国、澳大利亚、荷兰等发达国家均将肿瘤治疗后开展以人为中心的高质量支持性护理作为标准方案，并提出了相关护理主题。下面就从 Ferrell 博士提出的生活质量的四个维度（身体健康状况、心理健康状况、社会健康状况、精神健康状况），再结合笔者工作的科室两次造口联谊会共计 165 名患者的问卷调查，来谈谈肠造口患者的生活困惑。

一、身体健康状况

1. 造口患者会遇到的问题。腹痛、恶心、呕吐和失眠是造口术后常遇到的问题。造口患者的腹痛原因可能与在处理造口并发症时造口长时间暴露、饮食不洁、手术后支配肠的神经尚未达到有效协调的功能等有关。肠梗阻和化疗药物的反应是导致造口患者恶心和呕吐的原因。造口改变了患者的正常排便习惯，引起患者的焦虑与失眠。

2. 造口并发症。出院时虽然患者家属在学，患者也在学，但缺乏动手的机会，而家属又不能 24 小时陪伴患者，患者缺乏有效的护理造口并发症知识，就会导致并发症的发生及病情的加重。据统计，我国肠造口并发症发生率在 16.3% ~ 53.8%，远高于西方发达国家。在门诊就诊的患者中，60% 是因为造口袋渗漏，造成造口皮炎，严重者占 20%；其次是皮肤黏膜分离、脱垂和旁疝等。目前在疫情状态下，肠造口并发症患者的及时治疗受到一定限制。

二、心理健康状况

1. 恐惧焦虑。如患者徐某是某单位领导，直肠癌术后造口后一直愁眉不展，他担心自己的岗位会被他人替代；患者郭某，担心自己的对象知道自己做造口术后不和自己结婚，会抛弃自己；患者张某，担心造口术后的孕育问题；患者韩某，原本很爱干净，可自从做了造口术后，脑子里时时想着自己腹部的粪袋子……

2. 自卑。由于排泄方式的改变，约有 60% 的患者认为始终需要安装造口袋，影响其自身形象；患者担心粪便气味会被别人闻见，被嫌弃；怕被别人发现造口袋，不敢去公共场所沐浴，因为担心别人看见会引起躲避、厌恶等行为。

3. 拖累。老年造口患者杨某，接受新鲜事物及学习能力差，出院后自己不会更换造口袋，需要儿子帮忙更换，有时甚至得麻烦儿子请假；患者郝某没有工作，造口袋和附件产品的费用又很大，担心自己会拖累家人。

4. 孤独。大部分造口患者持有的观点，就是造口手术后，社交圈逐渐缩小，因为造口的影响，总觉得自己有别于常人，约 80% 的患者不愿外出，不愿参加社交活动，时间久了，朋友圈的范围越来越窄，性格也越来越内向和封闭。

三、社会健康状况

1. 工作。造口患者的困惑是能否适应以往的工作，同事还能不能接纳自己？护士可以明确地告诉造口患者，他们的工作一般不会受太大影响，一般造口术后出院 1 ~ 2 周即可以从事一些轻体力工作，原则上不宜从事重体力工作（搬运工等）。要放松心情，劳逸结合。

2. 社会。造口患者的困惑是能否继续回归社会，担任社会中的各种角色。护士的建议是造口患者在病情允许的情况下应尽可能早地回归社会。选择好适合自己的造口产品，通过视频反复学习造口装置的更换流程，随着科技的发展，现在的造口产品密闭性好，不用担心渗漏和异味，能很好地担任自己的社会既定角色，早日适应社会。可以通过参加造口联谊会，做造口志愿者，积极参加造口组织活动，调动自己的主观能动性，实现自己的人生价值。

3. 家庭。造口患者回归家庭后需要得到家庭成员的支持与关爱。前所述及的造口患者存在许多负面情绪，家庭中的每个成员要接纳和理解患者，给予患者更多的关爱与帮助。尽可能地抽出更多的时间陪伴患者，耐心倾听他们的心声，与他们进行积极、有效的沟通，了解他们的心理动态，及时给予支持和帮助。

四、精神健康状况

造口患者会对自己的人生价值还能否实现产生困惑。医务人员应告知造口患者，人生的价值在于奉献。造口患者的人生价值在于正视生命，激发自己的潜能，以爱和自信感动自己和他人，以顽强的毅力战胜疾病。努力完成自己的本职工作，并通过做造口志愿者帮助他人，传递正能量，实现自己的人生价值。

第四节 疫情常态下肠造口患者的就诊难题及应对措施

根据目前全球形势，新冠肺炎的防控已走向常态化。造口患者出院后除了在生理和心理方面面临巨大的压力外，在造口的护理方面也存在许多问题：比如造口袋的更换、产品的选择、并发症如何判断及处理，由于造口护理具有很强的专业性，当出现这些问题时需要造口治疗师等专业人员帮助解决。很多偏远地区没有设造口护理门诊，且缺少健康宣教方面的知识和途径。疫情期间受各种因素的制约，就诊有困难，那这些问题该怎么解决呢?

一、就诊难题

1. 出行受限。虽说新型冠状病毒肺炎疫情（以下简称“新冠疫情”）在我国已基本得到控制，但国外输入病例时有发生，再加上国内有些地区还存在少量的散发病例。所以，对于中高风险地区常常会遇到道路封锁、居家隔离、限制区域活动范围，而且出示健康码、行程码、核酸检测报告等情况。

2. 限制挂号量。疫情期间为防止新冠病毒传播，需要防止患者聚集，限制号源本身也是为了保护就诊的造口患者。但从另一个角度来说，限号会造成患者就诊时的不便。

3. 需要核酸检测报告。核酸检测报告是判断患者是否感染新冠病毒的主要诊断方法，故每一位就诊（门诊和住院）的患者都需要提供核酸检测的阴性结果，一般上午做了核酸，检测结果要等到当日下午才能出来。这样患者的就诊就会耽误一天。

4. 存在感染新冠的危险。新冠病毒非常狡猾，除了传染途径（飞沫、接触、气溶胶等）多以外，还常常发生变异，新冠奥密克戎病毒的出现，加重了疫情的复杂性，有的新冠感染者的核酸检测报告多次为阴性。给新冠病毒的防范带来一定的困难。除了居家应防治感染，就诊时同样也需提防感染新冠病毒。

二、应对措施

（一）医务人员

1. 院内宣教

（1）口头宣教

随着快速康复医学理念的诞生，造口患者的住院时间也明显缩短，从 2 周左右缩短到 5 ~ 8 天。患者在院的时间缩短，学习的机会也会减少。所以从患者已决定做造口手术的当天开始，造口治疗师或责任护士需要跟患者反复强调留置造口的目的、造口的定义及更换造口袋的流程，以及造口用品包含哪些内容、作用及使用方法及护理注意事项，让患者在住院期间多次反复了解造口的相关知识，以便居家护理时可自行操作。

（2）规范操作

造口治疗师是造口方面的专家，在患者住院期间造口治疗师至少应为患者更换一次造口袋，让患者和家属观看并学习。要教会患者更换造口袋的流程及每一个环节应注意的细节；给患者讲清楚造口是患者的一个新的器官，它和别的器官一样，通过血液循环和全身的各个脏器相连。所以要重视它，一定要认真学习，护理好它；要讲明患者目前适合的造口产品，及以后正确使用造口产品的重要性，因为在门诊诊疗过的造口患者有相当一部分患者因不重视造口，凑合使用一些简单的物品用在造口上或从网上购买一些便宜的造口产品而引发许多造口并发症。造口治疗师应简单地为患者讲解正常与异常的造口黏膜、皮肤之间区别，以便让患者居家时可以识别；告知复诊时间，告知造口治疗师的出诊时间及联系电话。

（3）制作宣传册

为了让造口患者能很快掌握造口护理的要领，理解造口护理的每一个详细步骤，在患者出院前应制作图文并茂的造口护理宣教册：宣传册上应写明造口的护理流程、造口并发症及注意事项、饮食注意事项及运动注意事项等，以及造口治疗师的出诊时间、联系电话，以便造口患者咨询或预约。

（4）制作视频

视频集操作者的表情、动作及讲解为一体，更适合造口患者反复学习，便于掌握。可以分为几个不同的层次录制视频：造口袋的更换流程，造口并发症的预防、识别及简单处理，社交，运动，功能锻炼，饮食及性教育等。患者在闲暇时间可以反复学习，了解或掌握造口护理的相关知识。

（5）考核

考核是患者出院前必须完成的一项重要内容。考核包括 10 项内容：①拆除与粘贴技巧；②造口底盘裁剪（含测量）；③造口袋的更换流程；④附件产品的使用；⑤造口并发症的识别；⑥复诊（人、时间、电话）；⑦饮食注意点；⑧运动注意点；⑨造口袋的清洁；⑩发生问题后应急预案（该找谁，怎么联系）。

考核内容由患者自行完成（老年视力差及手指无法协调者由陪侍人负责完成）。造口治疗师或责任护士必须严格把关，造口考核表分为 10 项，每项得分 1 分，总分 10 分，分数在 8 分以上，说明基本掌握，通过；分数 6 ~ 8 分，未完全通过，继续讲解并考核；分数在 6 分以下，不合格，需要继续学习 1 ~ 2 天，考核通过后出院。（见表 8–1）

表 8–1　造口患者出院考核表

时间　　患者姓名　　性别　　床号　　年龄　　住院号　　责护签名

项目	内容	考核得分（1 分 / 项）
1	拆除与粘贴技巧	—
2	造口底盘裁剪	—
3	造口袋的更换流程	—
4	附件产品的使用	—
5	造口并发症的识别	—
6	复诊（人、时间、电话）	—
7	饮食注意点	—
8	运动注意点	—
9	造口袋的清洁	—
10	发生问题后应急预案	—
得分		—
备注	需要特别提别提醒的细节	—

2. 院外延续护理

延续护理是指通过一系列的行动设计用以确保患者在不同的健康照护场所（如从医院到家庭）及同一健康照护场所（如医院的不同科室）受到不同水平的协作性与延续性的照护，通常是指从医院到家庭的延续，包括经由医院制订的出院计划、转诊、患者回归家庭或社区后的持续随访与指导。

（1）随访：即将院内的护理服务延伸至院外，成立专门的随访小组（可以是学会组织，也可以是科室组织），随访之前，建立患者的个体化档案，通过电话了解患者目前的情况和整体健康状况，对于患者在家中出现的疑难问题，召集随访小组中的成员进行讨论，给予患者个体化、一体化的（造口护理、饮食、活动等）造口护理指导方案，必要情况下，协助患者到医院进行治疗。

（2）电话：患者在出院之前，责任护士都留下了电话号码，要求每周主动与患者通话，了解患者的近期情况，包括饮食、口服药的服用情况、造口的现状和周围皮肤的情况，有无疼痛、瘙痒等不适反应等，如有异常情况通知造口治疗师给予处理意见。

（3）门诊：门诊是造口患者院外延续护理的又一种形式，绝大多数情况下，门诊就诊的患者有四种情况：①有造口并发症者；②按复诊时间来检查造口者；③需要健康宣教者；④购买造口产品者。疫情之下的造口门诊患者数量较往年明显减少。门诊是造口治疗师再次面对面地向造口患者讲解造口袋更换流程及相关知识的机会。造口治疗师要认真分析患者居家护理的情况，针对问题认真解答，对造口患者进一步强化知识和技能。

（4）网络平台：当今社会正处于互联网时代，肠造口患者可通过互联网及多媒体技术平台与医护人员建立稳定的线上联系，以便更好地解决肠造口居家护理的问题。在山西省肿瘤医院消化内镜·微创外科中心，自 2015 年起患者手术后，要求责任护士添加患者微信，进入造口 1 群或 2 群。每天都有固定的责任护士在群中宣教，答疑解惑。每周都有责任护士在群中发健康宣教资料，护士长要不定期为患者举办讲座。患者及家属也可通过关注肠造口相关微信公众号等渠道学习和了解造口产品的介绍、选择及使用方法，以及了解肠造口患者日常饮食、运动、心理、衣着等相关知识。在疫情期间，造口患者如出现严重的恐慌、焦虑等心理障碍时，也可借助互联网技术及时就诊。

（5）采取互联网＋居家造口服务模式：是未来一种新的服务模式，“互联网＋居家”的发展领域，并借助社会力量和网络资源，将社区作为基础，构建造口护理信息服务平台，为造口患者提供造口护理，提供造口产品及造口并发症的诊疗服务等项目。

（二）患者居家护理

研究表明，居家护理对提升肠造口患者的生活质量有重要的作用。患者或家属应熟练掌握造口袋的更换流程，注意保持造口的清洁，防止感染和炎症的发生。

1. 做好疫情期间的自我防护，勤洗手，外出时戴好口罩，做好疫情期间的个人防护工作，保障自身安全。

2. 做好正确的七步洗手方法（内外夹弓大力腕），每一步洗手要达到 15 秒。

3. 口罩尽量不要重复使用，注意累积佩戴时间不超过 4 小时即更换，手不得触碰口罩内面。

4. 在更换造口袋时最好戴上手套，手不要直接接触粪便，更换完毕，用七步洗手法洗手，注意更换完造口袋的垃圾处理，一定用塑料袋双层鹅颈式包裹，以免粪便溢流出来污染周围环境。

5. 反复盯着视频学习，自己动手操作。居家的造口患者可以反复看视频，学习造口护理知识，而且，不能光看不练，一定要亲自动手更换造口袋，一心想依靠别人帮忙更换造口袋是不现实和不明智的，只有亲自动手，才能找到更换造口袋的真正感觉。遇到困难不要怕，只要坚持，就会得心应手，就能熟练地掌握更换技巧，解决基本的问题。如遇到解决不了的问题也不用紧张，可以联系责任护士，也可以在造口群中询问。

6. 通过健康山西问诊服务。如果居家遇到腹痛、腹胀、腹泻等疑难医疗问题，需要联系手术医师。如遇到造口袋反复渗漏情况及造口旁疝、脱垂、狭窄等并发症，需要联系造口治疗师，若联系不上，可在健康山西平台问诊，会有相关学科的医师和造口治疗师接诊，会在第一时间给出切实可行的解决方案。

附：造口定位

造口定位对于造口患者来说非常重要，因为一旦患者接受造口手术，这就意味着造口将陪伴患者生命中的部分时间或者余生。所以理想的造口位置是造口袋易于粘贴，且患者躺、坐、站姿都不会受到太大的影响，造口底盘不会因为患者的活动而与皮纹发生错位逐渐脱落，而且也方便患者的自我护理。造口的定位在许多论文中都提到过，且方法不一，下面介绍一下传统的方法。

一、部位

造口因失去肛门括约肌等支撑结构，需要找出支撑点，以防回缩或脱垂。造口的定位宜选择在腹直肌内。

二、时间

造口定位应在手术前 24 ~ 48 小时，不超过 72 小时。太早会摩擦去痕，太晚则过于匆忙，会影响操作和定位的准确性。

三、位置

理想的造口位置位于脐部下方脂肪最高处的腹直肌内，患者自己能看见，便于自己的手可触及，易于更换造口套件，远离瘢痕、皱褶、皮肤凹陷、骨隆突处，患者处于各个体位均感舒适，周边皮肤无明显皱褶。

四、操作方法

患者取去枕平卧位，一手托着患者的头部，嘱患者抬头看脚尖，以便腹直肌收缩，另一手触诊寻找腹直肌边缘。用记号笔标出腹直肌的边缘，再以脐部上缘最高点为起点向腹部左侧做一垂直于腹直肌左侧边缘的直线，长约 5 cm，以脐部上缘最高点为起点向下做垂直于腹直肌下缘的直线，长约 5 cm，再以上述直线的终点为起点做与上述直线平行的直线各 1 条，长约 5 cm，围成在腹直肌左侧区域内的正方形区域。通过患者卧、坐、站的 3 个姿势是否能看清楚造口的位置来进行定位标记，选择医、护、患三方均便于操作和护理的造口位置。

预防性回肠造口定位应先让患者平躺于病床，完全显露下腹部，造口治疗师站在患者右侧，回肠造口位置在脐与右侧髂前上棘连线中上 1/3 交界处，造口需经右侧腹直肌，将直径为 2.5 ~ 3.0cm 红色粘贴纸贴于造口定位处，然后分别让患者取半卧位、坐位、站立位、下蹲位观看自己造口处红色粘贴纸，确保患者能够看清造口位置，最后用记号笔在其腹部做好定位标记。

五、注意点

1. 定位时要考虑患者的 BMI 指数，因为随着 BMI 的变化，患者的腹壁厚度和皮纹会发生变化。

2. 造口定位时要考虑患者在不同体位时的腹壁皱褶的变化。所以，定位时要参考多个姿势（平卧、站立、坐轮椅、俯侧位等）。

3. 暂时性的横结肠造口及身体肥胖、腹部隆凸明显者，造口位置要提高到左（右）上腹，离锁骨下缘至少 5cm 以上位置，以免突出的腹部挡住患者检查造口的视线，影响日后的正常护理。

4. 若需要同时做两个永久性的造口时，应该放置两侧，且不应放在同一水平，以免一侧造口腰带压迫另一侧造口黏膜，造口之间相距 5 ~ 7cm。

5. 其他：应根据患者的具体情况做出具体分析，并采取相应措施，例如，坐轮椅者，患者应坐在轮椅上来评估造口的位置。

六、成人肠造口护理定位

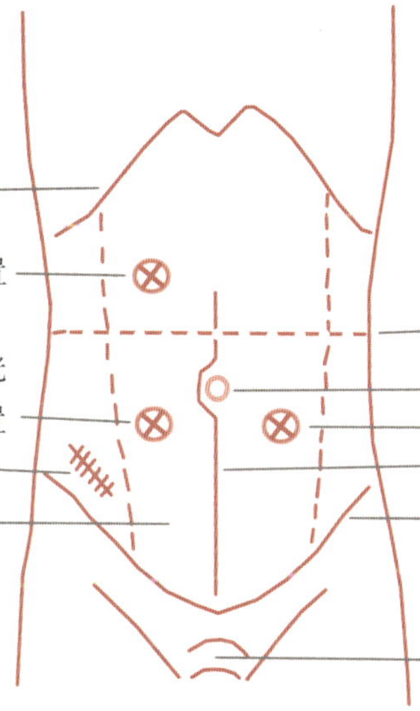

图 8-1 造口定位图

成人肠造口定位图（如图 8-1 所示）。

1. 肠造口宜位于腹直肌上，避开瘢痕、皱褶、骨隆突或腰带等部位。

2. 回肠造口宜在右下腹脐与髂前上棘连线中上 1/3 处或脐、髂前上棘、耻骨联合三点形成的三角形的三条中线的相交点；乙状结肠造口用前述方法定位在左下腹。

3. 横结肠造口宜在上腹部，以脐和肋缘分别做一水平线，两线之间，且旁开腹中线 5 ~ 7cm。

4. BMI ≥ 30kg/m² 者，造口位置宜定位在腹部隆起的最高处。

5. 宜用手术记号笔画实心圆标记造口位置。

扫码掌握肿瘤肠造口技术核心问题
见此图标 微信扫码

参考文献

[1] 胡爱玲，郑美春，李伟娟 . 现代伤口与肠造口临床护理实践 [M]. 北京：中国协和医科大出版社，2010.

[2] 张卫，姚琪远，楼征 . 肠造口手术治疗学 [M]. 上海：上海科学技术出版社，2019.

[3] 丁炎明 . 造口护理学 [M]. 北京：人民卫生出版社，2017.

[4] 葛刘娜，章新琼，王芹，等. 2007 年—2016 年我国肠造口护理研究的文献计量学分析 [J]. 护理研究，2018，32(8)：1238-1242.

[5] 孙强，黄裕，胡志前 . 改道性结肠炎发生机制及诊治进展 [J]. 中华胃肠外科杂志，2020，23（11）：1117-1120.

[6] 胡薇，赵国敏，程立，等 . 坏疽性脓皮病的创面护理 [J]. 中华护理杂志，2012，47(10)：946 ~ 947.

[7] 谢杰斌，周彤，张广军，等 . 腹腔镜可视下快速腹膜外乙状结肠造口术的临床应用 [J]. 中华普通外科杂志，2016，31(11)：961-962.

[8] 邓丽娜，刘涛，张会君 . 老年结肠造口患者家属疾病不确定感及影响因素分析 [J]. 中华护理杂志，2015，50(9)：1047-1051.

[9] 华子骞 . 肠造口周围刺激性皮炎的护理进展 [J]. 当代护士，2019，26（36）：13-15.

[10] 王群敏，王飞霞 . 造口粉联合皮肤保护膜在肛瘘术后护理中的应用及效

果评价 [J]. 中华护理杂志，2017，52（S1）：51–54.

[11] 傅玉玲 . 暗示法心理护理在肠造口术后呕吐患者的应用 . 华夏医学 [J].2020，33(5)：170–172.

[12] 郭迎新 . 肠造口患者造口并发症的预防及护理的临床分析 [J]. 中国医药指南，2017，15(8)：225.

[13] 尹成会. 肠造口粪水性皮炎的原因分析及护理 [J]. 当代护士（下旬刊），2015，22(9)：64–65.

[14] 李银玲，杜晓妍，万敏敏，等 . 回肠造口围术期护理进展 [J]. 中西医结合护理（中英文），2020，6(1)：190–194.

[15] 朱乐乐，王飞通，刘星，等 . 造口旁疝的诊治现状与展望 [J]. 中华疝和腹壁外科杂志，2018，12(1)：10–13.

[16] Hoeflok J, Purnell P. Understanding the role of convex skin barriers in ostomy care. [J]. Nursing, 2017, 47(9):51–56.

[17] KuhnkeJL，KeastD，RosenthalS，et al.Health professionals'perspectives on delivering patient–focused wound management：a qualitative study[J].J Wound Care，2019，28(Sup7)：S4–S13

[18] FergusonCM，SiegelRJ.A prospective evaluation of diversion colitis[J].Am Surg，1991，57(1)：46–49.

[19] LA MARCA S, TOUSSOUN G, HO QUOC C, et al. Pyoderma gangrenosum: an exceptional complication of venous access device[J]. J Vasc Access, 2014,15(4):321–324.

[20] Person B，Ifargan R，I. achter J，et a1. The impact of preoperative stoma site marking on the incidence of complication，quality of life，and patient’s independence[J].Dis Colon Rectum,2012,55(7):783—787.

[21] Jane E C,Janice C C,Margaret T G.Ostomy management[J].Wolters Kluwer.2016.

[22] Nichols T R. Health–related quality of life in community dwelling persons with ostomies：the physical function in Domain[J]. J Wound Ostomy Continence Nurs，2015，42 (4)：374–377.

[23] AboulianA.Ostomy Complications in Crohn’ s Disease [J].Clincolon Rectal Surg,2019,32(4)：314–322.

[24] White M，Osborne W. The development of national guidelines for stoma care：Parastomal hernia[J]. Br J Nurs. 2017，26(17)：4.

[25] To 分 钟 aga K，Kamimura K，Takahashi K，et al. Diversion colitis and pouchitis：A 分钟 i – review[J]. World J Gastroenterol， 2018，24(16)：1734–1747.

[26] Carmel J E,CohvellJ C,Goldberg M T.Wound Ostomy and Continence Nurses Society Core Curriculum:Ostomy Management[M].China:Wolters Kluwer,2016.

[27] Hoeflok J, Salvadalena G, Pridham S, et al. Use of Convexity in Ostomy Care[J]. Journal of Wound Ostomy & Continence Nursing, 2017, 44(1):55–62.

[28] Zulkowski K,Ayello E A,Stelton S.WCET International Ostomy Guideline[M]. Perth,Australia:WCET,2014.

[29] UCHINO M, IKEUCHI H, MATSUOKA H, et al. Clinical features and management of parastomal pyoderma gangrenosum in inflammatory bowel disease[J]. Digestion, 2012,85(4):295–301.

[30] Burch J. Current nursing practice by hospital–based stoma specialist nurses[J]. British Journal of Nursing, 2014, 23(5): S31.